潘晓东　主编　　陈晓春　主审

实用神经变性疾病
生物学实验方法与技术

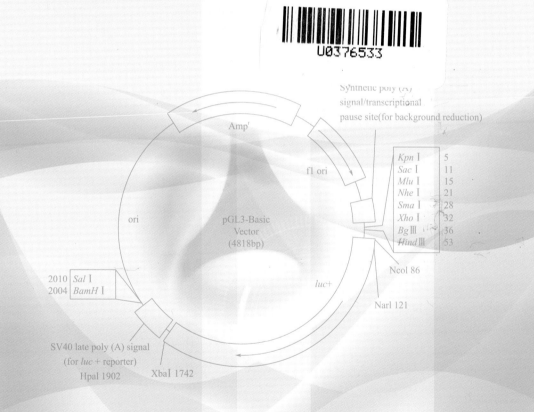

Synthetic poly (A)
signal/transcriptional
pause site(for background reduction)

Kpn I	5
Sac I	11
Mlu I	15
Nhe I	21
Sma I	28
Xho I	32
Bg III	36
Hind III	53

Amp'

f1 ori

ori

pGL3-Basic
Vector
(4818bp)

Ncol 86

2010　Sal I
2004　BamH I

luc+

Narl 121

SV40 late poly (A) signal
(for luc + reporter)
Hpal 1902

XbaI 1742

Neurodegenerative Diseases:
Experimental Technologies and Methods

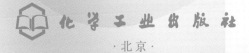

化学工业出版社
·北京·

实验前该准备哪些试剂？怎么配制实验试剂？实验前该准备哪些仪器？怎么培养海马神经元？怎么观察神经元的形态学？怎么鉴定神经元？怎么培养小鼠中脑多巴胺能神经元？怎么培养神经干细胞？怎么培养原代神经胶质细胞？怎么测定小胶质细胞趋化、迁移、吞噬功能？怎么测试实验动物的学习和记忆？怎么检测基因芯片？怎么做神经免疫组织化学和免疫荧光染色？怎么应用Image J神经生物分析软件、GraphPad Prism 6.0软件、SPSS软件？……本书图文结合予——介绍。实验流程严格按照美国国立卫生研究院（NIH）、国立老化研究所（NIA）的标准、规范执行。内容实用，具有可操作性。

本书适合从事神经病学研究的人员，如神经内科、神经外科医师、研究生、医学院校基础研究人员，特别适合初学者阅读参考。

图书在版编目（CIP）数据

实用神经变性疾病生物学实验方法与技术/潘晓东主编 . —北京：
化学工业出版社，2016.8
ISBN 978-7-122-27601-8

Ⅰ.①实…　Ⅱ.①潘…　Ⅲ.①神经系统疾病 – 变性（病理）– 实验
室诊断　Ⅳ.①R741.04

中国版本图书馆CIP数据核字（2016）第158890号

责任编辑：戴小玲　杨燕玲　邱飞婵　　　　　　　装帧设计：张　辉
责任校对：王素芹

出版发行：化学工业出版社（北京市东城区青年湖南街13号　邮政编码100011）
印　　刷：北京彩云龙印刷有限公司
装　　订：三河市胜利装订厂
710 mm×1000mm　1/16　印张17　字数330千字　2016年9月北京第1版第1次印刷

购书咨询：010-64518888（传真：010-64519686）　　售后服务：010-64518899
网　　址：http://www.cip.com.cn
凡购买本书，如有缺损质量问题，本社销售中心负责调换。

定　　价：198.00元　　　　　　　　　　　　　　　　版权所有　违者必究

编写人员名单

主　　编　潘晓东

副 主 编　张　静　戴晓曼

编写人员

王燕萍　李子婧　张　静　宋　悦　叶　冰　余尔涵

何饶丽　郑建明　陈枝挺　肖乃安　曾育琦　吴锡林

蔡国恩　詹周伟　林丽珍　潘晓东　魏　振　戴晓曼

张　康　楚　楚　辛佳蔚　林宝平　洪朝翔　周　梦

学术秘书　宋　悦　何饶丽

主　　审　陈晓春

前 言

神经变性疾病（Neurodegenerative Diseases）是一类由于脑和（或）脊髓神经元结构和功能渐进性退变、缺失所导致的神经系统疾病，包括阿尔茨海默病、帕金森病、肌萎缩侧索硬化等。随着全球社会人口老龄化进程加速，神经变性疾病患病人数逐年上升，已不再是少见病。神经变性疾病的早期诊断与识别困难，目前尚无有效的根治手段，加强其病因和发病机制研究成为国际神经科学领域的热点。除了年龄老化外，遗传和环境因素也是本类疾病的主要致病因素。神经变性疾病以运动功能和认知功能障碍为主要临床表现，组织病理学显示特定部位神经元缓慢渐进性丢失，并大多在神经细胞内出现蛋白质异常聚集、形成包涵体。此类疾病可能具有相似的发病机制，包括：蛋白的错误折叠；细胞器中蛋白降解紊乱，线粒体功能障碍，轴突转运异常；细胞程序性死亡（凋亡、自噬）；线粒体DNA突变和氧化应激等。

2013年我得到医院公派出国留学的机会，有幸来到世界著名的美国国立卫生研究院（NIH）、美国国家衰老研究所（NIA）进修学习。这里有二十几个研究机构，汇集了全世界的科学精英从事医学科学研究。之前我虽是个神经内科大夫，但始终无法忘却在攻读硕士、博士研究生期间从事神经科学实验过程所经历的痛楚和乐趣。原以为自己掌握了许多神经生物学的基本实验技能，但来到NIH之后才知道国内与这边的差距。NIH的神经科学家们做实验的规范程度和完成实验的效率让我惊叹不已！我认为这些很大一部分归功于规范的实验操作流程和有序的分工协作。有感而发，心中萌动编写一部规范、实用的神经变性疾病相关的实验技术操作和方法的手册。于是乎，尽我所能，尽力在NIH把标准规范的实验流程一一学到，每项亲自操作，并由此将所学实验经历和经验融汇记载于书中，一来作为督促自己学习的动力，二来将其中的经验与其他学者分享。但更为重要的是，本书的编写旨在帮助国内从事或感兴趣神经生物学领域的研究人员（尤其是初学者）在实验操作方面尽可能少走些弯路，提高一些实验效率，多一点时间去观察和发现真实的、新的实验现象，多一些时间去思考实验设计、训练自己的科研思维，并碰撞出更多、更富有创新意义的思想火花。

同时，本书编写包含了神经变性疾病临床数据登记体例和数据库建设要点，并介绍了本单位团队自主研发的神经心理认知测试系统及其应用，以及我们在临床和基础科研过程中十分常用的图像和数据处理软件，如Image J、GraphPad Prism、SPSS的应用范式、Endnote文献编辑等。相信，无论是从事神经病学的临床还是基础科研人员都能从本书中获得许多十分有用的帮助。

本书的编写过程得到福建医科大学附属协和医院陈晓春教授、黄品华教授提出的宝贵意见。同时由衷感谢美国国立卫生研究院（NIH）、美国国立老化研究院（NIA）蔡怀彬高级研究员及其所在实验室成员在我在NIH学习期间对我实验技术的悉心传授，以及感谢他们在编写本书过程中提供的宝贵意见。

本书由国家自然科学基金（项目号：81200991及81571257）、福建省高校新世纪优秀人才支持计划（项目号：JA13131）、福建省卫生系统中青年骨干人才培养项目资助计划重点项目(项目号：2014-ZQN-ZD-11)、福建省自然科学基金（面上联合）（项目号：2015J01398）以及国家临床重点专科老年病科建设项目、福建省临床重点专科老年医学科建设项目联合资助出版。

潘晓东

福建医科大学附属协和医院神经内科

福建省老年医学研究所

福建省分子神经病学重点实验室

2016年6月22日　于福州

目 录

第四章　神经生化和基因检测　/ 115

第五章　分子影像技术检测神经变性疾病　/157

第六章　神经变性疾病患者临床神经评估、样本保存和数据库建设　/171

第七章 神经生物学常用分析及作图软件的应用 / 193

第一章
原代神经细胞培养和细胞功能测定

第一节　原代皮质和海马神经元培养

皮质和海马神经元是最常用于神经功能检测的神经细胞类型。分离后的神经元可以用于细胞毒性试验、观察细胞存活、突触形态学、细胞转染等离体实验，也适用于神经电生理、药理学的研究。海马因受解剖结构的影响，取材小、因此获得率较低。通常情况下皮质和海马的原代神经元在形态学上不会有太明显的区别。本节介绍应用新生（24h以内）或孕17～19天的胎鼠，采用急性分离、木瓜蛋白酶消化的方法培养皮质和海马神经元，并结合免疫细胞化学或免疫荧光的方法鉴定所培养的神经元的纯度。

1. 实验对象

胎鼠［孕（18±1）天］、新生鼠（出生24h内）。

2. 实验材料

（1）器械：无菌培养瓶、培养皿、离心管、吸头（tip）、手术器械一套（眼科剪、眼科镊、显微镊等）。

（2）试剂：Neurobasal-A培养基（购自Gibco，货号10888-022）、L-谷氨酰胺（L-Glutamine，购自Gibco，货号25030）、B27无血清添加剂（B27 serum-free supplements，购自Gibco，货号17504-1044）、多聚赖氨酸（Poly-D-lysine，购自SIGMA，货号P-1274）、青霉素/链霉素溶液100×（Penicillin/Streptomycin Solution，购自Hyclone，货号SU30010）、木瓜蛋白酶（Papain，购自Worthington），乙二胺四乙酸（EDTA，100mmol/L，pH 7.2）、溶解木瓜蛋白酶的平衡盐溶液（溶木盐，pH 7.2）［137mmol/L氯化钠+5.3mmol/L氯化钾+1mmol/L氯化镁+25mmol/L葡萄糖+10mmol/L羟乙基哌嗪乙硫磺酸（HEPES）缓冲液+3mmol/L氯化钙］。

（3）试剂配剂

① 培养基（50ml）：Neurobasal-A培养基（49ml）加入B27无血清添加剂（1ml）、青霉素/链霉素溶液（100×，0.25ml）、L-谷氨酰胺（0.5ml）。

② 木瓜蛋白酶溶液：以一只小鼠为例，配制 1.5ml 溶木盐+25μl 木瓜蛋白酶+30μl 乙二胺四乙酸（EDTA）+少量的 DNAase 和左旋半胱氨酸，无菌过滤后，于 4℃冰箱中备用。

3.操作步骤

（1）包被：培养前晚上用多聚赖氨酸（25μg/ml）铺于培养瓶或培养板，使其完全覆盖底面，置于培养箱至少 1h 或过夜，用超纯水清洗培养瓶或培养板 3 遍，置培养箱中待其干燥。

（2）取脑：75% 乙醇（酒精）全身消毒胎鼠或新生鼠，断头处死，无菌条件下分层剪开头皮、颅骨，用眼科镊拉开，小心取出全脑，放于盛有冰冷溶木盐的平皿中。

（3）分离海马、皮质：以脑中线为起点，小心拨开大脑颞叶皮质，暴露出新月状海马回，小心夹出海马组织，分离皮质，显微镜下用眼科剪、显微镊分离脑膜、血管膜。

（4）消化和分散：将皮质或海马组织置于装有木瓜蛋白酶溶液的离心管中，37℃培养箱消化 20min，每 10min 晃动 1 次。吸弃消化液，用完全培养基洗 3 遍，再加入 3 ～ 4ml 完全培养基吹打 10 ～ 15 次，静置 1min 后，用吸头吸取上清液至另一干净的离心管中，再加 3 ～ 4ml 完全培养基吹打、沉淀 10 ～ 15 次，依次吹打，直至沉淀完全分散成单细胞悬液。

（5）计数和接种：混匀所有吹打后的上清液，取少量细胞悬液以台酚蓝染液观察存活率并计数。按 $1×10^5/cm^2$ 的密度将细胞种入预先包被多聚赖氨酸的培养瓶或培养皿中，置培养箱培养（37℃，5% 二氧化碳，饱和湿度）。24h 以后换液，之后每 3 ～ 4 天换液一次。

（6）神经元的形态学观察：分散培养的神经元，在接种 1h 后即可贴壁，细胞呈单个圆形或椭圆形。2 ～ 3 天后细胞明显增大，突起长出并延伸。6 ～ 7 天时神经元在相差显微镜下可见具有明显的光晕。此时神经元呈三角形或多边形，边界清晰，胞体明亮，胞核和核仁清晰可见。在培养过程中神经元之间的纤维联系逐渐丰富，并形成网络。随着培养时间的延长，神经元逐渐退化变性，表现为神经元胞体光晕消失，胞体皱缩，突起萎缩，有的出现空泡，直至脱落，造成神经元的数量逐渐减少。

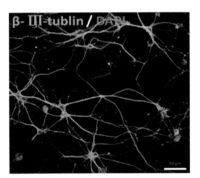

图 1-1　免疫细胞化学染色鉴定原代培养神经元的形态和纯度

为 C57BL/6 小鼠海马来源的原代神经元（DIV10），β-Ⅲ-tublin 阳性（绿色）为典型的神经元染色

（7）神经元的鉴定：细胞经 4% 多聚甲醛固定后，β3-微管蛋白（β-Ⅲ-tublin）免疫细胞化学染色，胞浆和轴突着色，4′6-二脒基-2-苯基吲哚（DAPI）复染核可以鉴定。图 1-1 为典型的神经元染色。

（张　静）

中脑或腹侧被盖区多巴胺能神经元的培养用于研究多巴胺能神经元的发育和功能，也用于研究不同的多巴胺能的调节机制。本节主要介绍在单层星形胶质细胞表面培养新生鼠多巴胺能神经元的方法。星形胶质细胞的存在能够为多巴胺能神经元的生长提供与在体类似的环境，对于多巴胺能神经元各种特性的产生很关键。本节介绍两种新生鼠中脑多巴胺能神经元的培养方法。一种是基本方法，包括三个关键步骤：①包被玻片；②原代单层星形胶质细胞的培养；③原代中脑多巴胺能神经元的培养。这种方法建立起多巴胺能神经元与中脑内的其他类型神经元相互联系的神经元网络。该方法适用于多巴胺能神经元功能与机制的生理、药理、生化和分子等层面的研究。另外一种方法是准备一个微细胞培养环境，这种方法适用于研究单个或几个多巴胺能神经元，它们之间形成突触联系，研究人员可以分析各种突触结构与物质运输机制。

一、单层皮质星形胶质细胞表面培养新生鼠中脑多巴胺能神经元

选取出生后 0 ～ 3 天的小鼠进行星形胶质细胞的培养，将小鼠麻醉后剥离头皮和背侧颅骨，获得脑组织，分离获得前脑。酶消化、机械分离组织、悬浮细胞，涂片之后在培养皿中孵育24h。然后用预冷的液体振摇，去除其余类型的神经元和小胶质细胞。细胞之间一旦接触生长，则收集星形胶质细胞，接种在事先用胶原-多聚赖氨酸包被的玻片上，并等待星形胶质细胞在玻片上聚集接触。第二步是培养多巴胺能神经元，选取出生后 0 ～ 2 天的小鼠，按照如上星形胶质细胞的方法获得小鼠脑，切取部分中脑和黑质与腹侧被盖区脑组织。酶消化之后、机械分离组织、收集细胞，重悬，以合适的浓度种植。

第二天，向培养基中加入有丝分裂抑制剂阿糖胞苷（Ara-C），抑制星形胶质细胞和小胶质细胞增殖。

整个过程在培养箱（37℃，5%CO_2）中进行。具体操作见图1-2。

（一）材料准备

（1）试剂：12mol/L的浓盐酸；无菌过滤水；95%和70%的乙醇；胶原溶液1；多聚赖氨酸溶液；MEM培养基❶（Invitrogen）；分离溶液；木瓜蛋白酶；有丝分裂抑制剂阿糖胞苷；EDTA（Invitrogen）；磷酸盐缓冲溶液（PBS）；0.5%胰蛋白酶；0.4%台酚蓝；条件培养基；氟尿苷；犬尿喹啉酸；75%酒精。

---

❶　MEM培养基（minimum essential medium）是动物细胞培养中的常用的培养基，主要是贴壁细胞的培养。修改配方后也可用于其他类型细胞培养，例如无钙（Ca^{2+}）MEM培养基可被用于悬浮细胞的培养。

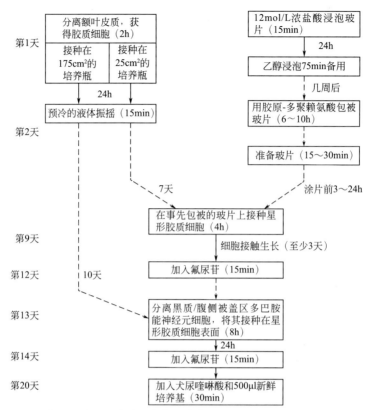

图1-2　单层皮质星形胶质细胞表面培养新生鼠中脑多巴胺能神经元流程

（2）器材：直径1.5cm的玻片；分离器械（Fine Science Tools）：眼科剪（2把）、眼科镊（2把）、7号弯镊1对、7号和5号弯钳、刀片、酒精灯；90mm孔径的滤纸（紫外灯消毒）；0.2μm孔径的注射器过滤器；紫外线灯；100mm×15mm和35mm×10mm培养皿；10ml注射器；高压灭菌锅；5ml和10ml移液管；铝箔纸；倒置显微镜；3个25cm²的培养瓶；175cm²培养瓶；可放入15ml离心管的离心机；血细胞计数器，电烙铁。

（二）操作步骤

1.包被玻片

（1）将玻片放入12mol/L浓盐酸浸泡24h。

（2）用无菌过滤水冲洗3遍，之后在无菌水中浸泡1h。

（3）95%乙醇洗3遍，最后浸泡到乙醇中至使用前取出（玻片置于盛有95%乙醇的密闭容器中可放置几周，如果发现液体变黄，则要将玻片丢弃）。

（4）用7号弯钳将玻片逐一从95%乙醇中取出，放到新鲜的95%乙醇中浸泡后用酒精灯烤干。

（5）小心地将玻片放到100mm×15mm无菌培养皿中用紫外灯消毒过的无菌滤

纸上（注意观察玻片是否透明，如果不透明则丢弃，否则细胞不易爬片）。

（6）用10ml注射器吸一滴新鲜的胶原溶液1，通过0.2μm孔径的过滤器滴到每一个玻片上，用7号弯钳夹住吸头将其铺匀，直至晾干。

（7）按照滴加胶原溶液1的方法将65μl多聚赖氨酸溶液滴加到玻片上，放入密闭的玻璃皿中1h（注意此过程中多聚赖氨酸不能晾干）。

（8）将玻片依次放入3个盛有无菌细胞培养水的烧杯中，然后将它们分别放到用紫外灯消毒过的无菌滤纸上，向每张玻片上滴加65μl无菌水，盖好培养皿，静置1h，同样方法重复一次，吸干玻片上多余的无菌过滤水至玻片完全晾干。

（9）每个35mm×10mm的培养皿中放入两个玻片并用电烙铁在培养皿上画一条中线以免两张玻片重叠（图1-3）。

注意：（7）～（9）要在一天内完成，包被的玻片要在一周内使用完。

（10）在接种星形胶质细胞之前，提前至少3h在玻片上滴加100μl MEM培养基。

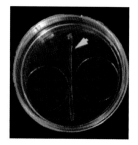

图1-3　培养皿中间画一条线分隔两个玻片

2.培养单层星形胶质细胞

（1）器械和操作台的准备

① 用高压灭菌锅灭菌器械或用70%乙醇浸泡之后烘干备用。

② 向35mm×10mm的培养皿中加入2ml分离溶液，并置于冰上备用。

③ 准备抑制剂和5ml木瓜蛋白酶。

④ 将2根5ml的玻璃吸管放到酒精灯上烧至其口径分别变小为1.5mm和0.5mm。

（2）分离组织

① 将新生鼠放到碎冰上的铝箔纸上麻醉，一旦小鼠停止活动，用70%乙醇消毒其头颅，然后用吸水纸吸干；如图1-4所示，用眼科剪从颈部开始，以圆形走形剪开头皮和背侧颅骨；用7号弯镊去除皮肤和颅骨，暴露脑，用2ml分离溶液冲洗脑组织，用烧至弯曲的玻璃吸管将脑组织轻轻拉出，放入盛有预冷的分离溶液的培养皿中。

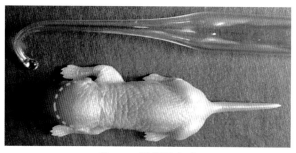

图1-4　暴露脑方法

② 将脑组织放到倒置显微镜下，背侧向上，用5号弯钳夹住脑，用刀片切下前脑。

③ 小心分离出中脑，将脑膜连同所有血管剥下。

④ 将前脑切成许多组织块，以便均匀消化。用10ml的无菌玻璃吸管将组织块转移到盛有事先激活的木瓜蛋白酶的15ml离心管中，将其放到可以入水的磁力搅拌器上于37℃温水中水浴50min（搅拌过程可以借助向烧杯中加入几个磁力转子来加大搅拌力量）。注意在转移组织块时尽量少的吸取分离溶液，以免其将木瓜蛋白酶稀释。

（3）分离星形胶质细胞

① 使组织块自然下沉，将木瓜蛋白酶小心吸出，用2.5ml的抑制剂冲洗组织块2次。

② 用2ml的MEM培养基冲洗组织块2次，之后向离心管中加入1ml MEM培养基，用1.5mm口径的5ml玻璃移液管反复吹打组织块20次，之后换用0.5mm口径的5ml玻璃移液管吹打40次，若发现仍有组织块未完全消化，则分离细胞悬液和沉淀，将悬液吸取到另一个15ml的离心管放到培养箱保存，向剩余沉淀中加入1ml MEM培养基再次像之前一样吹打，至均匀将其与细胞悬浮液混匀。

③ 向上述的细胞悬浮液中加入MEM培养基至体积为25ml，吸取15ml平均分到3个25cm^{2}的培养瓶中，剩余10ml加入到175cm^{2}的培养瓶中过夜。前三者用于提供中脑多巴胺能神经元生长所需的星形胶质细胞单层，后者用于形成MEM条件培养基。

（4）预冷

① 细胞分离后的第二天，将培养瓶中的培养基吸出，25cm^{2}和175cm^{2}的培养瓶分别加入2ml和10ml 1×MEM培养基洗2次，左后分别加入5ml和100ml MEM培养基即可。

② 之后将培养瓶放入细胞培养箱中至细胞接触生长，这个过程一般需要7天，然后将星形胶质细胞转移到玻片上。

③ 准备胰蛋白酶：向25cm^{2}的培养瓶中加入7ml预热的EDTA溶液和2ml磷酸盐缓冲液。

④ 酒精灯上烧5ml的玻璃吸管至其口径减少至0.5mm。

⑤ 准备0.5%的胰蛋白酶。

⑥ 吸出每个培养瓶中的培养基弃去，分别加入2ml EDTA溶液，轻轻吹打十余次。然后弃去EDTA，再分别加入2ml的EDTA。此步是为了去除血清蛋白，以免其干扰胰蛋白酶对星形胶质细胞的分离，根据经验，在用胰蛋白酶消化之前，用EDTA处理比用磷酸盐缓冲液处理更能增加其消化效果。

⑦ 弃去EDTA溶液，向每个25cm^{2}的培养瓶中加入2ml提前激活的0.5%的胰蛋白酶，孵育5min后观察细胞是否分离；若没有分离则继续孵育至分离。

⑧ 向每个培养瓶中加入2ml的EDTA溶液将胰蛋白酶稀释，然后用0.5mm口径的10ml玻璃管轻轻吹打十余次。

⑨ 将细胞悬液转移到15ml的离心管中，向培养瓶中加入1ml EDTA覆盖剩余的细胞，然后将其转移到15ml的离心管中。

⑩ 三步离心法：室温下以200g离心2min，300g离心2.5min，900g离心30s。此三步的目的是将离心时间和机械损伤降到最小，同时有效分离出上清液以及细胞碎片。因此，前两步离心是将细胞碎片分离出，最后一步是将其沉淀，分离出上清液。

⑪ 弃去上清液，向每个离心管中加入1ml MEM培养基，用0.5mm口径的5ml玻璃移液管轻轻吹打二十余次。

⑫ 用血细胞计数器和台盼蓝计数细胞。

⑬ 将细胞悬液稀释到需要的浓度：1×10^5cells/ml。

⑭ 向每个事先包被过的玻片上涂布130μl的细胞悬液，孵育3h；这3h的孵育是为保证在将玻片转移到含有2.5 ml培养基的培养皿之前，使细胞附着玻片的同时还防止其干燥。

⑮ 向培养皿中加入含MEM培养基和MEM条件培养基各一半的溶液共2.5ml，继续孵育，注意此步要小心操作，以防止贴壁的细胞分离。

⑯ 细胞成功贴壁并且接触生长之后，向培养皿中加入12.5μl的氟尿苷。氟尿苷是一种抗肿瘤药，它的作用是延缓胶质细胞增殖，以便其形成单层，使神经元细胞附着。此步骤是否需要进行取决于新生小鼠的出生日期，氟尿苷加入之后可以使胶质细胞在几天内保持单层，如果神经元细胞恰好也培养好，则不需要此步便可直接涂片在星形胶质细胞单层上。

3.在星形胶质细胞单层培养中脑多巴胺能神经元

（1）器械与超净台准备

① 分离器械在高压灭菌锅灭菌或用70%的乙醇浸泡后烘干。

② 酒精灯上将2根5ml的玻璃吸管烧至口径分别为2mm和0.5mm。

③ 向35mm×10mm培养皿中分别加入2ml分离溶液，每个培养皿中加入两个脑组织，并置于冰上操作。

④ 用10ml注射器吸满分离溶液备用，每个脑组织5ml。

⑤ 准备离心用溶液（5ml/5个脑组织），研磨液（10ml/5个脑组织）和MEM培养基（2.5ml/2个玻片）。

⑥ 每5个脑组织准备5ml激活的木瓜蛋白酶溶液。

（2）解剖分离

① 取出生后0～2天的新生鼠按照培养单层星形胶质细胞的分离组织的方法①分离脑组织。

② 将脑组织腹侧面向上置于倒置显微镜下（图1-5），头端以中脑皱褶为参照，

尾端以Willis环为参照，在冠状面切下大约1mm厚的薄片（图1-6），大体位置如图1-7所示。

③ 用刀片切下腹侧被盖区和黑质部分。

④ 将脑组织块收集到预冷的分离溶液中，按此操作准备5个脑组织。

⑤ 用10ml的玻璃吸管将脑组织块转移到盛有提前激活的木瓜蛋白酶的15ml离心管中，将离心管放到37℃水浴锅中搅拌水浴。确保在转移组织块的过程中，尽量少的吸取分离溶液，以免将木瓜蛋白酶稀释。

注意：细胞的存活率与操作速度是相关的，建议两个人一起操作，一人负责取脑组织，另一个负责分离中脑。

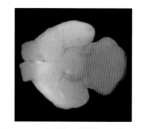 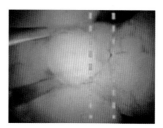 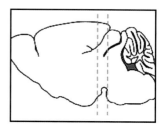

图1-5　倒置显微镜下脑组织　　　图1-6　冠状面的薄片　　　图1-7　薄片的大体位置图示

（3）分离细胞

① 使组织块自然下沉，小心吸出木瓜蛋白酶，用室温下的分离溶液冲洗组织块两次。

② 再用2ml的研磨溶液冲洗组织块2次，之后向离心管中加入1ml研磨溶液，用1.5mm口径的5ml玻璃吸管研磨组织块20次之后换用0.5mm口径的5ml玻璃吸管研磨40次。若发现仍有组织块未完全消化，则参照培养单层星形胶质细胞的分离组织的方法②，只是将MEM培养基换成研磨溶液。

③ 将含有5个经酶消化过的脑组织的细胞悬液小心地滴加到5ml的离心溶液中，确保每根管的体积相同。然后以下面转速离心：室温下200g，离心2min，300g，离心3min。本操作的目的同前。

④ 弃去上清液，每根管加入500μl研磨溶液，重悬细胞。

⑤ 用血细胞计数器和台酚蓝计数细胞。

⑥ 稀释细胞悬液到所需要的浓度：一般是（1 ～ 3）×10^5cells/ml。

⑦ 用7号弯钳将培养有单层星形胶质细胞的玻片从培养皿中夹出，放在用紫外灯消毒过的滤纸上将底面液体吸干，然后将其放到紫外灯消毒过的新的10mm×35mm的培养皿中，用如前所述的方法在培养皿中央用电烙铁画一条线，将两个玻片分隔开，最后向每个玻片上滴加65μl的中脑多巴胺能神经元细胞悬液，培养箱中孵育3h。为防止已经贴壁的单层星形胶质细胞干燥，此步要两个人来完成，一次性摆好5个培养皿，不时地用移液管吹打剩余的细胞悬液而防止其形成沉淀。

⑧ 孵育完成之后，向每个培养皿中加入2.5ml的Neurobasal-A+/MEM+培养基过夜，注意此步小心操作，以免将细胞分离。

⑨ 之后向每个培养皿中加入12.5μl氟尿苷，以减慢胶质细胞进一步增殖，由于此时的细胞悬液中包括胶质细胞和神经元两种，所以加入氟尿苷防止其增殖是很有必要的。

⑩ 接种上神经元后的第7天，向培养皿中加入10μl犬尿喹啉酸，防止其与谷氨酸受体结合以及兴奋性谷氨酸中毒，然后加入500μl Neurobasal-A+/MEM+培养基，防止蒸发，继续孵育。

⑪ 之后每周都要向培养皿中加入500μl Neurobasal-A+/MEM+，以防止液体蒸发。此培养持续60天，细胞贴壁期间都可以通过免疫细胞化学法检测酪氨酸羟化酶的浓度以测定多巴胺能神经元的比例（图1-8）。正常情况下，应该保持在20% ～ 25%。

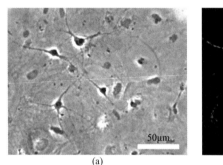
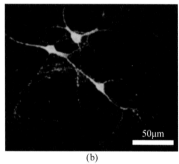

(a)　　　　　　　　　　　　　(b)

图1-8　多巴胺能神经元的比例免疫细胞化学法

二、单层星形胶质细胞表面培养新生鼠中脑多巴胺能神经元及形成神经突触

该方法是在小部分星形胶质细胞表面培养多巴胺神经元。总体方法是在玻片上喷洒胶原基质，形成星形胶质细胞可以附着的微滴。这样多巴胺能神经元就可以附着在星形胶质细胞上生长。在这种模型中，孤立的神经元可以与其细胞体和树突形成突触联系，称为"自身突触"。这种模型可以用来进行突触结构与功能的定量研究。

（一）补充材料（与单层皮质星形胶质细胞表面培养新生鼠中脑多巴胺能神经元相比需要的材料）

多聚鸟氨酸溶液，0.15%琼脂糖溶液，胶原溶液2，薄层色谱试剂喷雾器（Kimble/Kontes）。

（二）操作步骤

1.包被玻片

（1）同单层皮质星形胶质细胞表面培养新生鼠中脑多巴胺能神经元包被玻片的

（1）～（5）。

（2）把100μl新鲜配制的多聚鸟氨酸溶液滴加在每个玻片上，用7号弯钳夹住移液管，利用其末端将溶液展开使其覆盖在玻片的整个表面。在37℃下培养24h。

（3）吸出多聚鸟氨酸溶液，代之为100μl水，室温下放置5min。重复清洗，在开始下一步之前，将其放到用紫外灯消毒过的滤纸上静置24h。

（4）用巴斯德移液管把加热过的0.15%琼脂糖溶液滴加到玻片上，一次5张玻片。吸出多余的0.15%琼脂糖溶液，仅仅只留下薄薄的一层。在开始下一步之前晾干24h。

注意：0.15%琼脂糖溶液在使用之前，为了减少它的黏度必须加热，这样才能更容易地铺成薄薄的一层。当0.15%琼脂糖溶液开始变得越来越黏稠的时候，有必要对其进行重复加热。

（5）在接种星形胶质细胞的前一天，要用胶原溶液2处理玻片；将薄层色谱试剂喷雾器的气压设置为45psi。盛有玻片的培养皿放在喷雾器的50cm以外、比它低20cm以下的位置。最后，胶原溶液2垂直地落在玻片上形成小圆点。见图1-9。

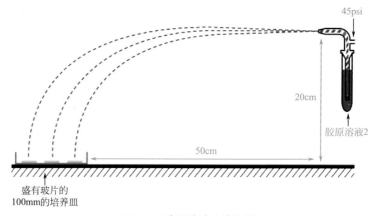

图1-9 **胶原溶液2的位置**

（6）紫外灯照射玻片消毒30min并干燥。每一个紫外灯消毒过的35mm×10mm的培养皿中放置两个玻片，然后将100μl MEM培养基滴加在玻片上。

2.玻片上培养少量星形胶质细胞

（1）重复单层皮质星形胶质细胞表面培养新生鼠中多巴胺能神经元的培养单层星形胶质细胞（1）的①至（4）的⑫。

（2）稀释细胞悬液到需要的浓度（$6×10^4$cells/ml）。

星形胶质细胞的量至关重要，但无需过多，形成平滑稀薄的一层即可，这对细胞成像等技术很重要。

（3）重复单层皮质星形胶质细胞表面培养新生鼠中多巴胺能神经元的培养单层星形胶质细胞（4）的⑭和⑮。

（4）一旦神经胶质细胞延伸覆盖在整个玻片表面后，一般是在涂片后一天，立即添加12.5μl氟尿苷溶液。

3.星形胶质细胞表面培养新生鼠中脑多巴胺神经元

（1）重复单层皮质星形胶质细胞表面培养新生鼠中多巴胺能神经元的在星形胶质细胞单层中培养脑多巴胺能神经元（1）的①至（3）的⑤。

（2）稀释细胞悬液到所需的浓度（80000cells/ml）。

（3）重复单层皮质星形胶质细胞表面培养新生鼠中多巴胺能神经元的在星形胶质细胞单层中培养脑多巴胺能神经元（3）的⑦至（3）的⑪。

这种培养可以保持15天以上。

三、本节实验中使用到的试剂和溶液

（1）0.15%琼脂糖溶液［20ml水、30mg琼脂糖（购自Sigma）］：在微波炉上加热至出现沸腾的气泡，然后搅拌至琼脂糖粉溶解。

（2）多聚-L-赖氨酸硼酸盐溶液［50ml水、155mg硼酸（购自Sigma）、238mg硼砂（四硼酸钠+水合物）（购自Sigma）］：用1mol/L的盐酸调整pH值为8.5，使用0.2μm过滤器过滤，4℃下保存3周。

（3）多聚-L-鸟氨酸硼酸盐溶液［50ml水、2.38g硼酸（购自Sigma）、1.27g四硼酸钠水合物（购自Sigma）］：使用0.2μm过滤器过滤，4℃下保存3周。

（4）离心分离溶液［5ml Neurobasal-A+、50mg胰蛋白酶抑制剂、50mg 98%的牛血清白蛋白、11.9mg羟乙基哌嗪乙硫磺酸（HEPES）缓冲液，最低浓度99.5%］：用1mol/L的氢氧化钠调整pH为7.4，使用0.2μm过滤器过滤，置于二氧化碳保温箱加热到37℃，现用现配。

（5）胶原溶液1［7.25ml水、250μl PureCol（3.0mg/ml；购自Inamed Biomaterials）］：现用现配，可用于包被方法1中的至少100张玻片。

（6）胶原蛋白溶液2［3ml 125mmol/L醋酸、1ml PureCol（3.0mg/ml；购自Inamed Biomaterials）］：现用现配，可用于包被方法2中的至少100张玻片。

（7）MEM+条件培养基（MEM条件培养基和10%胎牛血清培养基）：按照方法2中的步骤在175cm²的烧瓶中接种星形胶质细胞。则条件培养基在合适的条件下经14天将逐渐形成。

（8）D-葡萄糖MEM培养基［50ml最基本的培养基、18.02g D-葡萄糖（购自Sigma）］：使用0.2μm过滤器过滤，37℃下保存3个月。

（9）分离介质（6.39g硫酸钠、2.62g硫酸钾、590mg氯化镁六水合物、18.4mg氯化钙二水合物、1.19g羟乙基哌嗪乙硫磺酸缓冲液、1.80g D-葡萄糖）：

① 加水至总体积为500ml，在磷酸盐缓冲液中加入0.5%的酚红溶液。

② 用1mol/L氢氧化钠调整pH为7.4，使用0.2μm过滤器过滤，4℃下保存1个月。

硫酸钠、硫酸钾、氯化镁、氯化钙、羟乙基哌嗪乙硫磺酸缓冲液、D-葡萄糖、酚红均购自Sigma公司。

（10）氟尿苷溶液（203ml基本培养基、100mg 5-氟-2脱氧尿苷、198mg尿苷）：使用0.2μm过滤器过滤。分装成每管1ml可在−20℃下储存一年。

（11）抑制剂（5ml MEM+培养基、12.5mg胰蛋白酶抑制剂、12.5mg 98%的牛血清白蛋白、23.8mg最低浓度99.5%的羟乙基哌嗪乙硫磺酸缓冲液）：用1mol/L氢氧化钠调整pH值为7.4，用0.2μm过滤器过滤，把溶液放置在二氧化碳保温箱中加热到37℃，现用现配。

（12）125mmol/L犬尿喹啉酸（10ml水、236.5mg犬尿喹啉酸）：加入5mol/L氢氧化钠直到粉末溶解。使用0.2μm过滤器过滤。分装成200μl每管−20℃储存一年。

（13）MEM+培养基（MEM/10%胎牛血清介质）[85.7ml基本培养基、1ml D-葡萄糖MEM、1ml青霉素/链霉素（购自Invitrogen）、1ml GlutaMAX（购自Invitrogen）、1ml 100mmol/L的丙酮酸钠、100μl MITO+]：在DPBS中加入200ml 0.5%的酚红溶液。使用0.2μm过滤器过滤。10ml胎牛血清。37℃下保存一周。

（14）MITO+ [5ml水、1瓶MITO+血清添加物配成5L的培养基（购自BD Biosciences）]：分装成100μl每管，−20℃下储存一年。

（15）Neurobasal-A+培养基（Neurobasal-A和10%胎牛血清）[86ml Neurobasal-A培养基1×（无L-谷氨酰胺）、1ml青霉素-链霉素、1ml GlutaMAX、2ml B27补充物、10ml胎牛血清]：使用0.2μm过滤器过滤，37℃下保存一周。

（16）Neurobasal-A+/MEM+培养基（66ml Neurobasal-A+、33ml MEM+条件培养基）：37℃下保存一周。

（17）木瓜蛋白酶溶液 [5ml分离溶液、2.25mg L-半胱氨酸盐酸盐化合物（购自Sigma）]：用1mol/L氢氧化钠调整pH值为7.4。100U木瓜蛋白酶（购自Worthington）。不晃动使其在37℃下活化15min，然后连接到直径26mm注射器上的0.2μm SFC过滤器过滤并在37℃下最多储存30min，现用现配。

（18）多聚-L-赖氨酸（5ml硼酸缓冲聚-L-赖氨酸、5mg多聚左旋赖氨酸）：分装成每管200μl。在−20℃下储存两年。

（19）多聚赖氨酸溶液（1.8ml硼酸缓冲聚-L-赖氨酸、200μl L-半胱氨酸盐酸盐等分）：现用现配。

（20）多聚-L-鸟氨酸（2.5ml水、25mg多聚-L-鸟氨酸）：分成每管30μl。在−20℃下储存两年。

（21）多聚-L-鸟氨酸溶液（用75盖玻片）（6.72ml水、750μl多聚-L-鸟氨酸硼酸盐溶液、30μl多聚-L-鸟氨酸）：现用现配。

（22）研磨溶液（20ml Neurobasal-A+、20mg胰蛋白酶抑制剂、20mg 98%的牛血清白蛋白、47.6mg最低浓度99.5%的羟乙基哌嗪乙硫磺酸缓冲液）：用1mol/L氢氧化钠调整pH值为7.4，使用0.2μm过滤器过滤。把溶液放置在二氧化碳保温箱中加热到37℃，现用现配。

（23）0.5%胰蛋白酶溶液［10ml 37℃的磷酸盐缓冲溶液、5mg胰蛋白酶（1∶250，购自Invitrogen）］：使用0.2μm过滤器过滤并在37℃下放置5min，现用现配。

四、注意事项

（1）尽快地进行解剖和活体组织的分离。快速解剖和处理组织将确保游离神经元的高存活率，并产生高比例的存活多巴胺神经元。因此，以两人为一组的形式有利于执行所有关键步骤。

（2）动物的年龄。虽然出生后0～3天的小鼠均可使用，但是为了获得更高比例的多巴胺能神经元和一个更长的生存期，使用出生后0～1天的更优。另外，为获得高比例的多巴胺能神经元（50%以上），准备一个稍微更薄和最佳区域的中脑切片。

（3）培养基中所用的血清。大量的劣质血清可降低出生后小鼠多巴胺神经元的存活率。当预备进行出生后小鼠的多巴胺神经元的培养时，有一个好办法是先测试多个血清，并选择其能达到多巴胺能神经元最长存活期的血清。

五、常见问题及解决方案

最常见的问题是多巴胺能神经元的存活率低。使用本节中描述的基本数据，一般可获得25%～30%的多巴胺神经元。如果所得比例远远低于此值，则操作过程值得探究。

这通常有以下四个可能的原因：

（1）解剖分离时间过长。

解决方法：两人一起操作共同获得部分脑组织。

（2）转移神经元悬浮液到星形胶质细胞玻片上的使用过长时间。

解决办法：如上所述，团队合作。此外，每次准备少量的载玻片。

（3）过高或低的细胞密度。平铺星形胶质细胞时密度过高或过低都会导致神经元的生存率无法达到理想结果。

解决办法：严格遵守本报告中的建议。

（4）实验动物月龄过大。使用月龄过大的动物进行实验时，尽管可以优化酶消化法和机械分离法的条件，但目前的实验表明，出生0～2天的大鼠或小鼠幼崽是最为适合使用的动物年龄。使用月龄较大幼崽将会导致多巴胺神经元的生存率降低。

除此之外，多巴胺能神经元的比例过低也可能因为解剖分离脑组织时没有正确分离出中脑。

六、预期结果

通过方法1每个玻片有200～500个多巴胺神经元。其中较成熟的神经元之间能够形成一个复杂的轴突和树突网络。方法2会产生单个多巴胺神经元或一小部分神经元。每个玻片上有10～20个多巴胺神经元。

七、时间因素

经过24h的浓盐酸浸泡，酒精灯烘烤和包被后，玻片可以使用 6～10h，具体取决于准备了多少。对于微量细胞培养的玻片，需要额外的48h来进行孵育和干燥。然后，麻醉动物、分离皮质、分离细胞、将星形胶质细胞接种至烧瓶中需要2h。星形胶质细胞经过 1 周孵育后，需要4～6h准备玻片和接种星形胶质细胞，加入培养基需要额外的3h的孵育时间。星形胶质细胞在标准玻片（3～5天）或微量细胞培养玻片（24h）还需要一定的时间。最后，培养多巴胺能神经元，用3h分离5～10只动物脑组织，包括麻醉、分离组织、分离细胞、接种，在加入培养基之前再孵育另外3h。每只动物分离脑组织和中脑的最佳时间不应超过1.5min，以减少多巴胺能神经元的死亡。

参考文献

Fasano C, Thibault D, Trudeau LE. Culture of postnatal mesencephalic dopamine neurons on an astrocyte monolayer. Curr Protoc Neurosci. 2008, Chapter 3: Unit 3.21.

（宋　悦　潘晓东）

第三节　小鼠神经干细胞培养

一、成年鼠神经干细胞培养

神经干细胞具有自我更新和分化成中枢神经系统不同类型细胞的能力。体外分离培养和分析神经干细胞是揭秘神经发生的细胞和分子机制的重要方法，也有助于神经系统疾病和神经损伤干细胞治疗的条件优化。成年哺乳动物脑内神经发生主要集中在两个区域：侧脑室室下区（subventricular zone of the lateral ventricle，SVZ）和海马齿状回的颗粒下层（subgranular zone of the dentate gyrus in the hippocampus，SGZ）。SGZ区的神经干细胞主要产生海马齿状回兴奋性谷氨酸能神经元。SVZ区的神经干细胞产生抑制性的 γ-氨基丁酸能神经元和嗅球的多巴胺能中间神经元。除了分化为不同的神经元外，这两个区域的神经干细胞对神经营养因子、神经生理和病理刺激的反应性也不同，然而，这两个区域神经干细胞具有不同特性的分子机制并不十分清楚。因此，比较同一个脑组织中，这两个神经发生区域神经干细胞的特征显得尤为重要。

近些年来，国际上相关领域的专家一直都在优化成年鼠神经干细胞的分离培养条件，但仍然存在很多的不足之处，如贴壁单层生长的细胞容易分化、所需的鼠脑数量较多等。本文将介绍一种从一只鼠脑中同时分离培养DG区和SVZ区神经干细胞的方法。

1.材料

8～12周雌性或雄性C57BL/6J小鼠、Hank′s平衡盐溶液（HBSS，购自Invitrogen，货号14025-126）、Neurobasal培养基（购自Invitrogen，货号21103-049）、DMEM/F12培养基（购自Invitrogen，货号11330-032）、B27添加物（购自Invitrogen，货号17504-044）、N2添加物（购自Invitrogen，货号17502-408，无菌分装）、GlutaMAX（购自Invitrogen，货号35050-038，无菌分装）、L-谷氨酰胺（购自Invitrogen，货号2503-081，无菌分装）、青霉素/链霉素溶液（Antibiotic-Antimycotic，购自Invitrogen，货号15240-062，无菌分装）、碱性纤维生长因子（bFGF-2，购自PeproTech，货号100-18B-B）、表皮生长因子（EGF，购自PeproTech，货号100-15）、MACS神经组织分离试剂盒（购自Miltenyi Biotec，货号130-092-628）、β-巯基乙醇（购自EM Sciences，货号MX031OMB-1，属剧毒品，在通风橱中打开）、Percoll分层液（购自Amersham Biosciences，货号17-0891-01）、10×DPBS（购自Invitrogen，货号14200-059）、1×DPBS（购自Invitrogen，货号14190-136）、多聚鸟氨酸（Poly-L-ornithine，购自Sigma-Aldrich，货号P-3655）、层粘连蛋白（Laminin，购自BD Biosciences，货号354232）、维甲酸（Retinoic acid，RA，购自Sigma-Aldrich，货号R2625）、毛喉素（Forskolin，FSK，购自Sigma-Aldrich，货号F6886）、二甲亚砜（Dimethyl Sulfoxide，DMSO，购自Sigma-Aldrich，货号D2650）、超纯水（Mini Q）、75%酒精、4%多聚甲醛、细胞消化液（购自Accutase）、磷酸盐缓冲液（PBS）、5-溴脱氧尿嘧啶核苷（5-Bromo-2-deoxy Uridine，Brdu）。

2.仪器

6cm和10cm直径的细胞培养皿，离心管，1ml带滤芯的吸头，超低黏附6孔和24孔细胞培养板；解剖工具［眼科剪（购自Roboz，货号RS-5840、RS-6942），眼科镊（购自Roboz，货号RS-5237、RS-5095）］；解剖显微镜；Mc Ⅱ wain 组织切片机（购自The Mickle Laboratory Engineering Co.LTD，货号10180）及刀片；MACSmix离心管混匀器（购自Miltenyi Biotec，货号130-090-753）；无菌试纸（购自Fisher Scientific，货号14-959-92B）；低速离心机（购自Eppendorf，型号5702，货号022626001）；数字相差倒置显微镜（购自Olympus，CK41）。

3.试剂准备

（1）碱性纤维生长因子和表皮生长因子：按照说明书将母液配制成0.1mg/ml浓度，50μl分装后−80℃保存，使用前用Neurobasal培养基稀释成终浓度10μg/ml，4℃保存不超过2周。

（2）溶液A：1× Hank′s平衡盐溶液中含有30mmol/L的葡萄糖，2mmol/L的羟乙基哌嗪乙硫磺酸缓冲液，26mmol/L的碳酸氢钠，无菌过滤后4℃保存不超过4周。

（3）起始增殖培养基（initial proliferation medium，IPM）：48ml Neurobasal 培养基+1ml B27添加物+0.5ml GlutaMAX+0.5ml青霉素/链霉素溶液（100×）+20ng/ml碱性纤维生长因子+20ng/ml表皮生长因子，4℃保存不超过2周。

（4）N2培养基：500ml DMEM/F12培养基+5ml N2添加物+5ml L-谷氨酰胺+5ml青霉素/链霉素溶液（100×）。使用N2培养基传代神经干细胞以前，添加终浓度为20ng/ml碱性纤维生长因子和20ng/ml表皮生长因子，4℃保存不超过4周。

（5）β-巯基乙醇的稀释：34.7μl β-巯基乙醇+10ml无菌双蒸水，每次新鲜配制。

（6）消化酶混合物1：将MACS神经组织分离试剂盒中的2ml溶液2+50μl溶液1+2.5μl稀释后的β-巯基乙醇混匀。若用两只8～12周雌性或雄性C57BL/6J小鼠，则溶液的量相应增加。

（7）消化酶混合物2：将MACS神经组织分离试剂盒中的溶液3+10μl溶液4混匀。若为两只8～12周雌性或雄性C57BL/6J小鼠，则溶液的量相应增加。

（8）Percoll分层液：倘若分离两只或两只以上的8～12周雌性或雄性C57BL/6J小鼠，才需要使用Percoll分层液，22.5ml Percoll分层液+2.5ml 10×DPBS，4℃保存不超过4周。

（9）维甲酸的配制：使用二甲亚砜（DMSO）将维甲酸配制成10mmol/L的母液浓度，-20℃分装，使用前1：10000稀释。

（10）毛喉素的配制：使用二甲亚砜（DMSO）将毛喉素配制成10mmol/L的母液浓度，-20℃分装，使用前1：10000稀释。

（11）分化培养基：向不含生长因子的N2培养基中加入终浓度为1μmol/L维甲酸和1μmol/L毛喉素，新鲜配制；或向不含生长因子的N2培养基中加入0.5%～1.0%的胎牛血清。

（12）防冻液：含有10%二甲亚砜的N2培养基，新鲜配制。

（13）多聚鸟氨酸溶液：用无菌的MiniQ水配制成10mg/ml的母液，-20℃分装保存，使用前用无菌的Mini Q水稀释成10μg/ml的工作浓度，新鲜配制。

（14）层粘连蛋白溶液：用无菌的磷酸盐缓冲溶液将其稀释成5μg/ml的终浓度，新鲜配制。

4.操作步骤

（1）小鼠脑DG和SVZ区的显微解剖（时间：30min）

① 用230mg/kg戊巴比妥钠麻醉成年小鼠，深度麻醉后断头取脑。

② 用无菌的眼科剪和眼科镊，依次剪开头皮，去除头颅骨，分离出完整的全脑，迅速将全脑移入50ml装有20ml预冷的Hank′s平衡盐溶液中，并置于冰上。切片前将脑移入装有预冷20ml溶液A的10cm的培养皿中。

③ 取鼠脑以前，用75%乙醇浸泡或擦拭消毒McⅡwain组织切片机中与组织接触的地方，并晾干。将灭菌的滤纸放在切片平台上，将鼠脑移入滤纸上，用

Mc Ⅱ wain组织切片机切脑片为400μm的厚度，用无菌试纸收集含有SVZ（约6片）和海马的脑片（约5片），移入含有5ml溶液A的6cm的培养皿中。

④ 如图1-10所示，在解剖显微镜下分离SVZ区［图1-10（a）～图1-10（c）］和海马的DG区［图1-10（d）～图1-10（f）］，将分离的区域分别移入装有10ml溶液A的15ml的离心管中。

注意：取出鼠脑以后的过程中，尽量全程使用冰浴，以提高细胞存活率。

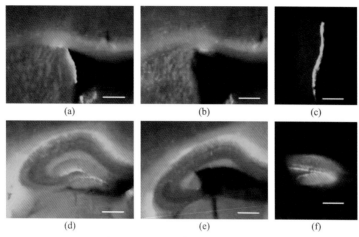

图1-10　解剖显微镜下的SVZ区和海马的DG区

（2）神经干细胞的分离（时间：1～2h，室温：20～25℃）

① 用低速离心机以200g，离心1min，第（4）步取得的脑组织。

② 在超净工作台内，去除上清液，每管中加入2ml的消化酶混合物1，用MACSmix离心管混匀器在室温下旋转20min。注意不能超过30min。

③ 每管中加30μl的消化酶混合物2，再旋转20min。注意不能超过30min。

④ 用1ml的吸头上下吹打10～20次，直至没有组织团块，加8ml N2培养基稀释消化酶混合物，200g，离心5min，以沉淀细胞。吹打时尽量减少气泡生成，尽量将组织块消化成单细胞悬液，消化的时间可适当的调整。

⑤ 用10ml的N2培养基，200g，离心5min，洗涤细胞2次。

⑥ 用8ml的起始增殖培养基洗涤细胞1次。

⑦ 用1ml的起始增殖培养基重悬DG区沉淀，接种于24孔细胞培养板的1个孔中，用2ml的起始增殖培养基重悬SVZ区沉淀，接种于24孔细胞培养板的2个孔中，CO_2培养箱中培养48h。

⑧ 隔天半量更换起始增殖培养基，持续培养7～14天，检测神经球的形成情况。正常情况下1～2周形成神经球。

（3）神经干细胞的传代

① 培养7～14天后，收集原代培养的神经球，200g，离心5min。

② 小心去除上清液，用1ml的细胞消化液重悬神经球，37℃消化10min，用1ml吸头吹打神经球10～15次后，加8ml起始增殖培养基混匀，200g，离心5min。

③ 小心去除上清液，用1ml起始增殖培养基重悬DG区细胞，继续接种于24孔细胞培养板的1个孔中；用2ml起始增殖培养基重悬SVZ区细胞，接种于6孔细胞培养板的1个孔中。

④ 用新鲜的起始增殖培养基隔天半量换液DG区细胞，用N2培养基隔天半量换液SVZ区细胞。第二次传代后DG区细胞也可以使用N2培养基维持培养。第二次传代后，细胞接种密度介于（$3 \times 10^4 \sim 1 \times 10^5$）个/ml，每2～3天传代一次。干细胞可以在体外传20代以上，但推荐使用2～10代的干细胞进行后续的实验研究。

（4）神经干细胞的鉴定及增殖分析

① 神经干细胞表达Nestin蛋白，可将神经球接种于多聚赖氨酸包被的载玻片上，4%多聚甲醛固定20min、磷酸盐缓冲溶液漂洗3次后，用免疫细胞化学的方法检测Nestin蛋白的表达情况，代表性的结果见图1-11。

② 将单细胞悬液以2.5×10^4个/ml密度接种于超低黏附的细胞培养板中，完全培养基中加入2μmol/L BrdU，37℃培养24h后，免疫细胞化学方法检测BrdU掺入阳性率，代表性的结果见图1-11。

③ 神经干细胞的增殖分析也可直接在光镜下拍照后，测量神经球的数量和直径大小，代表性的结果见图1-12。

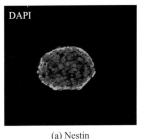
(a) Nestin

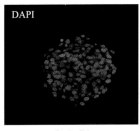
(b) BrdU

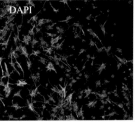
(c) β-Ⅲ tublin/GFAP

图1-11　Nestin、BrdU和β-Ⅲ-tublin/GFAP

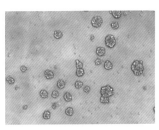

图1-12　光镜下的神经球数量和直径大小

（5）神经干细胞的分化

① 诱导分化前两天，用工作浓度的多聚鸟氨酸包被培养板和盖玻片，室温孵育过夜。注意板不能风干。

② 去除鸟氨酸，用无菌MiniQ水漂洗板3次。

③ 加工作浓度的层粘连蛋白溶液，37℃孵育过夜，接种前去除多余的层粘连蛋白溶液。

④ 将消化好的神经干细胞以1×10^5个/ml密度接种，37℃培养过夜。

⑤ 用分化培养基半量换液细胞，每天半量更换培养基，连续4～7天。分化

好的细胞可以直接裂解用于生化分析，也可用4%多聚甲醛固定后用于组化分析。神经干细胞可以分化为神经元和星形胶质细胞，通过免疫荧光检测神经元标志物β-Ⅲ-tublin和星形胶质细胞标志物胶质纤维酸性蛋白（GFAP）的表达情况。代表性的结果见图1-11。

（6）神经干细胞的冻存

① 收集神经干细胞球，200g，离心5min。

② 小心去除上清液，用1～2ml的防冻液重悬沉淀细胞，并移入2ml的冻存管中。

③ 将冻存管放置于冻存盒并移入-80℃冰箱中，1～2天后，将细胞移入液氮（-180℃）中长期保持。

（7）冻存神经干细胞的复苏

① 从液氮罐中小心取出冻存管，37℃水浴中轻轻摇动，直到防冻液完全融化。

② 将融化的细胞移入预温的N2培养基中，200g，离心5min。

③ 小心去除上清液，用预温的含有生长因子的N2培养基重悬细胞并接种培养。干细胞的冻存和复苏遵循"慢冻快融"的原则。

二、新生鼠海马神经干细胞的培养

成年鼠神经干细胞的增殖和分化能力明显低于新生鼠，在某些实验中需要培养海马区的神经干细胞，因此本文也解释新生鼠海马神经干细胞的培养要点，新生鼠海马神经干细胞的培养所需要的主要试剂和仪器与成年鼠神经干细胞的培养基本相同。

1.特殊试剂

木瓜蛋白酶、脱氧核糖核酸酶Ⅰ（DNase Ⅰ）（终浓度20U/ml，购自Invitrogen）、溶解木瓜蛋白酶的平衡盐溶液（简称"溶木盐"，pH 7.2）（137mmol/L氯化钠+5.3mmol/L氯化钾+1mmol/L氯化镁+25mmol/L葡萄糖+10mmol/L羟乙基哌嗪乙硫磺酸缓冲液+3mmol/L氯化钙）。

2.操作步骤

（1）消化液的配制：木瓜蛋白酶+脱氧核糖核酸酶Ⅰ+少许半胱氨酸+溶解木瓜蛋白酶的平衡盐溶液，混匀后37℃，使其变澄清，使用前无菌过滤。

（2）出生当天的小鼠，用75%酒精喷试后直接断头取脑，将全脑移入冰冷的A溶液中，在解剖显微镜下分离海马，去除脑膜。

（3）将海马移入消化液中，37℃消化20min，每5min晃动1次。

（4）静置沉淀后，小心弃除消化液，用10ml的N2培养基漂洗残留的消化液2次。

（5）加入2ml的N2培养基，使用1ml带滤芯的吸头反复的吹打、沉淀15～20次。

（6）静置沉淀后，小心将上清液移入另一无菌的离心管中；再次向沉淀中加入2ml的N2培养基，1ml带滤芯的吸头反复吹打、沉淀15～20次。重复该步骤，直至组织团块完全消失。

（7）收集所有的上清液，200g，离心5min，弃上清液。

（8）用10ml的N2培养基漂洗细胞两次，再用10ml的起始增殖培养基漂洗细胞1次。

（9）使用起始增殖培养基重悬神经干细胞，以每个海马种1个6孔细胞培养板的密度接种细胞，37℃二氧化碳培养箱中培养，2～3天后第一代的神经球形成。

新生鼠海马神经干细胞球前两代使用起始增殖培养基培养，第三代以后可以使用N2培养基培养。

新生鼠海马神经干细胞的传代、分化、冻存及复苏均与成年鼠神经干细胞相同。

三、胎鼠神经干细胞的培养

胎鼠来源的神经干细胞较新生鼠和成年鼠具有更高的增殖和分化潜能，因此很多实验中需要培养胎鼠神经干细胞。

胎鼠神经干细胞的培养所需的试剂和步骤与新生鼠海马神经干细胞的培养大致相同，只是取材的时间和部位不同，本文采用的是小鼠胚胎14天脑神经节的隆起处（ganglionic eminence，GE）培养胎鼠神经干细胞。GE区域的取材见图1-13所示。

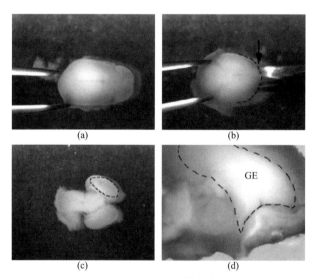

图1-13　GE区域的取材

引自：Andrew, Chojnacki, Samuel. et al. Production of neurons, astrocytes and oligodendrocytes from mammalian CNS stem cells. Nature Protocols, 2008, 3(6): 935-940.

参考文献

[1] Guo W, Patzlaff NE, Jobe EM, et al. Isolation of multipotent neural stem or progenitor cells from both the dentate gyrus and subventricular zone of a single adult mouse. Nat Protoc. 2012, 7(11): 2005-2012.

[2] Chojnacki A, Weiss S. Production of neurons, astrocytes and oligodendrocytes from mammalian CNS stem cells. Nat Protoc. 2008, 3(6): 935-940.

（张　静）

第四节 原代神经胶质细胞培养

中枢神经系统中的胶质细胞，包括星形胶质细胞、少突胶质细胞和小胶质细胞。胶质细胞具有支持和引导神经元迁移，参与神经系统修复和再生的作用。星形胶质（astrocyte）细胞还具有营养作用，协助神经元的代谢；星形胶质细胞通过血管周足和突起连接毛细血管与神经元，对神经元起到运输营养物质和排除代谢产物的作用。少突胶质细胞的主要功能是在中枢神经系统中包绕轴突、形成绝缘的髓鞘结构、协助神经电信号的跳跃式高效传递，维持和保护神经元的正常功能。小胶质细胞（microglia）是神经胶质细胞的一种免疫细胞，相当于脑和脊髓中的巨噬细胞，是中枢神经系统中最主要的一道免疫防线。

一、星形胶质细胞的分离和培养

星状胶质细胞在神经胶质中体积最大，胞体呈星形，胞核大，呈圆形或卵圆形，染色较浅。由胞体伸出许多突起，其中有几个较粗的突起末端膨大（称脚板），贴附于毛细血管壁上，或附着在脑和脊髓表面形成胶质界膜。这种细胞在神经胶质细胞中数目多、功能多样。其重要功能是参与神经递质的代谢。此外，星状胶质细胞对中枢神经系统中离子平衡及神经系统的正常发育都有重要作用。本节介绍应用新生鼠（1～3天以内），采用急性分离、木瓜蛋白酶消化的方法培养星形胶质细胞。

1.实验对象

胎鼠［孕（18±2）天］、新生鼠出生0～2天。

2.实验材料

（1）器械：无菌培养瓶、培养皿、移液管、离心管、吸头、手术器械一套（眼科剪、眼科镊、显微镊等）。显微镊购于上海金钟，其余为常规耗材，无特别。

（2）试剂：DMEM/F12培养基（含有L-谷氨酰胺和15mmol/L羟乙基哌嗪乙硫磺酸缓冲液）、胎牛血清（fetal bovine serum，FBS，较高质量）、多聚赖氨酸（Poly-D-lysine，购自Sigma，货号P-1274）、青霉素/链霉素溶液（100×，购自Hyclone，货号SU30010）、木瓜蛋白酶（Papain，购自Worthington）、EDTA（100mmol/L，pH=7.2）、溶解木瓜蛋白酶的平衡盐液（137mmol/L氯化钠，5.3mmol/L氯化钾，1mmol/L氯化镁，25mmol/L葡萄糖，10mmol/L羟乙基哌嗪乙硫磺酸缓冲液，3mmol/L氯化钙，pH=7.2，以上生化试剂均购自Sigma公司）、75%酒精、4%多聚甲醛。

（3）试剂配制

① 培养基（500ml）：DMEM/F12培养液（450ml）加入胎牛血清（50ml）和青霉素/链霉素溶液（100×，5ml）。

② 木瓜蛋白酶溶液：以一只小鼠为例，配制1.5 ml溶解木瓜蛋白酶的平衡盐液+

25μl木瓜蛋白酶 +30μl EDTA+少量的DNAase和左旋半胱氨酸，无菌过滤后，放于4℃冰箱中备用。

3.操作步骤

（1）包被：用多聚赖氨酸（25μg/ml）铺于培养瓶或培养板，使其完全覆盖底面，置于培养箱37℃包被2h或过夜，用超纯水清洗培养瓶或培养板3遍，置培养箱中待其干燥。星形胶质细胞的原代培养也可以不用包被。

（2）取脑：75%酒精全身消毒胎鼠或新生鼠，断头处死，无菌条件下分层剪开头皮、颅骨，用眼科镊拉开脑区视野，小心取出全脑，放于盛有冰冷溶解木瓜蛋白酶的平衡盐液的培养皿中。

（3）分离海马、皮质：以脑中线为起点，小心拨开大脑颞叶皮质，暴露出新月状海马回，小心夹出海马组织，分离皮质，在显微镜下用显微镊分离脑膜、血管膜。

（4）消化和分散：将皮质或海马组织置于装有木瓜蛋白酶溶液的离心管中，37℃培养箱消化20min，每10min晃动1次。吸弃消化液，用含血清的培养基洗3遍，再加入3～4ml培养基吹打10～15次，静置1min后，吸取上清液至另一干净的离心管中，再加3～4ml培养基吹打、沉淀10～15次，依次吹打直至沉淀完全分散成单细胞悬液。

（5）计数和接种：混匀吹打后的上清液，取少量细胞悬液以台酚蓝染液观察存活率并计数。将细胞种入预先包被多聚赖氨酸的培养瓶或培养皿中［（1～5）×10⁶/ml，常规2对皮质可接种1～2个75cm²的大瓶］，置培养箱培养（37℃，5%二氧化碳，饱和湿度）。24h以后换液，之后每周换液2次。

星形胶质细胞的形态学观察：分散培养的单细胞，在接种1h后即可贴壁，细胞呈单个圆形或椭圆形。2～3天后细胞明显增大，突起长出。原代细胞培养10～14天后，显微镜下可观察到底层多角形、扁平、多个细长或粗短突起的细胞大多为星形胶质细胞。原代培养的星形胶质细胞每周更换培养液2次，在体外可维持培养很长时间。也可消化后接种于新的培养板或培养瓶中。细胞接种于盖玻片中，经4%多聚甲醛固定后，GFAP免疫细胞化学染色，胞浆着色，可见90%以上细胞呈阳性反应，图1-14、图1-15中为典型的星形胶质细胞染色。

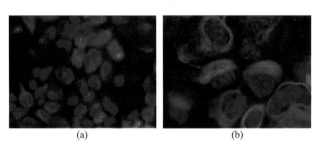

(a) (b)

图 1-14　**免疫细胞化学染色鉴定星形胶质细胞的形态和纯度**

图中为C57BL/6小鼠皮质来源的原代星形胶质细胞，GFAP阳性（红色）为星形胶质细胞

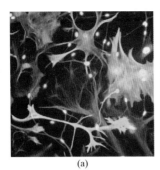 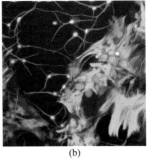

(a)　　　　　　　　　　　　(b)

图1-15　混合培养的神经细胞

C57BL/6J 小鼠，神经元细胞（红色，β- Ⅲ tublin 染色）；星形胶质细胞（绿色，GFAP染色）

引自：Yun SW, Kouznetsova E, Nitschke C, et al. β-Amyloid deposition and prion infection in adult primary brain cell long-term culture model. Biochem Biophys Res Commun. 2007, 360(3): 520-524.

（叶　冰　张　静　潘晓东）

二、新生鼠小胶质细胞的原代培养

小胶质细胞（microglia）是中枢神经系统中最具免疫学性质的细胞种类，数量为脑细胞总量的10%～12%。小胶质细胞介导的慢性炎症在阿尔茨海默病、帕金森病、肌萎缩侧索硬化等神经变性疾病中起到重要作用，然而其确切的功能仍然不清楚。

尽管已经构建了多种永生化的小胶质细胞系如BV-2细胞或N9细胞，但在科学研究中，分离和培养新生鼠小胶质细胞是依然是研究该细胞各种属性的非常重要的手段。本节主要就介绍从新生1～3天的小鼠中急性分离获得混合胶质细胞体系，然后通过"振摇法"纯化获得小胶质细胞。通过该方法获得的小胶质细胞纯度在92%～98%。

1.操作步骤

（1）无菌条件下分离获得新生1～3天小鼠的大脑皮质和（或）海马。同时进行尾部活组织检查以确定小鼠基因分型。

（2）木瓜蛋白酶试剂，购自沃新顿（Worthington）公司，每瓶113～125U，加入20ml经过滤管过滤的DM试剂。加入0.1mol氢氧化钠至颜色变成橘红色。

注：DM试剂的配方如下。

1mol/L硫酸钠（Na_2SO_4）	20.44ml	1mol/L HEPEP（pH 7.4）	250μl
0.5mol/L硫酸钾（K_2SO_4）	15ml	1mol/L 葡萄糖	5ml
1mol/L氯化镁（$MgCl_2$）	1.45ml	0.5%苯酚红	0.5ml
100mmol/L氯化钙（$CaCl_2$）	0.63ml	0.1mol/L氢氧化钠（NaOH）	0.5ml

（3）于显微镜下在HBSS或者无血清DMEM中剥除脑膜并将脑组织切碎。

（4）用刀片或尖镊将脑组织切成小块，并且于37℃下木瓜蛋白酶溶液（每个脑

第一章　原代神经细胞培养和细胞功能测定

组织 1ml）中孵育 40min。

（5）加入等量的含有 10% 胎牛血清和 1% 青霉素/链霉素溶液（100U/ml 青霉素，0.1µg/ml 链霉素）的 DMEM 终止消化。

（6）400g，离心 5min，弃上清液，加入含有 10% 胎牛血清和 1% 青霉素/链霉素溶液的新鲜 DMEM 培养基。

（7）用移液管重悬组织：先用 10ml 的移液管吹打 8～10 次，然后再用 1ml 的小头的移液管吹打 30 次。

（8）以每瓶 2.5（2～3）个脑组织的密度将细胞接种于多聚赖氨酸包被的培养瓶中（每只培养瓶规格为底面积 175cm^2，75T），向其中加入含 10% 胎牛血清的 DMEM 培养基。

（9）37℃下在培养瓶中培养 3h，去除所有的培养基和成纤维细胞，更换新培养基。7 天后半量换液一次，并将细胞置于混合神经胶质培养基中培养 14 天。

（10）体外培养 14 天后，室温下以 200 转/分在摇床上摇 45min，将小胶质细胞从混合培养细胞层里分离出。

（11）收集细胞上清细胞悬液，4℃，500g，离心 8min（4℃最好，室温也可以）。

（12）在含有 5% 胎牛血清和 1% 青霉素/链霉素溶液的 DMEM 培养基中重悬细胞。

（13）用血细胞计数器计数分离到的小胶质细胞的总数（产量 1），然后将细胞接种于细胞培养皿或者进行下一步实验。

（14）根据研究目的接种不同密度的细胞悬液

① 如果做免疫组化，则接种于 24 孔细胞培养板中底部已包被的盖玻片，每孔接种 1×10^5 个细胞，每个盖玻片上加 200µl 细胞悬液。

② 如果做蛋白印迹，则向 12 孔细胞培养板每孔接种（4～5）$\times 10^5$ 个细胞；6 孔细胞培养板每孔接种（1～1.5）$\times 10^6$ 个细胞。

③ 如果提取 RNA 用，则向 48 孔细胞培养板每孔接种 2×10^5 个细胞；12 孔细胞培养板每孔接种 2×10^5 个细胞。

④ 如果做 MTT 或者荧光多孔板分析，则向 96 孔细胞培养板每孔接种 5×10^4 个细胞。

（15）向混合胶质细胞培养瓶中加入含有 10% 胎牛血清和 1% 青霉素/链霉素溶液的新鲜培养基培养一周，再次收集小胶质细胞（产量 2）。此后可以再重复一次作为产量 3。

2. 注意事项

（1）小鼠年龄不能超过出生 5 天，出生 5 天不容易剥除血管和脑膜，出生当天得到的小鼠脑组织量少、产量低。

（2）选择商品化的培养瓶或者自己用 0.01g/L 多聚 -L- 赖氨酸包被至少 2h。

（3）37℃下消化组织 30～50min，消化成为棉花状或黏液状。

（4）对于不同的实验（ICC、WB、PCR），细胞的接种密度都很关键。

（5）对于小胶质细胞维持培养基，血清的浓度不要太高，低血清浓度较好，3%～5%为宜，不能超过5%。许多实验要求培养基不含血清。

（潘晓东　魏　振）

三、成年鼠小胶质细胞的分离和培养

虽然可以用许多不同的方法从新生鼠的大脑中分离培养小胶质细胞，但是从成年鼠脑分离小胶质细胞具有一定的挑战性，其往往产量低、分离困难。本文介绍一种从成年鼠大脑分离小胶质细胞的优化的方案。该方案先进行机械分离，然后在含有中性蛋白酶、木瓜蛋白酶和脱氧核糖核酸酶Ⅰ中的培养基中进行酶解分离。通过不同密度梯度的细胞分离液（Percoll分层液）实现细胞分离。使用该方法分离的小胶质细胞可以培养后用于细胞功能测定，包括小胶质细胞分泌因子、趋化以及吞噬功能的检测，也用于细胞免疫组化、免疫荧光检测，以及流式细胞仪分析、分离RNA用于实时PCR或微阵列测定基因表达（基因芯片）、抽提蛋白质并通过蛋白印记检测目的蛋白表达。

1.背景知识

小胶质细胞起源于骨髓单核巨噬细胞系统，发育过程中迁徙至中枢神经系统，成为中枢神经系统内的巨噬细胞，在大脑免疫监视、环境应激和免疫应答中发挥着重要作用。中枢神经系统生理或病理事件可以通过募集周围血循环中的巨噬细胞刺激祖细胞分化迁徙或局部驻留的小胶质细胞增殖分化诱导大量的小胶质细胞产生，并同时导致血脑屏障的通透性增加。急性的小胶质细胞活化诱导神经营养因子的分泌，如神经胶质源性神经营养因子家族配体（GFLs），这类因子通过保护受损伤的神经元、协助修复减轻组织损伤。然而，异常活化的小胶质细胞也会产生过量的前列腺素、趋化因子、细胞因子和活性氧（ROS）和活性氮（RNS），包括一氧化氮（NO），通过增强氧化应激并激活细胞凋亡途径而对神经元存活产生有害的影响。如果小胶质细胞活化长期持续继发慢性炎症反应，将导致组织损伤。

本方案介绍一种从成年鼠大脑完整分离小胶质细胞的方法（对原有的培养方法进行改良）。使用这种方法分离的小胶质细胞，适用于在体外研究小胶质细胞的神经保护和神经毒性活性两者间的调节平衡机制。

2.材料

用冷磷酸盐缓冲溶液灌注的成年鼠大脑（＞8周）：50ml灌注、Hank′s平衡盐溶液（不含钙和镁）、Hank′s液体（10×Hank′s平衡盐溶液）、脱氧核糖核酸酶Ⅰ（DNase Ⅰ）（终浓度20U/ml，购自Invitrogen）、中性蛋白酶Ⅱ（Dispase Ⅱ，终浓度1.2U/ml，购自Roche）、木瓜蛋白酶（1mg/ml，购自Sigma-Aldrich，或125U/vial，购自Worthington）、青霉素/链霉素溶液（100×，组织培养级）、Percoll分层液。

3.培养基和溶液

（1）培养基（50ml）：49.5ml Hank′s平衡盐溶液+0.5ml青霉素/链霉素溶液（100×）（使用前或者混合后无菌过滤）。

（2）葡萄糖：准备含葡萄糖0.45g/ml磷酸盐缓冲溶液（100×），取450μl加入50ml磷酸盐缓冲溶液中使终浓度4500mg/L。

（3）无血清培养基（50ml）：49ml DMEM/F12培养基+0.5ml青霉素/链霉素溶液（100×）+0.5ml葡萄糖（100×）。

（4）中和培养基（50ml）：44ml DMEM/F12培养基+0.5ml青霉素/链霉素溶液（100×）+0.5ml葡萄糖（100×）+5ml加热灭活的胎牛血清。

（5）培养基（50ml）：44.5ml DMEM/F12培养基+0.5ml青霉素/链霉素溶液（100×）+5ml加热灭活的胎牛血清。

（6）中性蛋白酶Ⅱ：将冻干的酶溶解于羟乙基哌嗪乙硫磺酸缓冲液（50mmol/L羟乙基哌嗪乙硫磺酸缓冲液/氢氧化钾 pH 7.4，150mmol/L氯化钠）（10mg/ml）使用时用细胞培养液稀释到2.4U/ml。不推荐高于2.4U/ml的工作浓度。0.22μm的无菌滤膜过滤除菌。

注：（1）~（6）中所有的培养基和溶液在使用前或混合后需无菌过滤。

（7）分离培养基：脱氧核糖核酸酶、中性蛋白酶（DDP）试剂备用。（①0.028g木瓜蛋白酶，终浓度1mg/ml；②14ml DMEM/F12培养基；③14ml预制的中性蛋白酶，终浓度1.2U/ml）保存于−20℃。使用前立刻加入脱氧核糖核酸酶Ⅰ（DNaseⅠ）溶液（终浓度20U/ml）。

（8）准备细胞分离液SIP，90% Percoll分层液，即9份细胞分离液和1份10×HBSS，如1ml 10×HBSS+9ml Percoll分层液，不同浓度梯度的分离液的配方见表1-1。

表1-1　SIP配方

70 % Percoll分层液：7.0ml SIP+2.0ml的1×HBSS
37 % Percoll分层液：3.7ml SIP+5.3ml的1×HBSS
30 % Percoll分层液：3.0ml SIP+6.0ml的1×HBSS

4.操作步骤

（1）新鲜灌注的成年鼠脑放入装有2ml无血清培养基的35mm×10mm培养皿中。然后用15T#手术刀片尽可能精细地切碎。

（2）将切碎的组织移入装有3ml分离培养基的15ml试管中。

（3）在组织培养箱轻轻摇晃细胞悬液20min，或者每隔5min颠倒1次试管。

（4）往分离培养基中加入5ml中和培养基，以中和其中的酶。

（5）在室温下，250g，离心5min。

（6）缓慢取出培养基（要非常小心，以免弄浑沉淀物，因为沉淀物很容易被吸入移液管）。

（7）把沉淀物置于5ml无血清的培养基中。重复步骤（5）和（6）。

（8）加入 3ml DMEM/F12 细胞培养液，用抛光大号带孔的巴斯德移液管上下吹打混匀，直到大块组织都溶解。静置 1min，待大块组织沉淀。把上层清液（含有游离细胞）移入新的 15ml 锥形试管内，并将它保存在冰箱里。

（9）加入 3ml DMEM/F12 细胞培养液，用抛光的巴斯德移液管（中号带孔）上下吹打，混匀，直到大块组织都溶解。静置 1～2min 直到大块组织沉淀下来。把上层清液倒入事先装有细胞悬液的收集管，保存在冰箱里。

（10）加入 2ml DMEM/F12 细胞培养液，用抛光的巴斯德移液管（小号带孔）吹打，混匀组织。静置 1min，直到大块组织沉淀。

（11）将上层清液（含有游离细胞）跟事先准备好的细胞悬液混匀。

（12）用 2ml DMEM/F12 细胞培养液润湿 70μm 细胞过滤器，然后用细胞过滤器过滤细胞悬液。

（13）250g，离心 4min。

（14）将细胞置于 5ml DMEM/F12 细胞培养液中，250g，离心 4min，去除上层清液。

（15）再将细胞团置于 37% Percoll 分层液。

（16）将 4ml 37%SIP［从第（4）步开始］加入 15ml 锥形试管并缓慢地将 4ml 70% 细胞分离液衬于下层［见注释（1）］，然后缓慢地用移液管将 4ml 30% 细胞分离液加在 37% 液的上面，再将 2ml HBSS 加在它上面。

（17）用梯度离心机 300g 不间断离心 40min（18℃）。确保离心机工作不会中断，这样细胞间的界面才不会被打乱。

（18）用移液管缓慢地移除细胞碎片，收集 2.0～2.5ml 的 70%Percoll 分层液至 37%Percoll 分层液的中间相细胞并置于干净的 15ml 锥形试管中。

（19）每 2ml 的中间相细胞加入 6ml HBSS，这样可以确保含中间相细胞的细胞分离液被稀释 3 倍。

（20）4℃，500g，离心 7min。

（21）将细胞团重新溶解于 500μl HBSS，移至小的 0.6ml 或者 1.5ml EA 管中，用 500μl 的液体在微型离心机上 4℃，800g，离心清洗 3 遍。

（22）用细胞计数器计数细胞，将细胞种植在培养基上，便于免疫细胞分析和功能分析［见注释（2）～（4）］。

成年鼠小胶质细胞的细胞分离梯度设置原理见图 1-16。

5.注释

（1）细胞培养液应该在室温下保存。

（2）产量高的每只鼠脑可提取（3～5）×10^5 个细胞（图 1-17）。

（3）所有的步骤必须在细胞培养通风橱内操作，试剂必须过滤以防止污染。

（4）细胞必须置于培养基中，便于功能分析。

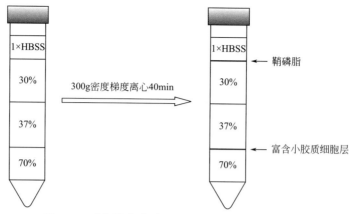

图 1-16　**成年鼠小胶质细胞的细胞分离梯度设置原理**

图左侧是离心前按循序加入后的分离液示意，图右侧是加样本（样本在37%这层）后离心。

箭头提示小胶质细胞和鞘磷脂所在层面

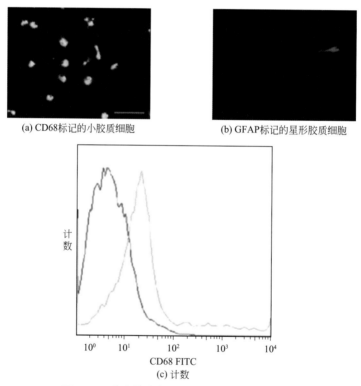

(a) CD68标记的小胶质细胞　　　　(b) GFAP标记的星形胶质细胞

(c) 计数

图 1-17　**分离的成年鼠小胶质细胞的纯度鉴定**

（a）、（b）C57BL/6小鼠原代小胶质细胞被种植到4孔培养板内，每孔培养基细胞浓度是8000个。24h后，细胞用4%多聚甲醛固定15min。用CD68（CD68是小胶质细胞标记物，荧光染色成绿色）以及 GFAP 抗体标记。（c）小胶质细胞被荧光标记的CD68-FITC抗体标记（绿色），应用流式细胞术分析。未染色的小胶质细胞（红色）作为阴性对照。直方图显示单一标的峰值存在。标尺=100μm

（潘晓东）

小胶质细胞作为脑内常驻的免疫细胞，主要参与中枢神经系统的免疫和炎症反应，当脑内微环境发生变化（如错误折叠蛋白、脑损伤或外源性免疫刺激）时，可迅速应激转化成为具有变形和吞噬能力的激活状态。阿尔茨海默病是一种最常见的神经变性痴呆，而帕金森病则是最常见的一种运动障碍性疾病。尽管两种疾病的发病原因和病理改变不同，但胶质细胞活化和神经元的丢失都是其典型的病理特征之一，小胶质细胞引起的神经炎症、趋化和迁移与吞噬功能的改变与其密切相关。在这些复杂的病理生理变化过程中小胶质细胞是否发生吞噬功能改变和清除能力障碍常是我们关注的问题。本节就体外实验测定小胶质细胞趋化、迁移、吞噬功能做一介绍。

一、趋化和迁移实验

1.材料

96孔细胞培养板、96孔收获板等耗材，96孔细胞迁移板（购自Cell biolabs Inc.，Cat No. CBA-106），无血清培养基，10%胎牛血清，细胞裂解液。

2.操作步骤（图1-18、图1-19）

（1）从4℃冰箱中取出96孔细胞迁移板，使其在室温下平衡10min。

（2）制备小胶质细胞悬液，每毫升无血清培养基中含（0.1～1.0）×10⁶个细胞。

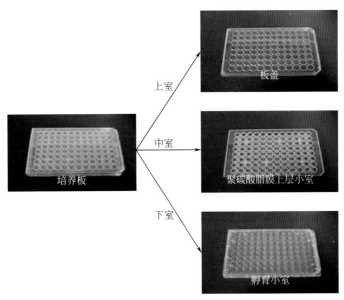

图1-18 细胞迁移实验培养板结构示意

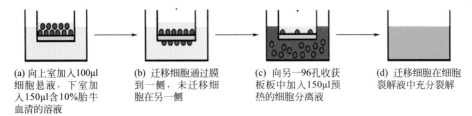

(a) 向上室加入100μl 细胞悬液,下室加入150μl含10%胎牛血清的溶液

(b) 迁移细胞通过膜到一侧,未迁移细胞在另一侧

(c) 向另一96孔收获板板中加入150μl预热的细胞分离液

(d) 迁移细胞在细胞裂解液中充分裂解

图1-19　细胞迁移实验操作示意

（3）无菌环境下，将96孔迁移板盖子和聚碳酸酯膜层分开，向下室加入150μl含10%胎牛血清的溶液。

（4）将聚碳酸酯膜层放到下室96孔细胞培养板上（要确保下室的溶液中无气泡），混匀小胶质细胞悬液，吸取100μl置于上室中，盖好板于37℃培养箱中孵育2～24h。

（5）结束孵育后，用吸头吸取150μl预热的细胞分离液到无菌的96孔收获板中。

（6）从培养箱中取出96孔细胞迁移板，取下中间聚碳酸酯膜层，轻柔涤荡数次使膜上细胞进入到96孔收获板的细胞裂解液中，放入37℃培养箱继续反应30min。

（7）用4×细胞裂解液以1∶75比例稀释荧光染料。

（8）吸取50μl/每孔稀释液到96孔细胞培养板中，室温下孵育20min。

（9）吸取150μl混合液到96孔细胞培养板，于480nm/520nm下波长下测定迁移率。

二、体外测定小胶质细胞吞噬功能（吞噬尼罗红微球/α突触核蛋白/Aβ）

1.材料

细胞培养板、玻片、离心管、吸头等相关耗材，全部购自Nuck公司。培养基和溶液DMEM高糖细胞培养基，HBSS（购自Invitrogen），胎牛血清、胰蛋白酶（购自Hyclone）；重组体人Hilyte™ Fluor488-α-突触核蛋白1-140（货号55457）；重组体人Hilyte555-Aβl-42（购自Anaspec Inc.，货号60480）。α-突触核蛋白A53T突变体（购自Rpeptide，货号S-1002-2）；α-突触核蛋白WT（购自Rpeptide，货号S-1001-2）、AlexaFluor488鬼笔环肽（购自Invitrogen）。

2.操作步骤

（1）制备聚合状态的α-突触核蛋白

① Syn/磷酸盐缓冲液：37℃中以1mg/ml（70μmol/L）溶解，260转/分持续震荡14天。

② 将α-突触核蛋白（Syn）/磷酸盐缓冲液稀释为1μmol/L孵育30～60min做核转位（如NFATs），测定吞噬作用则孵育4h；测定炎症反应则孵育4～18h。

（2）制备聚合状态的Aβ：1.0mg的Aβ（货号60480）用100%的六氟异丙醇（HFIP）溶解配制成1mmol/L，通风橱内风干，加入42μl的二甲亚砜溶解，再加入

2173μl HBSS，配成母液浓度100μmol/L的Aβ漩涡或超声混匀即得到单体可溶性Aβ，放于37℃培养箱孵育7天即为纤丝状。

（3）小胶质细胞吞噬尼罗红荧光微球

① 多孔板荧光测定

• 将小胶质细胞接种于96孔细胞培养板（每孔5×10⁴个细胞），在不含血清的α-突触核蛋白中分别孵育4h和18h。

• 溶解尼罗红荧光微球（购自Invitrogen），使其浓度为0.03%（用0.1%牛血清白蛋白/磷酸盐缓冲液孵育的尼罗红按1∶70比例稀释）。

取15μl A混合溶液（1%牛血清白蛋白8μl＋磷酸盐缓冲液152μl＋0.03%尼罗红16μl）加入到1ml培养基中。

• 将细胞分为两组：一组用荧光微球孵育；另一组不加荧光微球，各1h。

• 为了去除细胞外或细胞外质膜相关的荧光微球的非特异性信号，去掉培养基后用含有0.25mg/ml台酚蓝的磷酸盐缓冲液将细胞孵育2min，再用磷酸盐缓冲液漂洗3次。

• 用PBST（1% Triton-PBS）裂解细胞。

• 用荧光成像读板仪测定细胞内的荧光微球，535nm波长荧光处激发，575nm发射。

② 吞噬细胞的图像定量分析

• 将小胶质细胞接种于有盖玻片的24孔细胞培养板（每孔1×10⁵个细胞），并用不同浓度的α-突触核蛋白处理，测定指定时间。

• 按照如上方法加入尼罗红荧光微球。

• 用磷酸盐缓冲液漂洗细胞并于2%～4%的多聚甲醛中固定。

• 加入AlexaFluor488鬼笔环肽（购自Invitrogen），于室温孵育1h。用4′,6-二脒基-2苯基吲哚（DAPI）或Topro-3进行核染色。

• 共聚焦显微镜扫描定量（购自Zeiss，型号LSM510），见图1-20。

（4）小胶质细胞对于α-突触核蛋白或Aβ的吞噬作用

① 多孔板荧光测定

• 从不同基因型的小鼠获得的原代小胶质细胞接种于96孔细胞培养板（每孔5×10⁴个细胞），24h后，加入浓度为500μmol/L的荧光标记的α-突触核蛋白中37℃处理4h；或加入5μm纤丝状Aβ在37℃培养箱孵育30min。

• 为了终止细胞外或者细胞外质膜相关的荧光α-突触核蛋白/Aβ或非特异性信号，去掉培养基然后用含有0.25mg/ml台酚蓝的磷酸盐缓冲液终止2min，再用磷酸盐缓冲液漂洗2次。

• 用PBST（1% Triton-PBS）裂解细胞。

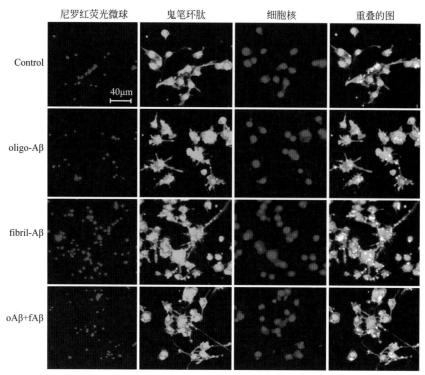

| 尼罗红荧光微球 | 鬼笔环肽 | 细胞核 | 重叠的图 |

Control

oligo-Aβ

fibril-Aβ

oAβ+fAβ

40μm

图1-20　小胶质细胞吞噬尼罗红荧光微球

• 用荧光成像读板仪测定细胞内的荧光微球，激发波长和发射波长分别为503nm/525nm（或者相应波长的红色荧光波段）。

② 图像分析小胶质细胞的吞噬作用

• 将小胶质细胞接种于有盖玻片的24孔细胞培养板（每孔$1×10^5$个细胞），并用不同聚合状态的α-突触核蛋白/Aβ处理预定时间，去除上清液。

• 加入浓度为500nmol/L的荧光标记的α-突触核蛋白或Aβ，37℃孵育，4h。

• 为了终止细胞外或细胞外质膜相关的荧光α-突触核蛋白/Aβ或非特异性信号，去培养基，然后用含有0.25mg/ml台酚蓝的磷酸盐缓冲液终止2min，再用磷酸盐缓冲液漂洗2次。

• 用磷酸盐缓冲液漂洗细胞并于2%～4%的多聚甲醛中固定。

• 加入AlexaFluor488鬼笔环肽或者555鬼笔环肽（购自Invitrogen），并于室温下孵育1h。用4′,6-二脒基-2苯基吲哚（DAPI）或Topro-3进行核染色。

• 共聚焦显微镜下定量（购自Zeiss，型号LSM510），然后用软件Image J进行小胶质细胞的区域分布和密度分析（图1-21）。

Hilyte^{TM} Fluor 488人α-突触核蛋白以1mg/ml浓度冰冻保存于10mmol/L磷酸钠缓冲液中（pH=7.0）。如果一周内使用则保存在2～4℃下，于−80℃下可保存12个月。避光保存且避免冻融循环。

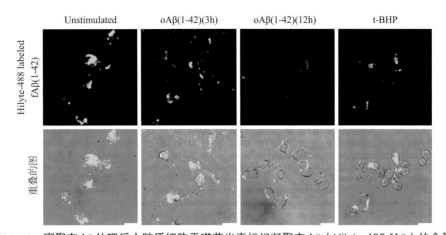

图 1-21　寡聚态 Aβ 处理后小胶质细胞吞噬荧光素标记凝聚态 Aβ（Hilyte-488-fAβ）的含量

（潘晓东　宋　悦）

第二章
模式动物行为学实验

第一节　Morris 水迷宫

Morris 水迷宫（Morris water maze，MWM）是一种强迫实验动物（大鼠、小鼠）游泳，学习寻找隐藏在水中平台的一种实验，主要用于测试实验动物对空间位置感和方向感（空间定位）的学习记忆能力。被广泛应用于学习记忆、老年痴呆、海马研究、智力与衰老、新药开发/筛选/评价、药理学、毒理学、神经生物学、动物心理学及行为生物学等多个学科的科学研究和计算机辅助教学等领域，在世界上已经得到广泛的认可，是医学院校开展行为学研究，尤其是学习与记忆研究的首选经典实验。

1.实验原理

虽然老鼠是天生的游泳健将，但是它们却厌恶处于水中的状态，同时游泳对于老鼠来说是十分消耗体力的活动，它们会本能地寻找水中的休息场所。寻找休息场所的行为涉及一个复杂的记忆过程，包括收集与空间定位有关的视觉信息，再对这些信息进行处理、整理、记忆、加固，然后再取出，目的是能成功地航行并且找到隐藏在水中的站台，最终从水中逃脱。

2.仪器装置

（1）水池：Morris 水迷宫由直径120cm（小鼠）或160～200cm（大鼠），高50cm的圆筒构成。

（2）平台：直径6cm（小鼠）或12cm（大鼠），高度30cm圆形透明平台。置于水下1～2cm（大鼠）或者0.5～1cm（小鼠）。

（3）水温：（21±1）℃。

（4）光源：要保证水池水面上没有光影，避免光线在水面的反射，以免留在水面的光照影子被软件的采集系统将光影和鼠的影子混淆；如果是白色的水池背景，就可以在水池上方用两根条形的发散日光灯，这样可以减少反射光在水面的背影；如果是黑色的水池背景，就在水池四个象限的上方放置4个60W的灯泡或25W的管灯，不用功率特别大的灯。灯泡的高度应该足够高，不能被摄像头捕获到。另外还可以在水池四周装一圈帘子（颜色一般是黑色、浅蓝色或者白色），这样可以将光的影子挡住，又保持一定的透光度。同时也可以减少外界的人站在水池旁边某个地方或走来走去，对老鼠形成一个不定的空间参照物。

（5）空间线索（参照物）：水池应该置于一个较大的房间内，池壁上悬挂两个以上物体作为近距离视觉参照物，并在水池外房间内有多种远距离视觉参照物。比如几何图形（正方形、三角形、圆形等）悬挂于水池以外的墙上，高度是必须让老鼠在游泳的时候看见的范围，所以应该在其视平线以上。这些几何图形可以用宽5～15cm的塑料板制成，高度必须高过站台，可以用1m的线挂在水池周围；这些几何图形一般涂成黑色，因为啮齿类动物对黑色比较敏感；这些几何图形一般不少于3个。另外实验室环境是一个十分重要的因素，实验室的设备、仪器、工作台、椅子、门窗和灯具等陈设的位置和实验人员进行实验操作时所站立的位置都可能被大小鼠看见，如果移动会影响实验结果。因为动物有时常会利用实验室内固有的环境作为它搜索目标时的参照物。

（6）摄像跟踪系统：见图2-1。

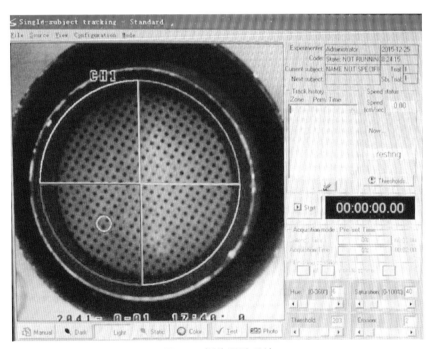

图2-1　摄像跟踪系统

3.实验内容

（1）获取实验（隐藏平台训练）：用假设的两条垂直相交直线"+"将水迷宫划分成四个象限，标记为：北（N）、南（S）、东（E）、西（W）。S为实验者所在位置，N为S对面，E是实验者右侧，W为实验者左侧，平台置于西南（SW）象限中心。按照每个入水的起始位置到平台的距离最接近于相等的原则，入水点为N、E、东南（SE）、西北（NW）。老鼠连续进行5～6天，每天4次的游泳训练。每天每次入水点的顺序根据半随机分布数决定。老鼠找到隐藏平台的时间即为隐藏平台潜伏期（escape latency，s）。每次训练的上限时间为60s（小鼠）或120s（大鼠）。若老鼠在规定时间内无法找到隐藏平台，则隐藏平台潜伏期记录为60s或120s，引导其上平台并在平台上停留、休息15s。将老鼠从平台上拿下来，休息30～60s后再进行下一次训练。游泳距离、速度和运动轨迹均被系统摄像并记录。

（2）记忆保留试验（空间探索）：最后一天的隐藏平台训练结束后24h，将平台移出，老鼠从原平台所在的对侧象限入水，摄像跟踪系统记录老鼠60s或120s内在每个象限游泳所消耗的时间（time in target quadrant）、穿越原平台的次数（platform crossings）、游泳速度（swimming speed）和游泳路径（path length）。

见图2-2。

（肖乃安　林宝平　潘晓东）

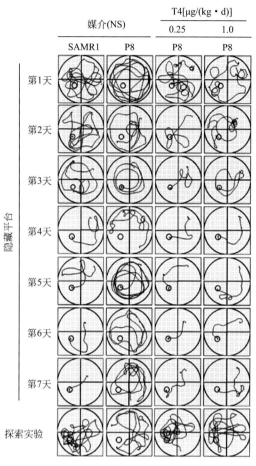

图2-2　天然植物单体T₄改善老化鼠SAMP8学习记忆能力（Morris水迷宫实验）隐藏平台潜伏期轨迹图记录

第二节　Y-迷宫

　　Y-迷宫同时观察动物的逃避条件反射能力和空间辨别能力，并且结构简单、价格便宜、不受气候变化的影响以及可满足一些特殊需要（如在大鼠头部埋藏电极以便测量脑电圈或引导脑诱发电位时不宜使用水迷宫）等，因而在国内得到了广泛应用。例如：目前在探讨痴呆的病理发病机制和观察药物疗效方面，多以小鼠为实验对象，对其进行Y-电迷宫检测，根据其学习记忆能力的变化来判断建模是否成功或药物有无疗效。

1. 实验原理

啮齿类动物天生喜欢探索新型环境。当小鼠置于Y-迷宫中，将探索最近最少到过的臂，故往往在3个臂中间交替探索，这需要用到工作记忆和视觉辨别记忆。

2. 仪器装置

Y-迷宫由1个中心区和其周围连接的3个完全相同的臂组成，3个臂的相互夹角为120°。在中央交界处各有1个可移动的隔板，3个臂底部为可通电的铜栅，各个臂内贴上不同几何图形，作为视觉标记。

3. 实验内容

（1）自发性交替（spontaneous alternation behavior）：Y-迷宫三个臂随机设为A、B、C，小鼠由其中的一臂末端放入，自由探索8min，依次记录小鼠进入每个臂的顺序号，由此统计进入各个臂的总次数、总交替数（为含连续3个臂序号的三联串总次数）。自发交替率=总交替数/可能交替数（进入各个臂的总次数-2）×100%。进入各个臂的总次数用于评价动物在Y-迷宫的活动。

（2）新奇目标识别（a two-trial recognition test）：Y-迷宫三个臂随机设为新奇臂（novel arm）、起始臂（start arm）和其他臂（other arm），其中新奇臂先用挡板隔离。老鼠由起始臂放入Y-迷宫，先在起始臂和其他臂中探索10min，4h后，新奇臂的挡板打开，小鼠由起始臂放入，在3个臂中自由探索5min，依次记录小鼠所进入每个臂的顺序号和时间，统计小鼠在每个臂所消耗的时间百分比。每只小鼠实验结束后用75%酒精擦拭、清洗，以最大程度减少动物通过嗅觉进行线索识别。

（3）电击-明暗关联条件反射（被动和主动回避）试验：Y-迷宫底部为可通电的铜棒，每个臂末端有一信号灯。Y-迷宫3个臂随机设为起步区、安全区、非安全区。安全区灯亮，不通电无电流。起步区和非安全区灯未亮。这两臂及交界区均通电（电压50～70V，大致固定在能使小鼠产生逃避行为的强度）为电击区。实验时，随机变换安全区，电击小鼠，以小鼠立即逃往安全区为一次正确反应。开始训练时，小鼠受电击逃离起步区后可能跑向非安全区，并在电击作用下最终才跑至安全区（被动回避反应），故会出现错误反应。多次训练后，安全区灯亮，电刺激尚未开始时，老鼠立即逃往安全区，即为形成明暗辨别条件反射（主动回避反应）。

具体方法：每只老鼠先在起步区适应3～5min后，按顺时针或者逆时针方向变换安全区与电击区的位置。当安全区信号灯亮起5s后，起步区、非安全区通电，当小鼠遭遇电击后，跑至安全区后结束一次训练；上一训练结束后，原来的安全区在5s后通电变为下一次训练的起步区，重复训练。训练20～40次，记录小鼠的逃避潜伏期（从信号灯亮开始至小鼠第1次逃至安全区所耗的时间）、正确次数（安全区灯亮，电刺激尚未开始，小鼠立即逃往安全区的次数，即为主动回避反应次数）、错误次数（小鼠受电击逃离起步区后跑向非安全区，并在电击作用下最终才跑至安全区的次数，即被动回避反应次数）、主动回避率（正确反应的次数/总检测次数×100%）。第一天作为动物学习（获取）成绩。24h后重复试验，为动物的记忆（保留）成绩。逃避潜伏期越短、主动回避率越高说明老鼠的记忆力越好。见图2-3。

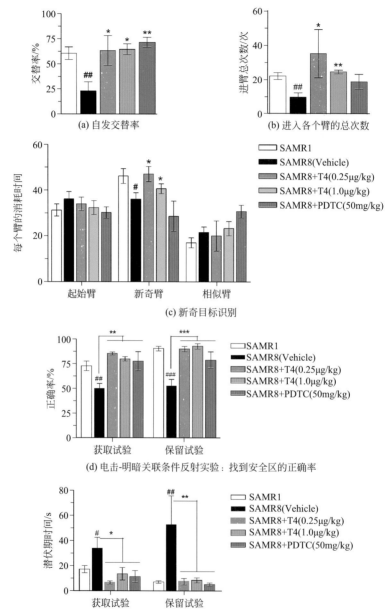

(a) 自发交替率

(b) 进入各个臂的总次数

(c) 新奇目标识别

(d) 电击-明暗关联条件反射实验：找到安全区的正确率

(e) 电击-明暗关联条件反射实验：第一次找到安全区的潜伏期时间

图2-3 天然植物单体 T₄ 改善老化鼠 SAMP8 学习记忆能力（Y迷宫实验）

#P<0.05；##P<0.01；###P<0.001，与SAMR1相比。*P<0.05；**P<0.01；***P<0.001，与SAMP8（媒介）相比

（曾育琦 周 梦 林宝平 潘晓东）

转棒实验（rotarod test）用于测定肌肉力量、平衡协调能力和运动学习能力，是神经科学研究中常用的一种测试方法。具有感觉运动协调良好的实验动物能很好地完成这项实验。根据实验设计的不同，可运用转棒式疲劳仪（图2-4、图2-5）在神经系统变性疾病进行疲劳实验、中枢神经系统抑制实验以及用于筛选新药可能的副作用以及动物发育过程中对动作协调性的影响。

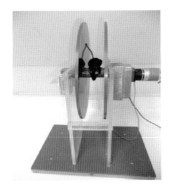

图2-4　**转棒式疲劳仪全景图**

现在常用5个跑道，可以同时测5只小鼠

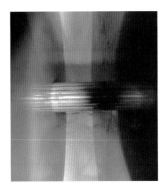

图2-5　**转棒式疲劳仪局部图**

转棒常有许多齿的圆棒，以增加摩擦力
使小鼠抓住

该测试主要用于小鼠，它需要一个特殊的仪器使转速在不同速度之间。初始试验中，需训练小鼠能在固定杆上保持平衡，然后保持在低速旋转的杆上至少60s。一旦这种能力水平达到，杆被设置为在5min内加速旋转。记录小鼠掉落时经历的时间和当时的转速。运动学习也可以在随后的加速试验中进行评估。主要评定指标是某一转速下小鼠的在棒时间。

1.实验对象

C57BL/6小鼠。

2.实验设备

转棒式疲劳仪（购自济南益延科技发展有限公司，型号YLS-4C）。

3.实验步骤

（1）测试时间：每天9:00～17:00。可以选择每天9:00～17:00的某一固定时间进行测试。如果条件允许，最好选择傍晚开始，因为这更符合小鼠的作息规律，有利于实验进行。

（2）测试环境：选择安静、固定的环境，周围光线不可过强，可以只打开转棒式疲劳仪较远处的灯光，并且疲劳仪四周用纸等物体适当遮光。

（3）筛选：筛选时捏住小鼠尾尖，使其在转棒上爬行，转速调到10转/分，爬行一段时间后逐渐放松鼠尾，使其不再依靠鼠尾平衡身体时可完全放手，挑选时对于跳跃和团身抱轴的鼠弃之不用。

（4）训练：正式测试前，将仪器转速调整为10转/分，设定30min，假设小鼠在设定时间之前落地，则机器会报警提示，连续2天照此训练小鼠。

（5）测试：将转棒式疲劳仪的转速调整为5转/分，在转棒仪转动时将小鼠轻轻放上，最好是以与水平面45°角放上，小鼠朝向与棒的转动方向相反，以使小鼠抓住棒向上爬。同一组内或两组之间，两个相反方向的小鼠数目最好均衡，以排除此因素带来的影响；开启仪器最初15s内，使转速由5转/分升到45转/分，然后将速度降下来，固定在5转/分。

（6）评定指标：小鼠落地时仪器会自动记录其在棒时间，每只小鼠的在棒时间即为其评定指标。

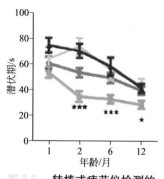

图2-6 **转棒式疲劳仪检测的小鼠下落的潜伏期**

转棒式疲劳仪检测的小鼠下落的潜伏期，见图2-6。

4.注意事项

（1）进行转棒实验的小鼠比较容易激惹，会有受试小鼠从转棒上跳下来的现象。因此，进行测定时要仔细观察排除该现象。

（2）由于小鼠的应激反应，测试时小鼠往往会有小便或大便，因此，每测试完毕一只小鼠，要将转棒用纱布蘸水将其清理干净，以免下一只小鼠受气味影响而不配合操作；所有小鼠都落地以后，点击"停止"并清洗每一根转棒。

（3）先试验雄鼠再试验雌鼠。

（宋　悦　潘晓东）

第四节　抑郁模型的建立和评定

抑郁症（depression disorder）是一种最常见的心境障碍性疾病（mood disorder），造成某种不愉快的心境和身体器官的功能紊乱，具有高发性、慢性化的倾向。抑郁患者的典型症状包括：低落或沮丧的情绪、快感缺失、兴趣丧失、丧失信心等，严重时患者会出现自杀的念头。与该病相伴的生理症状包括食欲下降、体重减轻、睡眠障碍、记忆减退、活动能力下降等。尽管抑郁症有着破坏性的影响，但是它的病因及病理机制目前还不清楚，所以研究抑郁症的病理机制对其治疗至关重要。

本方案介绍了几种常用的抑郁动物模型的制作方法，在科研工作中，抑郁造模往往需要结合多种方法加强实验的可信度。

动物模型研究对进一步认识人类精神疾病起着至关重要的作用。目前对于抑郁样行为没有哪一种方法相对于别的方法具有明显的优势，各种抑郁症动物模型的病理生理机制各异，但每种模型只能模拟抑郁症某一或某些方面的症状，因此研究中常要求多个模型联合应用。目前常用的造模方法有应激模型、神经生化模型两大类，其中由于应激模型无侵入、创伤小，更能够模拟抑郁症的发生发展过程而被更加广泛使用。本文介绍几种科研上常用的应激模型，并对常用的抑郁评价方法做进一步介绍。

一、抑郁症的模型制作

1. 慢性不可预知性应激（CUMS）

（1）定义：临床观察提出应激是情感性疾病发病的一种促成因素，尤其是重型抑郁。抑郁症的病理生理学和应激的神经生物学通过下丘脑-垂体-肾上腺（HPA）轴以及5-羟色胺（5-HT）和去甲肾上腺素（NE）相关的神经元系统联系在一起。慢性不可预知性应激可诱导动物行为缺陷及神经系统和神经内分泌系统异常，例如旷场实验中的活动性降低，下丘脑-垂体-肾上腺系统失常及神经可塑性和神经发生改变，这些异常均能通过抗抑郁治疗而得到改善。由于慢性不可预知性应激是模拟抑郁症的环境诱因，动物的行为特征改变、血浆皮质激素升高等均与内源性抑郁症状相似，且大部分经典的抗抑郁药对其有效。因此，慢性不可预知性应激作为一种抑郁症动物模型具有较高的价值。

（2）实验方法

① 在实验前称量小鼠体重。

② 实验前3天开始进行糖水训练，方法为：同时使用两个外观一样的饮水瓶，分别装入150ml饮用水和1%糖水供小鼠饮用，每12h交换位置，持续3天。之后每周进行糖水消耗评价，共持续8周。

③ 冷水游泳，将小鼠放入16℃冰水中游泳5min。

④ 禁水，将小鼠饮水瓶撤去12h。

⑤ 更换大鼠用过的垫料12h。

⑥ 潮湿笼子，使用100ml饮用水打湿垫料，持续12h。

⑦ 闪光刺激，关闭外部照明，使用高频闪光灯连续照射12h。

⑧ 倾斜笼子，将小鼠笼子45°倾斜12h。

⑨ 噪声刺激，使用白色噪声（收音机静电声，85dB），连续播放12h。

⑩ 禁食，撤去小鼠食物12h。

⑪ 小管约束，将动物约束于小管。

慢性不可预知性应激过程中，小鼠随机遭受应激因子。
整个实验过程见图2-7。

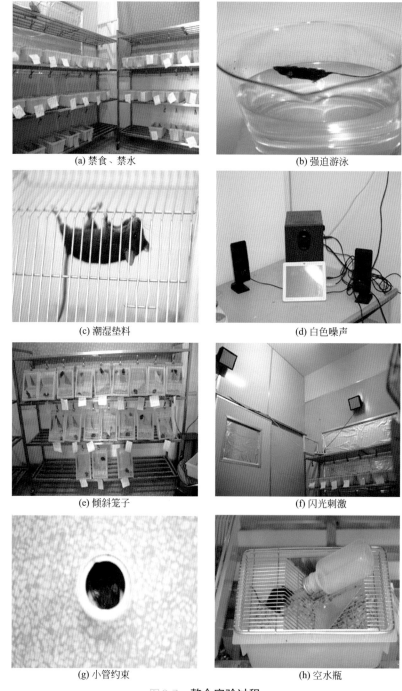

(a) 禁食、禁水

(b) 强迫游泳

(c) 潮湿垫料

(d) 白色噪声

(e) 倾斜笼子

(f) 闪光刺激

(g) 小管约束

(h) 空水瓶

图2-7 整个实验过程

2.强迫游泳实验（FST）

（1）定义：强迫游泳实验是一种常用于药物抗抑郁样活性筛选的动物模型，通过强迫动物在不能逃脱的狭窄水缸游泳诱导抑郁状态。在最初的疯狂逃脱尝试后，动物采取相对不动的状态，这种状态被称为"绝望"，假设动物"已经放弃逃脱的希望"。强迫游泳是最常用的"行为绝望"实验，通过模拟抑郁症患者的绝望行为来评价抗抑郁药在啮齿类动物的抑郁样行为中的作用。在抑郁症的药理学和行为学的干预存在下不动时间将会明显减少。强迫游泳实验操作简单且急性和慢性给药均有作用，因此被广泛用于抗抑郁药的初筛，或对其他抑郁模型动物行为改变的评价。但也有人认为动物强迫游泳中表现出的不动状态可能是对应激的一种适应，或者是一种疲劳现象，并非等同于抑郁症患者的绝望行为。再则，急性应激过程能否产生抑郁状态也值得怀疑，这与抑郁症临床发病过程不符。此外，虽然抗抑郁药能剂量依赖地减少不动时间，但不动时间减少也可能是由中枢神经系统兴奋剂引起的。兴奋剂和抗胆碱药减少不动时间可能是通过对活动的非选择性刺激而不是通过延迟不动的发作。因此，也应测试动物的自发活动以确定不动时间的减少，是由于抗抑郁作用而非改变自发活动。

（2）实验方法

① 强迫游泳的泳池为一个直径30cm，高50cm的圆缸，其高度要确保动物不能逃脱，水深20cm，水温16℃。

② 测试前一天先进行训练，把小鼠放于水池中游泳15min，15min后将动物取出烤干，再放回各自的笼子。

③ 24h后开始测试，方法为：将动物分别放入水缸中，水深20cm，水温16℃强迫游泳6min。当动物停止挣扎漂浮在水中，只做必要的轻微动作保持头在水面上的时候，被认为是不动。

④ 记录6min内小鼠在水中的不动时间。

3.悬尾实验（TST）

（1）定义：悬尾实验建立在Steru等方法的基础上，是一种不可逃脱的应激状态，广泛用于新药研发中，用来衡量抗抑郁样活性。悬尾实验是最常用于诱导小鼠行为改变的模型，这种诱导的行为改变可以被抗抑郁药治疗逆转。最近，大量小鼠的遗传研究中使用悬尾实验来测定抗抑郁药的作用或应激反应。抗抑郁药的急性给药有效，使小鼠在更长的一段时间里坚持尝试逃脱。与强迫游泳实验一样，这与临床治疗在作用时程上不相吻合，因此也仅适用于抗抑郁药的初筛。

（2）实验方法

① 实验在安静、恒温条件下进行。悬尾实验场为一个60cm×40cm×100cm立方体盒子，盒子顶部正中有一倒钩，有粗线连接，方便悬挂小鼠，盒子正前方有摄像头记录小鼠的运动。

② 实验时，在距尾尖约1cm处用胶布把小鼠悬于倒钩下的粗线上，小鼠被倒悬于高处会立刻出现逃生样行为，一段时间后转变为被动不动。在最初的挣扎期后小鼠会适应不动状态，类似于绝望和精神抑郁的状态。

③ 测试期为6min，记录小鼠的累计不动时间。

4.获得性无助

（1）定义：获得性无助是心理学范畴的一个技术术语，指人或动物在行为无助的状态下，甚至是当帮助其避免遭受不好或有害环境的机会恢复时，其行为始终表现消极，如当遭受不可逃脱的电击后给予逃避机会时某些实验动物逃跑或避免电击失败，产生抑郁症状：烦躁不安、认知能力下降、快感缺失、性欲下降、睡眠障碍等。无助相关的行为被视为抑郁症患者的常见特征，故获得性无助理论被用来建立一种抑郁症模型。缓慢给予三环类抗抑郁药、单胺氧化酶抑制剂、非典型抗抑郁药或电休克处理，均可逆转获得性无助的行为反应，而强安定药、抗焦虑药、精神兴奋剂和镇静药慢性处理后无逆转作用。该模型对抗抑郁药有较高的选择性和特异性，药理作用时程与临床相吻合，动物的行为表现颇似抑郁症患者的某些特征，但与抑郁症患者的病因不符，削弱了该模型的结构效度。

（2）实验方法：包括2个阶段。

① 无助诱导（不可逃避的电击预处理）：第1天，大鼠被单独放于有不锈钢格网的有机玻璃电击箱，通过具有恒定电流的电击装置进行60次随机足底电击（0.8mA），每分钟电击15s，共计1h。对照组大鼠被置于相同箱子的网格上1h，不施加不可控制的电击。此阶段后，动物被放回原来的笼子。

② 条件逃避训练：为评价逃避缺陷，在第3天，即电击后48h，进行穿梭箱逃避实验。通过光电照相系统，动物每次穿过隔板后格网上的电就会断开，每只动物单独放入穿梭箱，适应环境5min。适应后进行30次电刺激实验，共计15min，也就是每分钟2次。在每次实验的前3s中，施加光信号，之后进行3s的电击（0.8mA），再接着是24s的测试期。在连续3天（第3～5天）中进行穿梭箱阶段。在此阶段动物会出现以下两种反应：a.在光信号期动物穿入另一个隔间，部分逃避或完全避免被电击；b.动物被电击，即逃避有害刺激失败。记录刺激存在时动物的逃避失败次数和刺激不存在时的穿越次数。

5.双侧嗅球切除模型

（1）定义：双侧嗅球切除使实验大鼠在神经化学、生理学和行为学等方面出现异常，同时这些改变与抑郁症患者的某些症状类似，如逃避能力降低和血浆皮质激素升高。这些症状可以通过慢性而非急性的抗抑郁药物治疗逆转，与临床抗抑郁治疗的时程相似，因此可以把双侧嗅球切除作为一种抑郁症动物模型，用于研究抑郁症发病机制及抗抑郁药的筛选。但单胺氧化酶抑制药反苯环丙胺和非典型抗抑郁药三唑酮对此模型无明显影响。

（2）实验方法：按照Nowak等描述的方法进行大鼠双侧嗅球切除。首先暴露头骨，然后在前囟点前7mm、正中线两侧2mm处钻7mm深的孔。吸出嗅球，用止血棉压在孔处止血，缝合头皮。为避免动物感染，手术后可肌内注射普鲁卡因青霉素。对假手术组动物进行相同的手术处理，但不切除嗅球。手术后动物恢复5～7天再开始给药。

6. 5-羟色氨酸（5-HTP）诱导的甩头实验

（1）定义：5-羟色氨酸诱导的甩头实验是一种药物相互作用模型，与抗抑郁药能逆转5-羟色胺的前体5-羟色氨酸引起的反应有关。5-羟色氨酸诱导的5-羟色胺释放能激活突触后5-羟色胺2A受体，使小鼠出现甩头反应。该模型不模拟抑郁症状，仅能用于研究药物的抗抑郁样作用中可能的5-羟色胺能机制。

（2）实验方法：在给予5-羟色氨酸（120mg/kg，胸腔注射）前1h，给予小鼠氟西汀（30mg/kg）或双蒸水灌胃。给药后30min把小鼠放入笼子，记录20min内甩头（头部快速移动而躯干基本不动）的累积次数。

7. 利血平翻转实验

（1）实验原理：在大鼠或小鼠，囊泡单胺摄取阻滞药利血平可引起上睑下垂、运动不能和体温过低，且能被抗抑郁药治疗逆转。单胺氧化酶抑制剂和三环类抗抑郁药可以对抗利血平引起的动物行为异常，但某些药物如左旋多巴、苯丙胺和β受体拮抗药等，同样可以翻转利血平的作用，产生假阳性抗抑郁作用。该模型简便易行，但选择性较差、可信度不高，目前仅用于抗抑郁药的初筛。

（2）实验方法

① 逆转利血平诱导的上睑下垂：给予动物利血平，同时给予药物或溶剂对照。注射后1h测定上睑下垂得分，等级从0（眼睛完全睁开）到4（眼睛完全闭合）。

② 逆转利血平诱导的运动不能：动物注射利血平，同时给予药物或溶剂对照。注射后1h，把小鼠放在一个直径为7.5cm的圆筒内测定其活动性，记录15s后仍在圆筒内的小鼠数量。

③ 逆转利血平诱导的体温过低：动物注射利血平，同时给予药物或溶剂对照。利血平注射后60min、90min、120min、150min和180min时测定肛温。把电子温度计插入动物肛门内2cm测定肛温，当温度计温度稳定时记录。

二、抑郁动物的行为学评价

1. 糖水消耗实验

（1）实验前，在隔音和安静的房间内，首先训练大鼠适应糖水。每笼同时并排放置2个外观一致的饮水瓶，分别装入150ml饮用水和1%糖水，每12h交换位置，连续3天。

（2）在测试的前24h，撤去所有2个饮水瓶，但允许动物自由进食。

（3）第5天开始进行糖水偏好实验：同时给予一瓶1%的蔗糖水和饮用水150ml，水瓶放置位置随机，1h后取走并称重。

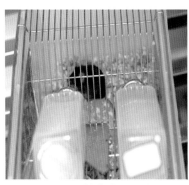

图2-8　糖水消耗实验

（4）记录纯水消耗量（ml）和糖水消耗量（ml），计算糖水相对消耗量（ml/kg），总液体消耗量（ml），纯水相对消耗量（ml/kg），由此得出糖水偏好程度＝糖水消耗量/总液体消耗量×100%。

糖水消耗实验见图2-8。

2.旷场实验

旷场为60cm×60cm×60cm立方体，周壁、底面为白色，底面虚拟为面积相等的9块。箱子上方有摄像机记录小鼠的运动。

（1）将小鼠置于敞箱底面的中心方格内开始计时，以动物穿越底面的格数（四爪均进入的方格方可记数）为水平运动（crossing）次数，以后肢直立次数（两前爪腾空或攀附箱壁）为垂直运动（rearing）次数。

（2）记录水平运动次数及垂直运动次数，每只动物测定1次，每次测定时间为5min。

（3）每次测定完毕后彻底使用70%酒精清洁敞箱，清除上一只小鼠气味后再进行下一只的观察。

（4）记录每只小鼠总攀爬次数＝水平运动+垂直运动次数。

旷场实验见图2-9。

3.悬尾实验

测试期为6min，记录小鼠的累计不动时间。见图2-10。

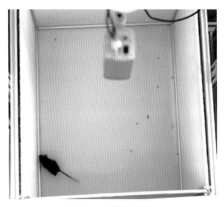

图2-9　旷场实验

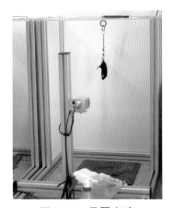

图2-10　悬尾实验

参考文献

［1］Scuteri A, Spazzafumo L, Cipriani L, et al. Depression, hypertension, and comorbidity: disentangling their specific effect on disability and cognitive impairment in older subjects. *Arch Gerontol Geriatr*. 2011, 52:253-257.

[2] Phillips MR, Zhang J, Shi Q, et al. Prevalence, treatment, and associated disability of mental disorders in four provinces in China during 2001-05: an epidemiological survey.*Lancet*. 2009, 373: 2041-2053.

[3] Lu J, Wu XY, Zhu QB, et al. Sex differences in the stress response in SD rats.*Behav Brain Res*. 2015, 284: 231-237.

[4] Spasojevic N, Jovanovic P, Dronjak S. Differential regulation of catecholamine synthesis and transport in rat adrenal medulla by fluoxetine treatment.*An Acad Bras Cienc*. 2015, 0: 0.

[5] Noori N, Bangash MY, Motaghinejad M, et al. Kefir protective effects against nicotine cessation-induced anxiety and cognition impairments in rats.*Adv Biomed Res*. 2014,3:251.

[6] Dalla C, Antoniou K, Papadopoulou-Daifoti Z, et al. Male aromatase-knockout mice exhibit normal levels of activity, anxiety and "depressive-like" symptomatology. *Behav Brain Res*. 2005, 163: 186-193.

[7] Porsolt RD. Animal models of depression: utility for transgenic research.*Rev Neurosci*. 2000, 11: 53-58.

[8] Sunal R, Gumusel B, Kayaalp SO. Effect of changes in swimming area on results of "behavioral despair test". *Pharmacol Biochem Behav*,1994, 49: 891-896.

[9] Yasoshima Y, Yoshizawa H, Shimura T, et al. The basolateral nucleus of the amygdala mediates caloric sugar preference over a non-caloric sweetener in mice.*Neuroscience*. 2015, 291: 203-215.

[10] Romano A, Pace L, Tempesta B, et al. Depressive-Like Behavior Is Paired to Monoaminergic Alteration in a Murine Model of Alzheimer's Disease.*Int J Neuropsychopharmacol*. 2014, 18(4). pii: pyu 020.

[11] Campos AC, Fogaca MV, Aguiar DC, et al. Animal models of anxiety disorders and stress.*Rev Bras Psiquiatr*, 2013, (35): S101-111.

[12] Kostrzewa E, Kas MJ. The use of mouse models to unravel genetic architecture of physical activity: a review.*Genes Brain Behav*. 2014, 13: 87-103.

（肖乃安）

第五节　嗅觉行为功能测定

　　嗅觉是人体原始的感觉功能之一，它同视觉、听觉一样，是人体捕获外界信息的特殊装置。嗅觉还可以通过中枢神经系统影响人的情绪、调节生命周期。嗅觉障碍患者对周围的事物不感兴趣，反应平淡，生活质量下降，更可以造成精神上的压抑或忧郁。在生活中，嗅觉障碍并不少见，53岁以上的中老年人当中存在嗅觉障碍的人数比例已高达24.5%。目前将嗅觉障碍视为独立疾病的医学研究并不多，在临床上嗅觉障碍患者常有发病后延迟就诊的普遍现象。嗅觉评价主要包括嗅觉灵敏度、嗅觉探测和嗅觉识别三个方面，同时嗅觉记忆也能体现嗅觉功能的好坏。临床研究表明，很多疾病比如阿尔茨海默病、帕金森病、情感障碍患者早期就能检测出嗅觉功能的失常。对很多疾病动物模型的研究，进一步证实了嗅觉损伤出现在疾病导致的其他经典损伤之前，能够作为疾病诊断的一项早期诊断线索。动物实验和临床试验的最大区别在于动物无法准确地和实验者交流，所以行为学方法在动物实验中就显得极为重要。嗅敏动物的学习记忆能力、寻食能力等与嗅觉高度相关，因而可以观察、记录其行为学的改变，从而判断其嗅觉功能的变化。目前报道较多的可以评估嗅觉功能的行为学方法有埋藏食物小球实验（buried food pellet test，BFPT）、嗅觉迷宫、嗅觉测量仪、双瓶实验、幼鼠超声发声实验。本文介绍两种操作相对简便但重复性较好的方法，均为在无创伤和外部刺激下采用装置测试小鼠在一定时间内单纯通过嗅觉寻找到食物的潜伏期，以潜伏期为指标判断小鼠的嗅觉功能。

一、埋藏食物小球实验

1.材料

实验平台（45cm×24cm×20cm 黑色塑料盒，无异味）、3cm厚垫料、鼠粮小球和饮水、天平。

2.方法

埋藏食物小球实验是最经典的嗅觉行为学测试方法，整个测试需要6天。

（1）在测试前3天开始限制小鼠饮食，每日食用0.2g鼠料，共计3天。第4天开始行为学测试，期间小鼠自由饮水。

（2）测试前，小鼠先在测试房间内适应1h。

（3）测试时，小鼠被放入一个黑色的测试盒中（45cm×24cm×20cm），盒内放入3cm厚垫料。

（4）垫料随机位置下0.5cm放入一个0.5g鼠粮小球，鼠粮小球在每天的每次测试中位置随机改变。

（5）记录小鼠从被放入测试盒到用前爪或者牙齿抓住鼠粮小球的时间为潜伏期。

（6）每次都允许小鼠吃完所有鼠粮小球后再将小鼠放回笼子。

（7）对照试验方法同实验组相似，但是鼠粮小球被放在垫料表面、小鼠能够看见的地方。

二、嗅觉迷宫

1.材料

实验平台（为一底面直径76.2cm，高20cm黑色圆筒，内有6个10cm×10cm的夹角，等距离分布，见图2-11）、鼠粮小球和饮水、天平。

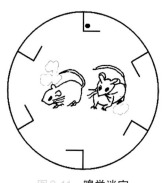

图2-11　嗅觉迷宫

2.操作步骤

（1）嗅觉迷宫桶内直角的长和宽为10cm，保证直角内的鼠粮小球可以被小鼠闻到，但是不可以被看见。

（2）在测试前3天开始限制小鼠饮食，每日食用0.2g鼠料，共计3天。第4天开始行为学测试，期间小鼠自由饮水。

（3）测试前，小鼠先在测试房间内适应1h。

（4）测试时，随机直角内被放入一个0.5g鼠粮小球。在每天的每次测试中应随机改变鼠粮小球的位置。

（5）将小鼠轻轻放入圆筒的正中心位置。

（6）记录小鼠从被放入测试迷宫到用前爪或者牙齿抓住鼠粮小球的时间为潜伏期。

（7）每次都允许小鼠吃完所有鼠粮小球后再将小鼠放回笼子。

（8）对照试验方法同实验组相似，但是鼠粮小球被放在直角外、小鼠能够看见的地方。

（9）每次测试完毕，整个嗅觉迷宫使用70%酒精彻底清洗，排除小鼠异味。

参考文献

［1］ Nathan BP, Yost J, Litherland MT, et al. Olfactory function in apoE knockout mice. *Behav Brain Res.* 2004, 150: 1-7.

［2］ Albers MW, Tabert MH, Devanand DP. Olfactory dysfunction as a predictor of neurodegenerative disease. *Curr Neurol Neurosci Rep.* 2006, 6: 379-386.

［3］ Murphy C. Loss of olfactory function in dementing disease. *Physiol Behav.* 1999, 66: 177-182.

［4］ Wachowiak M, Shipley MT. Coding and synaptic processing of sensory information in the glomerular layer of the olfactory bulb. *Semin Cell Dev Biol.* 2006, 17: 411-423.

（肖乃安　潘晓东）

第六节　大脑中动脉闭塞模型的建立和评定

在临床脑血管病分类中，缺血性脑血管病占70%，而大脑中动脉闭塞（MCAO）又占其中60%左右，因此对大脑中动脉闭塞的研究在脑血管病研究中占有非常重要的地位。通过线栓法建立的大脑中动脉闭塞模型是目前国内外广泛应用的一种方法。大鼠线栓法具有不开颅、效果肯定、可准确控制缺血及再灌注时间的优点，用于研究神经元对缺血的敏感性、耐受性、药物疗效观察以及再灌注损害和治疗时间窗较为理想，同时也具有对全身影响小、动物存活时间长的特点，适于慢性脑损伤的研究。

1.实验对象

一般选择250～300g SD大鼠，雄性较好。

2.实验材料与方法

（1）线栓的制作：选用0.28mm渔线，柔软度好，白色较好，容易分辨。市面上销售的渔线直径不统一，建议用千分尺测量。线栓头部用聚酯漆处理。也可以用指甲油。先将鱼线剪成4.5～5cm长短的线段。一端用刀片切断，保证线栓头部边缘不毛糙。聚酯漆、稀释剂、固化剂的比例可调整，混合物较稀为好，能均匀地黏在线栓头上。将鱼线一端浸入油漆下5mm，慢慢提起，反复2～3次，放阴凉处晾干。晾干后第二次黏油漆，步骤和前面一样。线栓晾干后，用千分尺测其头部的直径，一般选择0.32～0.34mm。在距线栓头部18.5mm处做一黑色记号。线栓制作完成。

（2）模型制作：根据体重予腹腔注射10%水合氯醛，一般为0.3ml/100g。器械：眼科直镊、弯镊，眼科直剪，显微弯镊、直镊，显微组织剪，持针器，弯钳，微型动脉夹（两个），三角针，动脉夹持，丝线，备皮刀（用血管钳夹持），拉钩，橡皮筋，血管电凝器（图2-12）。

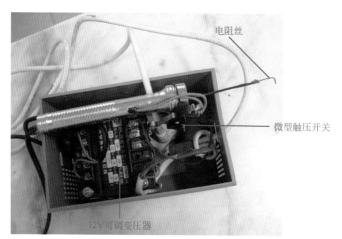

图2-12　血管电凝器（包括电阻丝、微型触压开关、12V可调变压器）

① 用橡皮筋将注射过10%水合氯醛的大鼠固定在固定板上。

② 备皮。用眼科直剪在颈前皮肤剪一纵向小口，弯钳分离皮下组织。纵向剪开颈部皮肤。用弯钳钝性分离皮下组织，钝性分离，暴露胸锁肌。用备皮刀切断右侧胸锁肌，用拉钩暴露右侧颈总动脉。左侧拉钩张力不宜太大，否则将影响呼吸。

③ 分离颈总动脉，丝线穿过颈总动脉下方备用。

④ 颈内和颈外分叉处用显微弯镊钝性分离出颈内和颈外动脉。

⑤ 在颈内、颈外、枕后动脉之间穿一根0号线，并用弯钳夹住该线，将其向左侧牵拉，充分暴露枕后动脉，用血管电凝器切断。

⑥ 暴露甲状腺下动脉，用血管电凝器切断。

⑦ 分离颈外动脉远端，丝线结扎颈外动脉，远端用血管电凝器切断，近端留4cm的线头牵引。

⑧ 在颈外动脉近端穿一备线，打一个松结。分离颈内动脉，用动脉夹持微型动脉夹夹闭颈内动脉和颈总动脉。

⑨ 将颈外动脉残端向左下牵拉，使其与颈内成一直线。在颈外残端的结扎线和备线之间用显微组织剪剪一小口。线栓从动脉破口处插入。线栓进入颈内动脉后，将颈外动脉的备线轻轻扎紧。

⑩ 松开颈内动脉动脉夹，将线栓往颈内动脉轻轻送入。送入5mm后，左手将颈内动脉往内侧推，右手轻轻送线栓，线栓弯曲的凹面朝向内侧。

⑪ 送线栓应顺滑，如有阻力则失败。线栓的18.5mm标记到达颈内外动脉分叉

处时可以体会到阻力感，提示线栓到位。

⑫ 将备线扎紧，线栓尾巴，余线用眼科直剪剪断。记录时间。2h后，将大鼠重新麻醉，线栓匀速缓慢地拉出。

（3）模型评估

① 大鼠MCAO模型的评分：模型制作后24h评分。1～3分者，视为成功。见图2-13。

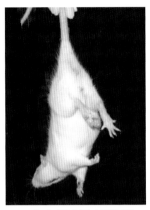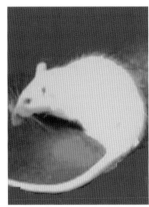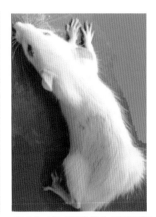

(a) 1分（不能伸展对侧前爪）　　(b) 2分（爬行时出现向对侧转圈）　　(c) 3分（行走时身体向对侧倾倒）

图2-13　1～3分的大鼠MCAO模型评估

② 大鼠MCAO模型的脑组织外观：大鼠MCAO模型制作2h后再灌注；经过24h后，给予心脏灌注。处死大鼠后开颅，见梗死区局限在大脑中动脉供血区，呈白色（图2-14），同侧大脑前动脉供血区和对侧正常脑组织呈粉红色。

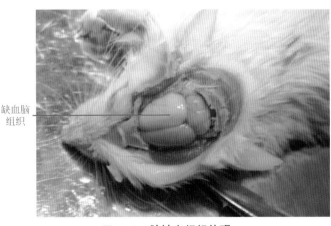

缺血脑组织

图2-14　脑缺血组织外观

（4）2,3,5-氯化三苯基四氮唑（TTC）❶染色：大鼠MCAO模型经TTC染色后，

---

❶ TTC是脂溶性光敏感复合物，是呼吸链中吡啶-核苷结构酶系统的质子受体，与正常组织中的脱氢酶反应而呈红色，而缺血组织内脱氢酶活性下降，不能反应，呈苍白。

梗死区呈白色，未梗死区呈红色见图2-15。梗死区同时累及皮质和白质。

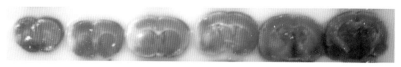

图2-15　TTC染色

（郑建明）

第七节　运动功能评定

一、小鼠肢体力量测试实验——小鼠抓力测试

神经变性疾病中通常可以对实验动物的肢体力量进行测定，尤其在评定衰老、神经损伤、肌肉损伤、中枢神经抑制剂、中枢神经兴奋剂对肢体力量的影响时，应用更为广泛。目前常用的是大小鼠抓力仪，该仪器装置简单，指标明确，易于操作，更利于实验结果的准确性。

1.实验对象

20 ～ 30g 的 C57BL/6 小鼠。

2.实验器材

大小鼠抓力仪（购自济南益延科技发展有限公司，型号 YLS-13A）

3.实验步骤

（1）测试时间：每天9:00 ～ 17:00。如果实验条件允许，则最好选择傍晚开始实验，且在每天固定的时间内进行测试。

（2）测试环境：选择安静的环境，且注意光线不可过强，提前将小鼠放到测试房间内适应。

（3）测试。

① 调整仪器：首先检查仪器是否水平放置，若有倾斜则要手动调整，否则影响测定结果的准确性。调整方法为用手旋动仪器上的两个前机脚，使仪器上的水平气泡稳定在水准器中心的黑圈中心，此时仪器就达到了水平放置。

② 设置：按动"设置"按钮，设置几次测量之后取平均值，如设置数字为"2"，则表示进行了两次测量。两次测量之后，仪器会自动计算出两次的平均值，在一声响声后将最终数据显示出来。本文进行的测试是每只小鼠每次测试5次，取平均值。

③ 运行：设置成功之后，按动"运行"按钮，则此时仪器开始运行。

④ 测定：按动"测定"按钮，测定指示灯亮之后，将小鼠轻轻置于抓力板上，

轻轻后拉鼠尾，待小鼠抓牢抓力板，均匀用力向后拉，直到小鼠松爪，此时得到的数据是该小鼠的最大抓力。

（4）数据保存：数据可自动保存于仪器，如需要分组，可以按动"分组"键进行分组记录，即根据自己实验的要求，分成几组，一组测完之后按动"分组"即可，自带的打印机可以将数据打印出来。

二、小鼠耐力测试实验——跑台实验

跑台实验（treadmill exercise）是将仪器设置为某种速度后，将小鼠放到跑台上进行训练的一种方法。它的主要目的是训练实验小鼠的肌肉力量，往往在康复医学中有较多应用。例如，脑出血、脑梗死患者的后期康复训练，即可通过跑台使肌肉力量得到恢复。同样地，将跑台实验应用到实验动物身上，可通过空白对照组和实验组的对比，得到最佳训练方案。

1.材料

C57BL/6小鼠、小鼠实验跑台。

2.实验步骤

（1）测试时间：每天的9:00～17:00，如果条件允许，则最好选择傍晚开始实验，因为这更符合小鼠的作息规律，利于实验进行，实验者要保持每天进行实验的时间相对固定。

（2）测试环境：动物行为学实验要求周围环境安静。因此整个实验过程中注意保持环境安静，并且可采取适当的遮光措施，使光线不过强，更适合小鼠活动。

（3）实验小鼠对技术人员的适应：通常在进行动物行为学测定之前，要有1～2周的适应时间，使实验动物与实验人员适应。方法是将小鼠拿到手上，每天2～3min的时间，持续一周。

（4）实验小鼠对周围环境的适应：跑台实验中，由于个别小鼠在跑台上不会主动跑，因此许多仪器在跑道尾端设置有电刺激装置，这增加了小鼠的紧张性，为了保证实验结果的准确性，每天将小鼠放在静止的跑道上5～10min，持续3天。

（5）测试前训练阶段：正式开始实验之前，将跑台速度调整为4m/min，持续30min，连续3天。

（6）测试

① 测试前热身：有些小鼠需要中途休息才能坚持下30min的训练，此时，测试前的热身运动十分必要。每只小鼠正式测试前，以4m/min的速度跑5～10min。

② 正式测试：将跑台速度设置为4.5m/min，将小鼠放到跑台上，训练30min，一天2次，每一轮训练为12天，一轮结束后使小鼠休息3天，继续训练。

③ 空白对照组：对照组的小鼠放到静止的跑道上，持续时间与实验组小鼠相同。

（7）结果分析：将小鼠体重作为评价指标。正式测试之前，称量每一只小鼠的体重。每一轮测试结束后再称量，分别记录两组的数据，运用统计学方法进行分析。

（宋　悦）

第八节　感觉（痛触觉）系统评估

痛触觉检测对于研究人类慢性疼痛和研发镇痛药具有重要意义。很多测试可以评估啮齿类动物的痛觉。其中最常见的涉及痛触觉异常的测试实验有——Von Frey Test、热刺激反应（智能热板仪、甩尾实验）。研究人员在研究疼痛反应时，应考虑到为实验动物痛感所涉及的伦理问题。上述试验均应使动物受伤风险降至最低。

一、Von Frey Test

19世纪 Max von Frey 发现不同纤维丝一旦弯曲后施加力量也不再改变。因此，可以将其应用于人皮肤表面，且不同直径的纤维丝所施加的力量也不相同。后来人们据此发明了 Von Frey Test，所使用纤维丝的材质逐步改善，应用于痛触觉的研究。Von Frey Hair 有不同的型号，操作简便，适于广泛应用。

1.实验对象

20 ～ 30g 小鼠。

2.实验器材

Von Frey Hair（购自 North Coast Medical Inc.，型号：NC12775-99），测试平台（购自上海玉研科学仪器有限公司，型号：YAN-012-M）。

3.实验步骤

（1）Von Frey Test 装置组成：Von Frey Hair 和测试平台。

① Von Frey Hair：由最小0.008g到最大300g的20根组成，每根纤维丝长度相同而直径不同，顶端有两排数字，上一排是型号 Evaluator Size，下一排是施加的力量 Target Force。按照所施加力量由小到大，分别由绿色、蓝色、紫色和红色区分（图2-16）。

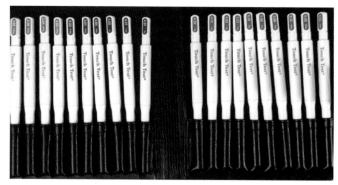

图2-16　不同型号的纤维丝

② 测试平台：由测试箱、网格底板、四根支架组成。按照说明组装。

（2）测试方法

① 测试时间：选择每天9:00～17:00作为测试时间，实验条件允许的话可以选择傍晚开始实验，以适应小鼠的作息规律，且每天的测试时间固定。

② 测试环境：选择较安静的环境进行测试，并且光线不可过强，可提前将小鼠置于测试房间适应。

③ 测试前准备：将每只小鼠分别放入一个独立的测试箱中，使其在测试箱内适应15～30min，直到小鼠停止探索反应，一般是12只小鼠可以同时测试。

④ 测试：根据实验设计空白对照组和手术组，对于手术组建议在手术动物术后第二天开始测试，最好是术后3天，以减少小鼠因手术引起的敏感性增强对实验结果产生的影响。

⑤ 选择刺激区域：选择小鼠后爪的足底中央进行测试，避开皮肤较厚不敏感的足垫区，同样避开过于灵敏的足底边缘。一般按照力度从小到大的顺序进行。我们实验中常用的型号包括：0.16g、0.4g、0.6g、1g、1.4g、2g、4g、6g、8g、10g。测试时操作的速度，纤维丝弯曲的程度和刺激持续时间都能影响对痛觉阈值的评估。一般是，刺激小鼠足底中央至纤维丝刚刚弯曲成为S形，持续6～8s，观察小鼠的反应，确定是否为预期结果（包括爪后退、突然缩回或舔足底）。

⑥ 每只小鼠左右足分别测试并记录，待一只小鼠完整测试后继续其他小鼠。对于C57BL/6J小鼠，手术前通常是从1.4g的纤维丝开始测试，手术后由于敏感性增高则从0.4g开始。每次测试时用纤维丝刺激左右足底中央部至纤维丝弯曲，观察小鼠是否出现预期结果。重复3～5次，每次间隔10s，以缓解上一次刺激的效果，其中至少3次出现预期结果时便认为有阳性反应。通常情况下，测试3次均出现预期结果即可停止，除非3次测试中仅1～2次为预期结果，则要继续测试第4次和第5次。以1.4g纤维丝为例，按上述方法测试，若出现阳性结果，则换与它相邻小一号的纤维丝继续重复上述操作，如果仍为阳性，则继续相邻小一号，直到没有阳性反应，则确定不出现阳性反应之前的纤维丝力度为阈值；使用1.4g纤维丝若未出现阳性结果，则换相邻大一号的纤维丝按上述方法测试，直至出现阳性结果则为阈值先测试左足。然后同样方法测试右足。一只小鼠两只后足测试完毕后。测试下一只小鼠。

4.结果分析

Von Frey主要测量指标为50%爪缩阈值（PWT），使用的方法是Dixon的上下寻找（up and down）法。我们实验室使用的触觉丝（Von Frey Hairs，分别为0.6g、1.0g、1.4g、2.0g、4.0g、6.0g、8.0g、10.0g、15.0g、26.0g等，购自North Coast Medical Inc.）。50%爪缩阈值计算公式为50%g threshold=（10[xf+kδ]）/10000，xf代表最后使用的Von Frey Hairs的值（单位为log），k代表up and down法中阳性/阴性反应表

内参考值，δ代表一常数（此处为0.224）。用以上公式计算即可。

参考文献

[1] S. R. Chaplan, F. W. Bach, J. W. Pogrel. et al. Quantitative assessment of tactile allodynia in the rat paw. Journal of Neuroscience Methods. 1994, 53: 55-63.

[2] W.J.Dixon. Efficient Analysis Of Experimental Observations. Ann. Rev. Pharmacol. Toxicol. 198U, 20: 441-462.

[3] Geoffrey A.Lambert, George Mallos. et al. Von Frey's hairs-a review of their technology and use-a novel automated von Frey device for improved testing for hyperalgesia.Journal of Neuroscience Methods. 2009, 177: 420-426.

[4] Heinrich Fruhstorfera, Wolfgang Grossb, Otto Selbmann.von Frey hairs: new materials for a new design.European Journal of Pain. 2001, 5: 341-342.

二、智能热板仪

疼痛研究中，常用的实验模型有热刺激模型、机械刺激模型、电刺激模型和化学刺激模型，其中研究痛阈、药物镇痛的热刺激模型以热板法最为常用。热板法的优点在于其装置简单、操作方便、反应灵敏、指标明确，且对实验动物伤害小，实验动物可反复使用。原理是小鼠的足底接触热板，受热刺激而产生疼痛反应——舔后足，产生痛反应所需的时间（潜伏期）即可作为痛阈值。

1.实验对象

20 ～ 30g C57BL/6 小鼠雌鼠。

2.实验器材

智能热板仪（购自济南益延科技发展有限公司，型号YLS-6B）如图2-17。

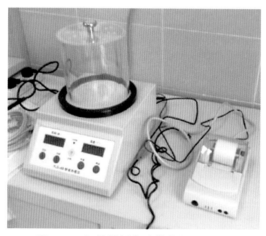

图2-17　智能热板仪（带有打印微机）

3.实验步骤

（1）升温：打开热板仪，将温度设定到55℃ ±0.2℃（室温15 ～ 20℃时，本型号仪器的升温时间不超过10min）。

（2）筛选：将小鼠置于热板上之后的舔足时间是否介于5 ～ 30s作为筛选指标。具体操作为将小鼠提尾放到热板上，在放上的同时按动时间按钮开始计时，当小鼠舔后足时再按一下按钮时间锁定，记录时间，舔足时间小于5s或者大于30s或者逃避跳跃的视为不合格，弃之不用，介于5～30s的则继续后续操作。

（3）测定痛阈：将筛选出的合格小鼠测定其痛阈，每只小鼠重复2次，2次间隔时间不小于15min，取两次痛阈平均值作为该鼠痛阈值并记录。

（4）研究镇痛效果：若实验目的为研究对比几种镇痛药物的镇痛效果，则按实验设计将小鼠随机分成几组之后腹腔给药，给药后15min、30min、60min分别测小鼠痛阈值，记录结果，与基础阈值比较得出结论。注意测试时如小鼠60s仍无舔足反应，应将小鼠取出，以免烫伤，其痛阈以60s计算。

热板实验（55℃）撤退潜伏期见图2-18。

4.注意事项

（1）该实验所使用小鼠为雌鼠，因为雄鼠睾丸对热敏感，可能不会出现舔足反应而使实验无法进行。

（2）实验室温最好在15～20℃，温度过低则反应迟钝，温度过高则结果不准。

（3）注意每只小鼠重复测定2次，每次间隔不小于15min，取两次的平均值作为结果。

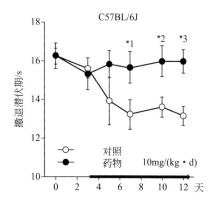

图2-18 **热板实验（55℃）撤退潜伏期**

（4）一旦将小鼠放入，立即按动计时按钮，若实验对象为大鼠或者豚鼠，则为了便于操作可以使用脚踏开关计时。

（5）小鼠置于热板上超60s仍未出现舔足时则将小鼠提出，将其阈值记录为60s，以免烫伤小鼠。

三、甩尾实验

甩尾实验是用来测试小鼠痛阈的一种试验方法。其操作简单，常用的方法有两种，热水甩尾法（Tail Immersion Test，TIT）和尾部压力测试（Tail Pressure Test，TPT）。本节分别来介绍两种方法。

1.实验对象
20～30g C57BL/6小鼠。

2.实验材料
小鼠限制器、水浴锅、恒温器、计时器、痛觉测量器。

3.实验方法
（1）热水甩尾法（TIT）

① 将恒温水浴锅温度设置为48℃。

② 温度上升至48℃之后，将小鼠轻柔地放进限制器内，将其尾巴末端2/3伸进

水浴锅内，开始计时，紧密观察，小鼠出现甩尾反应立即按下计时器停止计时，记录下甩尾时间。个别小鼠如果超过25s仍未甩尾，则停止测试，以免烫伤小鼠。

③ 测完一只以后接着以同样的方法测试下一只，直至全部测完。

④ 实验重复3次，每一次都以相同的顺序进行。

⑤ 数据分析：每只小鼠的甩尾时间为3次数据的平均值。如实验分为空白对照组和实验组，运用统计知识进行分析，得出结论。

（2）尾部压力测试法（TPT）

① 将小鼠轻柔地放进小鼠限制器内，将其尾部放到痛觉测量器的圆锥下面。

② 逐步均匀加力压小鼠尾部不同部位，首先试验其尾巴的近躯干端，一旦出现甩尾，则记录下当时的力数值。如果达到600g仍未甩尾，则停止测试，以免损伤组织。

③ 同样的方法测试小鼠尾巴的远端和中部，记录数据，注意每次测试间隔至少30s，以避免小鼠因为适应而产生不准确的结果。

④ 每只小鼠测试近端、中部、远端三者的数据取平均数即为每只小鼠的结果。

⑤ 数据分析：两组小鼠的实验结果运用Student-t Test等统计学方法进行结果分析。

甩尾实验潜伏期见图2-19。

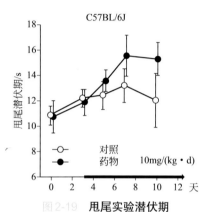

图2-19　**甩尾实验潜伏期**

附：行为表型研究的注意事项

（1）每组用10只动物一般足以观测到最常见行为的显著统计差异。

（2）雄性和雌性的数据不应被混合，除非在这之前已显示出它们在所执行实验中没有区别，且雌性在性周期的各个阶段可能有所不同。小鼠通常在测试时应该是2～6个月的年龄，除非特意测定年幼或年老动物的结果。如果使用不同背景的小鼠或大鼠，所获得的数据可能没有直接可比性。

（3）为了提高实验室之间数据的可再现性，不仅各实验室的研究环境和实验人员必须保持一致，而且实验中的所有变量都需要报导，包括实验人员的性别、具体的时间、动物的年龄等。

（宋　悦　潘晓东）

第三章
神经病理学实验

第一节　脑组织的取材、保存和标本制作

　　神经科学研究中经常需要对脑标本进行蛋白表达、转录水平的定量、酶活性的检测等生化指标及目的蛋白的表达定位等形态学检测，如何最大化保留脑组织标本的活性、保留目的蛋白的抗原性及降低形态学染色过程中的非特异性背景等，均与脑组织的取材和保存密切相关。本节将对脑组织生化和组织形态学的取材分别加以介绍。

　　1. 形态学标本的取材、保存

　　（1）20 ～ 30g的小鼠，腹腔注射氯胺酮（70mg/kg）麻醉动物。

　　（2）腹面朝上固定小鼠，以倒"T"形切口打开胸腔，剪开隔膜，尽量游离暴露心脏，见图3-1。

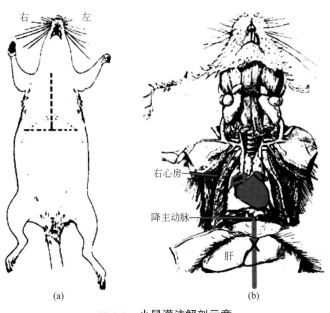

(a)　　　　　　　　　　(b)

图3-1　小鼠灌注解剖示意

（3）左心室内先灌注4℃预冷的0.1mol/L磷酸盐缓冲液（pH 7.4）少许，剪开右心耳开放体循环，继续灌注磷酸盐缓冲液约20ml，再灌注4%的多聚甲醛50ml。有条件时可以使用专用的电动灌注泵，见图3-2。

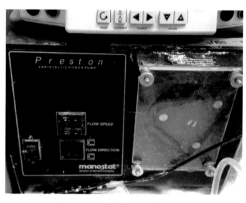

图3-2　组织灌注用的灌注泵

（4）断头、迅速小心剥离全脑，接着4%的多聚甲醛后固定4～6h。固定太长时间会影响抗原的暴露。

（5）将全脑移入30%蔗糖，4℃脱水3～4天，待脑组织完全下沉。

（6）脱水后的脑组织放置于2ml的冻存管中，将整管速冻于液氮20s以上，迅速转移至−80℃冰箱保存，待切片。脱水后的脑组织也可以置于30%蔗糖+0.05%叠氮钠溶液中，4℃短期保存。4℃放置过久会影响抗原的暴露，再次应用时需要抗原修复。

2.生化标本的取材、保存

（1）前面两步与形态学标本的取材相同。

（2）左心室内先灌注4℃预冷的0.1mol/L磷酸盐缓冲液（pH 7.4）少许，剪开右心耳开放体循环，继续灌注磷酸盐缓冲液约20ml。

（3）断头、迅速小心剥离全脑，置于预冷的冰袋上，分离皮质和海马及其他区域。

（4）将分离的组织块置于1.5ml的离心管中，并速冻液氮后转移至−80℃冰箱保存。

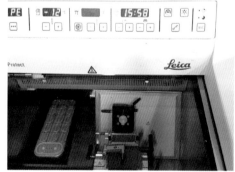

图3-3　冰冻切片机

倘若用于mRNA抽提的组织标本，可以用Tripure将新鲜标本匀浆后，置于−80℃冰箱保存，待后续提取mRNA。

3.脑片的制作

（1）切片：调整冰冻切片机（CM1950，Leica，Germany，如图3-3）箱体内的温度至−22℃左右，将从−80℃冰箱取出的全脑进行修块，脑组织速冻于切片机的速冻台中，逐步用0.01mol/L磷酸盐缓冲液进行组织块的包埋。待组织冻好后，即可切30～40μm的脑片。

（2）脑片的保存：脑片置于防冻液——30%甘油、30%乙二醇（购自Sigma）和40% 0.1mol/L磷酸盐缓冲液，−20℃保存。

注意：若要进行体视学计数，则要采取连续切片、存片的原则，1/6、1/8或1/12取片的原则。举例如下：第一张脑片放于48孔板的第一孔中（A1），第一轮从A1到F8依次放第1～48片，第二轮从A1到F8依次放第49～96片。若取图3-4（a）选孔（A1、B1、C1、D1、E1、F1）的脑片用于一个目的蛋白的染色，则是1/8取片；若取图3-4（b）选孔（A1、A2、A3、A4、A5、A6、A7、A8）的脑片用于一个目的蛋白的染色，则是1/6取片；若取图3-4（c）选孔（A1、B4、C8、E4、F8）的脑片用于一个目的蛋白的染色，则是1/12取片。按照此原则取脑片，抽取脑片的代表性都很好，并且不同的组别间脑片的区域可比性也很好。

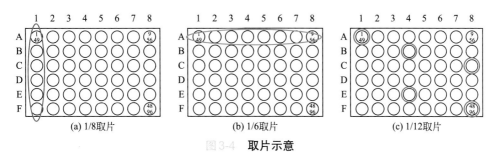

(a) 1/8取片　　　　　　(b) 1/6取片　　　　　　(c) 1/12取片

图3-4　取片示意

（3）定位：参考小鼠脑立体定位图谱（The Franklin and Paxinos brain atlas，1997）进行目标区域的定位。图3-5是从嗅球到小脑的冠状面切片。

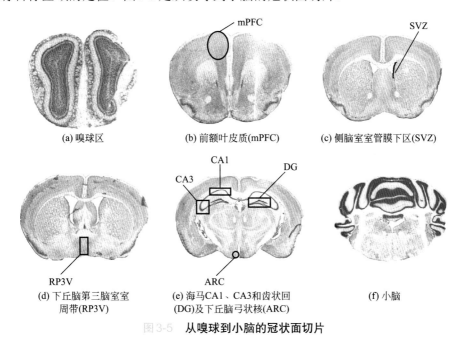

(a) 嗅球区　　　　　　(b) 前额叶皮质(mPFC)　　　　　　(c) 侧脑室室管膜下区(SVZ)

(d) 下丘脑第三脑室室　　　(e) 海马CA1、CA3和齿状回　　　(f) 小脑
周带(RP3V)　　　　　　(DG)及下丘脑弓状核(ARC)

图3-5　从嗅球到小脑的冠状面切片

（张　静　潘晓东）

第二节　脊髓组织的取材、保存和标本制作

一、脊髓的取材和保存

脊髓作为中枢神经系统的重要组成部分，其在一些疾病的发生发展中起重要作用。由于脊髓包含不同类型的运动、感觉神经元及其传导通路，研究其病理变化对于研究诸如运动神经元病、亨廷顿舞蹈症、帕金森病等相关疾病的发病机制以及研发临床药物都很重要。因此，学习如何正确取材脊髓标本并对脊髓结构的一些重要指标进行观察、定位和定量以及如何完整保存脊髓标本显得尤为必要。

1.实验对象和材料

20～30g小鼠。1ml注射器，10%的水合氯醛，20ml注射器，输液器针头，注射器针头，0.1mol/L磷酸盐缓冲液（pH=7.4），4%多聚甲醛，眼科剪，止血钳，咬骨钳，小梁剪，眼科镊（直头），眼科镊（弯头），4ml和1.5ml离心管，30%蔗糖，液氮。

2.实验步骤

（1）形态学用脊髓标本

① 麻醉：取体重为20～30g的小鼠，用10%的水合氯醛以0.5ml/100g的剂量腹腔注射麻醉。

② 灌注：将小鼠四肢用注射器针头固定于操作台上，于胸前以"倒T字"形逐层剪开皮肤、肌肉，用咬骨钳依次剪断肋骨，以止血钳将肋骨翻向头侧，尽量暴露心脏。将输液器针头插入心尖位置，用眼科剪将右心耳剪开一小切口开放体循环通道，输液器针头连接20ml注射器，首先灌注15ml 4℃预冷的0.1mol/L磷酸盐缓冲液（pH 7.4），之后继续灌注30～50ml 4%多聚甲醛。

③ 暴露脊柱：将灌注后的小鼠腹侧皮肤肌肉均剪开，用弯头眼科镊将胸腔、腹腔脏器全部掏出，暴露脊柱，调整小鼠方向，头侧靠近操作者，将小鼠头从颈部剪断，断端处可见延髓下端暴露。

④ 取材：左手持直头眼科镊将脊柱头端提起，右手持小梁剪插入椎管间隙，逐个剪断椎板，注意操作此步时要尽量向外向下剪断两侧椎板，以便剪断神经根并且尽量不破坏脊髓的完整性，左右两侧交替进行，直到尾端见马尾神经暴露，可见整个脊髓全貌。此时，脊髓背侧部仍然与椎管相连，将直头眼科镊的一侧插入脊髓底部，迅速将整根脊髓剥出，剪断马尾部，即完成取材。

⑤ 剥离软脊膜：用弯镊将软脊膜轻轻撕下。此步是为后期制备冰冻切片做准备。若未剥离软脊膜则脊髓全景会留有带刺边缘，影响整体外观。

⑥ 保存：将完整取下的脊髓尽量竖直放入盛有4ml 4%多聚甲醛的离心管中，

于4℃冰箱中保存4～6h，之后将离心管中的多聚甲醛换成30%蔗糖中3～4天至将离心管倒置后脊髓标本能迅速下沉。若短期保存，则再次更换含有0.05%的叠氮钠的30%蔗糖溶液再次置于4℃冰箱中。若长期保存，则将脊髓标本转移至冻存管，在液氮中迅速冰冻20s以上，转移至-80℃冰箱中。

完整取材后的脊髓标本全貌见图3-6。

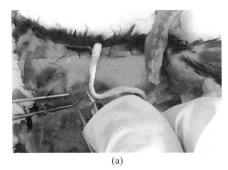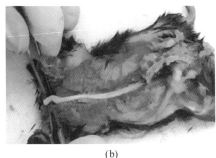

(a)　　　　　　　　　　　　　　　　　　(b)

完整取材后的脊髓标本全貌

灌注良好的情况下脊髓呈现亮白色，较坚硬、直挺，用于后期制备冰冻切片

（2）生化用脊髓标本

① 麻醉：同形态学用脊髓标本的①。

② 无需灌注：生化标本为蛋白定量用，为保证其成分的完整性和实验结果的准确性，无需灌注。

③～⑤ 操作过程同形态学用脊髓标本。

⑥ 保存：将取材的脊髓标本放入空的1.5ml离心管中，迅速将离心管放入盛有液氮的保温瓶中暂时保存，因为该标本后期做RNA提取，Q-PCR和蛋白质印迹（Western blot）用，RNA十分容易降解，所以要低温保存。等全部取材结束后，快速转移到冻存盒中，按月龄基因型摆好后置于-80℃冰箱中长期保存。

3.注意事项

（1）4%多聚甲醛的配制：称取4g多聚甲醛，溶解于100ml 0.1mol/L磷酸盐缓冲液中，调整pH为7.4，用定性滤纸过滤掉其中的多聚甲醛颗粒，以减少做免疫荧光时多聚甲醛颗粒造成的非特异性染色。4%多聚甲醛要保存于4℃冰箱中，一周内使用完。

（2）灌注过程：灌注过程注意排出灌流管中的气泡，以免形成空气栓子影响灌流效果。灌注磷酸盐缓冲液时不要太快，否则会造成微小血管破裂，影响灌流效果。灌注4%多聚甲醛时则先快后慢为宜，先快可以使蛋白质快速固定，后慢能使固定剂逐步渗透，以达到完全固定的效果。

（3）脱水过程：脱水要充分，否则形成冰晶，导致在做免疫组化实验时标本切片上出现许多空洞而影响组织片的整体外观和实验结果的准确性。具体做法是在30%的蔗糖溶液中脱水至标本可以完全下沉才可以将其转移，并待可完全下沉之后将标本迅速转移到低温保存。

（4）标本保存：若要长久保存，则将标本保存于-80℃，首先将充分脱水的组织转移到1.5ml离心管中，将离心管放置到液氮中20s左右，以使标本中的脂肪和蛋白质迅速充分冻结，从而避免少量坚硬的冰晶挤压蛋白质脂肪而使组织标本变形。

二、脊髓冰冻切片的制作

神经科学研究中，经常需要通过形态学观察某些指标的改变来验证是否有预期结果。做形态学的相关指标往往需要制备组织切片，神经病理学领域通常制备石蜡切片或冰冻切片。相对前者，冰冻切片制备过程更加简单，耗时少，因此更受研究人员的青睐。成功制备冰冻切片后，研究人员可通过免疫组织化学（ICC）、免疫荧光法（IF）进行某些指标的定量和定位，其结果是否理想与组织切片的制备优劣有很大关系。

1.实验材料

Leica冰冻切片机（购自Germany，型号CM1950），刀片，48孔板，防冻液，0.01mol/L磷酸盐缓冲液，1ml巴斯德管。

2.实验步骤

（1）开机：提前半小时将Leica冰冻切片机打开，箱体温度调整至-22℃，将切片机切片厚度调整至40μm，将样品托标记后置于箱体中预冷。

（2）修整标本：切片机降温期间，从-80℃冰箱中取出脊髓标本，根据研究需要修整标本，由于脊髓标本较长，可将其按照脊髓节段修整后分别切片，注意脊髓切面要平整，以便竖立于样品托上。此步骤最好在冰块上操作，要提前取出冰块，并在其上铺一层称重纸防止标本被黏，以及保持组织湿润。

（3）包埋：待箱体温度降至-22℃以后，向样品托中央凹陷处滴一滴0.01mol/L磷酸盐缓冲液，待其凝固后将脊髓节段竖立放于其上，放回箱体中，用装有0.01mol/L磷酸盐缓冲液的巴斯德管一边将脊髓扶直一边滴0.01mol/L磷酸盐缓冲液至其完全包埋。

（4）切片：冰冻大约1h之后，可将样品托置于样品头上，调整其与刀片的位置，即可进行切片。

（5）保存：将组织片置于盛有防冻液的48孔板中置于-20℃冰箱中长久保存，以备后期研究相关指标使用。

3.注意事项

（1）防冻液配方：30%甘油、30%乙二醇（购自sigma）和40% 0.1mol/L磷酸盐缓冲液。

（2）冰冻时间要足够长，否则容易卷片和产生冰晶，影响后续免疫组化和免疫荧光的实验效果。

（3）脊髓标本容易弯曲，为保证组织片形态，包埋时一定要一边用巴斯德管扶直一边滴加。

（4）包埋时注意不要有气泡并且保证修整的标本形状尽量规则不带有小尖刺，否则切片容易从气泡处或小尖刺处卷曲，为防止卷片可将防卷板放下。

（5）定期更换刀片。可以移动刀片的位置，一张刀片可以调整至不同位置使用，至所有部位使用后更换新的刀片，以保证组织片的形态完整，防止形成划痕。

（6）冰冻切片的质量与前期取材的质量也息息相关。切片中容易出现的问题和解决方法如下：

① 卷片：片子容易卷和以下几个因素有关：一是冰冻时间，一般冰冻时间要达到1h左右，否则易卷片；二是切片速度，切片速度一般遵循先快后慢的原则，开始切时速度可以比较快，接近片子时则慢慢将其切下，用力要均匀。

② 冰晶形成和组织变形：冰冻切片制作过程中，容易形成冰晶，以至于在后期的免疫组织化学染色和免疫荧光染色中形成很明显的空洞，影响片子的整体外观。另外有时会见整个片子扭曲，形态改变。此问题的出现和脊髓取材后的保存有直接关系，取材相关注意事项见前文。冰晶是水结冰形成，水在−4℃的体积最大，组织在−4℃停留时间越长，组织内产生的冰晶体积越大、数量越多。因此要最短时间内使组织温度降至−4℃以下。变形则是因为坚硬的冰晶挤压脂肪和蛋白质所致，所以必须使脑组织快速降温，保证水、脂肪和蛋白质都在最短的时间内充分冻结。

③ 脊髓断面形态及脊髓节段的定位和识别：参考小鼠脊髓定位图谱（Atlas of the Mouse Spinal Cord：The Charles Watson and George Paxinos）进行目标区域的定位。图3-7为从颈段、胸段、腰段、骶尾椎冠状面切片Nissl染色。

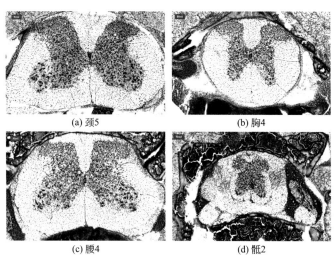

(a) 颈5　　　　　　　　　　　　(b) 胸4

(c) 腰4　　　　　　　　　　　　(d) 骶2

图 3-7　骨髓冠状面切片的Nissl染色

（宋　悦　潘晓东）

第三节 小鼠脑脊液采集

神经变性疾病中，检测阿尔茨海默病或帕金森病患者脑脊液中的Aβ、tau或α-突触核蛋白水平常作为疾病进展的生物学标记以及反映某些药物疗效，运用转基因小鼠进行此类研究可以提供十分有利的证据。获取小鼠脑组织标本进行的研究对于解释脑脊液中这些指标的变化十分重要，这些数据为检测阿尔茨海默病、帕金森病痴呆（PDD）或路易体痴呆（DLB）等神经变性疾病模型脑脊液的生化变化提供了十分有用的信息。本节介绍一种从小鼠脑池获取脑脊液的方法，运用该法可以间隔2～3周从同一只小鼠连续获取脑脊液标本，这很大程度上减少了不同小鼠Aβ、tau或α-synuclein本身的差异对研究产生的影响，而且能分析出这些指标的细微的变化。

1.材料与试剂

玻璃毛细管（购自The Sutter Instrument Inc.，型号P-97），剪刀，立体定位仪，电热垫，直肠温度计，适配器，显微镜，弯钳，止血钳，3ml注射器，0.5ml微量离心管，聚乙烯管，氯胺酮，塞拉嗪，10%碘酊消毒，70%酒精，0.9%氯化钠。

2.操作步骤

（1）制作玻璃毛细管

① 在玻璃毛细管拉具（图3-8）上操作，将加热指数设置为300，压力指数设置为330。

② 用剪刀修剪玻璃毛细管的末端使其内径为0.5mm。

（2）脑池穿刺抽取脑脊液：如图3-9所示，从小脑延髓池将脑脊液抽出。

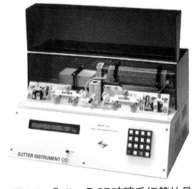

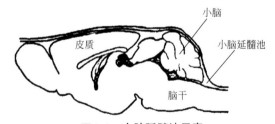

图3-8 Sutter P-97玻璃毛细管拉具　　图3-9 小脑延髓池示意

① 麻醉：用氯胺酮（100mg/kg）和赛拉嗪（10mg/kg）腹腔注射麻醉小鼠，麻醉后将小鼠置于37℃保温箱中。

② 小鼠麻醉后剃掉颈部毛，将小鼠俯卧置于立体定位仪上，其下垫一电热垫，

将直肠温度计插入直肠，据此调节电热垫的温度。将小鼠头用适配器卡住，手术区用10%碘酊消毒，然后用70%酒精脱碘3次，再在枕部靠后的位置做一矢状位切口。

③ 显微镜下，用弯钳将皮肤和肌肉钝性分离，用两把止血钳将肌肉分到两边。

④ 小鼠平躺，鼠头与身体呈135°角。

⑤ 显微镜下可见，小脑延髓池处的硬脑膜呈现透亮的倒三角，通过倒三角可见延髓、动脉和脑脊液区（图3-10）。

⑥ 用无菌棉将硬脑膜蘸干，通过硬脑膜将玻璃毛细管插入小脑延髓池中，随即见有脑脊液流出。

⑦ 将玻璃毛细管连接与3ml注射器相连的聚乙烯管，将脑脊液吸出，之后将其注射到标记好的0.5ml微量离心管中，将其转移到冰上，迅速放到−80℃冰箱中长期保存。

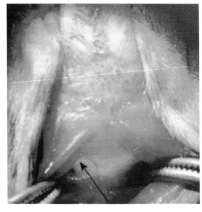
图3-10 小脑延髓池处的硬脑膜

⑧ 取完脑脊液之后，将皮肤肌肉对合，缝合皮肤，皮下注射0.9%氯化钠，然后将小鼠放到保温箱中待其体温恢复。一天后和一周后各测量体重。

（宋　悦　潘晓东）

第四节　海马脑片场电位的神经电生理记录方法

在脑片场电位的神经电生理记录中，可以根据实验目的制订不同的方案。通过改变灌流液的条件和成分或者通过离子通道阻滞药等来设置特定的条件进行研究。同时我们还可以借助特殊的装置将一定浓度的药物加到脑片上的特定区域上，以研究神经信号传导环路的规律，特别是记忆环路。更进一步的，电生理实验结束以后，脑片组织还可以用于组织学研究。因此，脑片的神经生理记录方法得到了广泛的应用。

1.背景知识

Yamamoto和Mcilwain在1966年首次在脑片上记录了电生理活动，证实了脑组织在体外也能存活，并保持很好的活性状态。此后，该方法在生理学研究中的应用越来越广泛，并为中枢神经系统生理和药理学领域突飞猛进的发展奠定了基础。1989年，Blanton将脑片电生理记录与细胞的膜片钳记录结合起来，建立了脑片膜片钳记录技术，这为在细胞水平研究中枢神经系统离子通道或受体在神经环路中的生理和药理学作用及其机制提供了可能性。

2.材料

海马脑片：是中枢神经系统研究中应用最为广泛的标本之一。其原因有以下几点：①海马与脑的其它部位相对隔离，较易剥离，且剥离后受到的损伤较小；②海马具有高度分化的片层结构，一方面，海马神经环路在片层中的分布有一定的空间规律，如锥体细胞胞体分布在锥体细胞层，而雪氏侧支突触分布于辐射层，且海马中存在一个三突触联系的回路，即穿通纤维 - 齿状回颗粒细胞层、苔状纤维 -CA3 区锥体细胞层、雪氏侧支 -CA1 区锥体细胞层等；因此，在海马中可以较准确地记录到特定神经元或突触的反应；另一方面，这种板层结构有利于解释在某一部位记录到的细胞外场电位的意义。这些都使海马成为电生理学研究的理想标本。本文将总结海马脑片膜片钳的操作规程及注意事项。

3. 试剂和溶液

制备海马脑片和记录电信号时所用的人工脑脊髓液（artificial cerebrospinal fluid，ACSF，pH 为 7.30 ～ 7.35，渗透压：290 ～ 310mOsmol/L）的配方如表 3-1。

表 3-1　人工脑脊髓液的配方

药品	mmol/L	分子量（M.W）	g/100ml
氯化钠	119	58.44	6.954
氯化钾	2.5	74.55	0.186
碳酸氢钠	26.2	84.01	2.201
二水合磷酸二氢钠	1	156.01	0.156
葡萄糖	11	180.16	1.982
氯化钙	2.5	110.98	0.277

用 MiniQ 去离子超纯水配制。先配成 10× 的储备液，储备液不加入氯化钙和硫酸镁，实验前使用时再稀释成 1× 的浓度，并加入氯化钙和硫酸镁。

4. 操作步骤

（1）海马脑片的制备：将盛有人工脑脊液的烧杯置于冰盒中，保持不断充入气体（95% 氧气＋5% 二氧化碳），使之含氧饱和，温度降为接近零度。充气备用 10min 后，将保持平静的小鼠用氟烷麻醉后迅速断头，眼科剪沿矢状正中缝从小脑向额叶剪开颅骨，到达与两眼端平行时，再向两侧横向剪开颅骨，后将颅骨翻开，挖出大脑放入上述充氧的冰冷人工脑脊髓液中，组织冷却 5min。取出，剥离出双侧海马，贴于冰冷的人工脑脊髓液覆盖的琼脂块表面，使海马的一端接近方形琼脂的一条边缘，用滤纸迅速吸取琼脂块与海马间的人工脑脊髓液，使海马伸展的紧贴于琼脂表面。取准备好的事先用 1 ∶ 1 的丙酮/酒精混合液浸泡过的刀片，并用棉签擦拭去表面油脂并用纯水冲洗并擦干，用其迅速横切去海马位于琼脂边缘的少许一段和紧贴的琼脂面，形成一个海马横截面-琼脂连续平面，用少量 502 胶将此平面与切片机内可拆卸托盘黏合，将托盘固定于振动切片机（购自 Viberatane）上盛满氧饱和的冰冷人工脑脊髓液的切片槽中。之后，在琼脂的支持下，处于竖直放置的海马面对与水平面呈25°的切片刀。启动切片刀，且切取厚400μm的海马切片（图3-11）。以上过程要做到又快又稳，才能保证海马细胞的活性。之后将海马脑片移置浸润于95%氧气+5%二氧化碳气体饱和的人工脑脊髓液的滤纸上孵育，26℃下至少2h，其间应不间断充气。

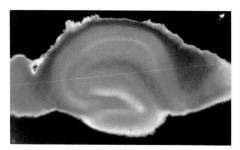

图3-11　海马切片实物图

（2）记录电极制备：记录电极是有电极拉制仪将玻璃电极通过多步拉制完成。拉制仪加热铂金片的形状采用盒子型，这种形状比槽形铂金片对玻璃电极胚的加热更对称，拉出的电极也更直，电极的尖端更靠近轴心。本实验中用来记录场电位的电极毛坯为外径1.5mm、内径0.86mm、长度7.5cm的有芯导流电极。每次拿取电极时持电极毛坯的两端，而不持中间部分，因为中间部分是拉制后形成尖端的部位。用注射器（拉成细丝状）充灌电极内液（3mol/L氯化钠），等待电极尖端部分因虹吸现象也充满液体后，抓紧电极使其尖端垂直向下，然后轻弹电极中间部位的管壁，排出气泡。电极内液充灌的量以使银丝能接触到溶液即可。充灌内液后的电极阻抗为3～6MΩ。

（3）电生理记录

① 基本装置：电生理实验装置（图3-12）主要包括以下几个基本部件：机械部件、光学部件和电子部件。

a.机械部件：防震工作台，用来放置显微镜和微操纵仪等设备。屏蔽笼：用铜丝网制成，架于防震台之上，并接地，用来防止周围环境的杂散电场对电信号的干扰。刺激电极的微操纵仪，是采用机械式，具有良好的稳定性。而记录电极的微操纵仪是采用机电式，除了稳定性好之外，操作起来更方便。

b.光学部件：显微镜，本实验采用的是新型正向显微镜来观察海马切片，传统的正向显微镜是通过移动载物平台来实现聚焦的，稳定性不是很好。而这种新型的正向显微镜它是通过移动物镜而不是移动载物台来实现聚焦的，这使得它不仅具有较好的机械稳定性，而且具有较好的视觉效果。

c.电子部件：电子部件是实验系统中的重要组成部分，主要包括放大器、数模转换器、刺激器、计算机系统等。通过刺激器给予突触前细胞方波电流，在突触后细胞外的周围采集到电信号，经过放大器的放大和滤波后，再通过模数转换后，将数字信号保存于计算机中。刺激的方波电流通过Master-8可编程刺激器给予，可以设定方波电流的参数。

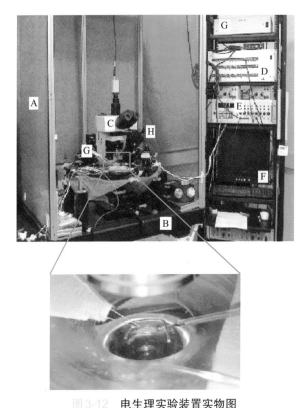

图 3-12　电生理实验装置实物图

A为屏蔽笼；B为实验槽；C为正向显微镜；D为数模转换器；E为Master-8可编程刺激器放大器；

F为计算机系统；G为放大器；H为微操纵仪

　　② 场电位记录：记录前将海马切片移至实验槽，用蠕动泵将加入木防己苦味素（100μmol/L）的人工脑脊髓液灌流进槽内，速度为2ml/min，维持室温在25℃。用眼科剪切开海马CA1和CA2区的分界处以切断从CA3向CA1区椎体细胞放射层的投射纤维。因为GABAA受体（γ-氨基丁酸A型受体）的活性被防己毒素阻断，所以在我们的实验中记录的是兴奋性的突触传递信号。插入并调整记录电极和刺激电极的位置及其深度直至记录到同一刺激强度下最大的、典型的兴奋性突触后电位波形。刺激电极（两极尖端距离50～100μm）置于CA1区放射层的Schaffer侧支上，每间隔15s给予一个波宽200μs的直流电刺激，通过置于CA1放射层远位端的记录电极记录兴奋性突触后电位。记录电极是充以3mol/L氯化钠的玻璃微电极，电阻为3～6MΩ。开始记录后不断调整刺激强度使兴奋性突触后电位的初始斜率维持在0.15～0.20mV/ms，直到这一斜率在不调整刺激强度的情况下能稳定至少30min。随后给予各种条件刺激。

实用神经变性疾病生物学实验方法与技术

a. 海马长时程（LTP）的检测：LTP 是由一个高频电刺激所诱导。在兴奋性突触后电位的斜率稳定 30min 后给予一个 100Hz/s 的高频刺激（HFS）。诱导出的 LTP 幅值是用给予 HFS 之后 50 ~ 60min 的兴奋性突触后电位的平均初始斜率和给予 HFS 之前的 30min 内平均初始斜率的比值来衡量。一般大于 10% 以上判断为 LTP 诱导形成。

　　b. 兴奋性突触后电位 I/O（input/output relationships）的检测：在兴奋性突触后电位的斜率稳定 30min 后将灌流液改成含 25μmol/L D-2-氨基-5-磷戊酸［D-2-amino-5-phosphonovaleric acid，D-AP5，一种 *N*-甲基-D-天冬氨酸（NMDA）型谷氨酸受体的竞争性拮抗剂］和 1μmol/L 6-cyano-7-nitroquinoxaline-2,3-dione，CNQX，一种非-NMDA 型谷氨酸受体拮抗剂的人工脑脊液，以完全阻断 NMDA 型谷氨酸受体（NMDA 受体）活性和只轻度阻断 AMPA 型谷氨酸受体（AMPA 受体）活性，以便于测量 AMPA 受体介导的兴奋性突触后电位的变化。灌流 15min 后调整刺激电极的电流强度，从 0.01mA 逐渐增加，直到兴奋性突触后电位幅值不再增加为止。并比较不同的刺激强度下突触前的纤维群峰幅值和兴奋性突触后电位幅值的相对变化。兴奋性突触后电位幅值的测量：先量出纤维群峰达到峰值的平均时间，在这一时间之后的 2 ~ 2.4ms 内的兴奋性突触后电位波形振幅的平均值作为兴奋性突触后电位幅值的大小。纤维群峰幅值的测量：纤维群峰达到峰值的平均时间 ±0.5ms 内的纤维群峰波形振幅的平均值作为纤维群锋幅值的大小。

　　c. 配对脉冲促进率（PPF 率）的检测：在兴奋性突触后电位的初始斜率稳定 30min 后，将刺激模式改为 15s 给两个间隔很短时间的双刺激，这里我们分别用 50ms、100ms、200ms 和 400ms 间隔的双刺激，同时记录到两个兴奋性突触后电位的波形。计算后一个兴奋性突触后电位幅值与前一个兴奋性突触后电位幅值的比值的变化。

参考文献

［1］张玥，蔡国恩，杨茜，等. 匹罗卡品癫痫模型恐惧记忆减退的电生理学变化. 上海交通大学学报（医学版），2009, 29(2): 135-138.

［2］Yue Zhang, Guo-En Cai, Qian Yang, et al. Time-dependent Changes of Learning Ability and Induction of Long-term Potentiation in Lithium-pilocarpine-induced Epileptic Mouse Model. Epilepsy Behav. 2010, 17, 448-454.

（蔡国恩）

第五节　神经免疫组织化学和免疫荧光染色

　　神经科学研究中经常需要对脑或脊髓标本中蛋白的表达进行定位和定量分析。因此，需要运用免疫组化和免疫荧光的方法检测蛋白的表达与分布情况，以最大化保留目的蛋白的抗原性及降低形态学染色过程中的非特异性背景。本节将对脑和脊髓组织的免疫组化和免疫荧光染色分别举例加以介绍。

1. 单标免疫组织化学

（1）用Tris缓冲盐溶液（TBS）漂洗脑片，6次，每次10min。

（2）用3%的过氧化氢（H_2O_2）处理10min，去除内源性的过氧化氢酶，TBS漂洗，3次，每次10min。

（3）室温下封闭1h，封闭液成分包括0.3%聚乙二醇辛基苯基醚（Triton）X-100，0.25%牛血清白蛋白和5%正常山羊血清（GS）。使用二抗来源的血清进行封闭。

（4）孵育一抗，4℃，过夜或48h，一抗稀释液0.3% Triton X-100，0.25%牛血清白蛋白和2% GS/TBS。

（5）TBST（0.05% TritonX-100）漂洗，10次，每次6min。

（6）孵育生物素标记的二抗（购自Vector，1：600稀释），室温，90min。

（7）TBST漂洗，6次，每次10min。

（8）孵育抗生物蛋白-过氧化物酶（购自Vector，1：200稀释），室温，60min，提前30min配制。

（9）TBST漂洗，3次，每次5min，乙酸钠漂洗，3次，每次5min。

（10）二氨基联苯胺（DAB）显色，5～20min。显色剂配方：10ml乙酸钠中加入2% DAB 100µl、3% H_2O_2 8.3µl，混匀即可，新鲜配制。

（11）乙酸钠漂洗，3次，每次5min，TBS漂洗，3次，每次5min。

（12）贴片于多聚赖氨酸包被的载玻片，风干过夜。

（13）双蒸水水化5min，梯度酒精脱水，二甲苯透明，用永久性安装介质封片（购自Vector）。

注意：新的抗体首次使用时，均要摸索抗体的最佳使用浓度和孵育时间。通常情况下，低浓度、4℃孵育24～72h，在不影响阳性染色情况下可以最大化降低背景染色。

图3-13所示为单标免疫组化的方法检测脑内Aβ的沉积和tau蛋白404位点的磷酸化情况。

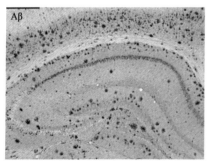 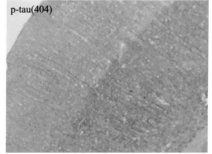

(a) 深棕色为Aβ阳性的沉积   (b) 深棕色为tau蛋白404位点磷酸化阳性的神经元，可见明显的神经突起走行

图3-13　免疫细胞化学染色分别检测Aβ的沉积和tau蛋白404位点的磷酸化情况

2.双标免疫组织化学

该方法适用于两种抗原分别在不同的细胞或者同一细胞的胞浆和胞核的表达，先用DABNi标记胞核的抗原，再用二氨基联苯胺（DAB）标记胞浆的抗原。要求两种抗原的抗体来源于不同的物种，并且不会出现交叉反应。

（1）标记第一个抗体的步骤同单标免疫组织化学①～⑨。

（2）DABNi显色，5～20min，胞核呈黑色。显色剂配方：10ml乙酸钠中加入2% DAB 100μl、硫酸镍、3% H_2O_2 8.3μl，混匀即可，新鲜配制。

（3）乙酸钠漂洗，3次，每次5min，TBS漂洗，3次，每次5min。

（4）重复单标免疫组织化学①和②的过程。

（5）孵育第二个一抗，4℃过夜或48h。

（6）重复单标免疫组织化学④～⑨的过程。

（7）漂洗，贴片于多聚赖氨酸包被的载玻片，风干过夜。

（8）双蒸水水化5min，梯度酒精脱水，二甲苯透明，用永久性介质封片（购自Vector）。

注意：进行免疫组化化学染色时，一抗均要进行浓度梯度和孵育时间的摸索，同时也要做好阴性对照染色，即不加一抗的对照。c-Fos阳性的GnRH神经元染色见图3-14。ERα阳性的Kisspeptin神经元染色见图3-15。

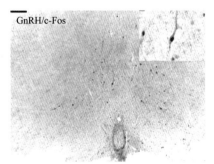

图3-14　c-Fos阳性的GnRH神经元染色

深棕色为GnRH染色阳性的神经元，呈典型的双极形态，c-Fos阳性的GnRH神经元胞核呈黑色

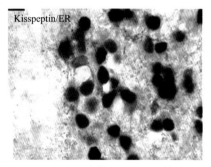

图3-15　ERα阳性的Kisspeptin神经元染色

深棕色为Kisspeptin染色阳性的神经元，表达ER的Kisspeptin神经元胞核呈黑色

3.双标或三标免疫荧光染色

神经病理学研究中，经常需要进行多种表达抗原的共定位分析，即双标或三标免疫荧光染色。利用该技术需要选择不同来源的一抗，一抗之间没有交叉反应，最好是相同来源的二抗。另外，在多重标记之前，建议先摸索单标的最佳浓度和时间，再同时孵育多种一抗或先后孵育多种一抗。

（1）TBS漂洗脑片，6次，每次10min。

（2）室温封闭1h，封闭液成分包括0.3% Triton X-100，0.25% BSA和5%正常驴血清（DS）。

（3）孵育一抗，一抗稀释液0.3% Triton X-100，0.25% BSA 和 2 % DS。

（4）TBST漂洗，6次，每次10min。

（5）孵育二抗，二抗稀释液为TBS，室温，60min。

（6）TBST漂洗，6次，每次10min。

（7）贴片于多聚赖氨酸包被的载玻片，用抗淬灭剂（购自Invitrogen）封片，4℃，保存1～2周。

（8）用共聚焦显微镜（Zeiss 780）分析结果，建议尽早拍照以免荧光淬灭。

注意：进行免疫荧光染色时，一抗均要进行浓度梯度和孵育时间的摸索，同时也要做好阴性对照染色，即不加一抗的对照和一抗二抗均不加的阴性对照片。图3-16所示，为Aβ和小胶质细胞双标免疫荧光染色。

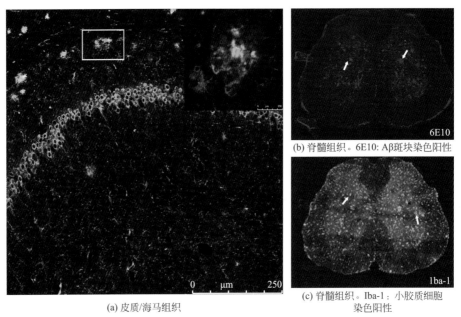

(a) 皮质/海马组织

(b) 脊髓组织。6E10: Aβ斑块染色阳性

(c) 脊髓组织。Iba-1：小胶质细胞染色阳性

图3-16　免疫荧光同时检测Aβ沉积和小胶质细胞的活化情况

用6E10抗体检测Aβ的沉积，图中可见Aβ在神经元内的沉积和胞外的斑块，用Iba-1抗体检测小胶质细胞的活化情况，活化小胶质细胞聚集在Aβ斑块周围或中心

（张　静　宋　悦）

第六节　透视电镜标本制作

电子显微镜是细胞生物学研究的重要工具，它以电子束为照明源，利用电子流具有波动的性质，在电磁场作用下，电子改变前进轨迹，产生偏转、聚焦，电子束透过标本后在电磁透镜的作用下放大成像。高速运动的电子流其波长远比光波波长

短，所以电镜分辨率远比光镜高，可达0.14nm，放大倍率达80万倍。由热阴极发射的电子在20～100kV加速高压作用下，经聚光镜聚焦成束，投射到很薄的标本上，与标本中各种原子的核外电子发生碰撞，造成电子散射，在细胞质量和密度较大的部位，电子散射度强，成像较暗。在质量、密度较小处电子散射弱，成像较亮，结果在荧光屏上形成与细胞结构相应的黑白图像。透射电镜常用于观察突触的结构、自噬体的形成、胞内的脂褐素及髓鞘的结构变化等。本节简要介绍透射电镜的标本制作。

1.实验步骤

（1）取材：将取出的组织放在洁净的蜡板上，滴一滴预冷的固定液，用两片新的、锋利的刀片成"拉锯式"将组织切下并修小，然后用牙签或镊子将组织块移至盛有冷的固定液的小瓶中。如果组织带有较多的血液和组织液，应先用固定液洗几遍，然后再切成小块固定。

注意事项：

① 取材动作要迅速：组织从活体取下后应在最短时间内（争取在1min内）投入前固定液。

② 组织块体积要小：一般不超过1mm×1mm×1mm。也可将组织修成1mm×1mm×2mm大小长条形。因为固定剂的渗透能力较弱，组织块如果太大，则不能将块的内部固定好。

③ 机械损伤要小：解剖器械应锋利，操作宜轻，避免牵拉、挫伤与挤压。

④ 低温操作：最好在低温（0～4℃）下进行，以降低酶的活性，防止细胞自溶。

⑤ 取材部位要准确。

（2）固定：目的是尽可能使细胞中的各种细胞器以及大分子结构保持生活状态，并且牢固地固定在它们原来所在的位置上。

① 前固定：3%戊二醛+1.5%多聚甲醛（0.1mol/L磷酸盐缓冲液配制，pH 7.2）4℃数天，至少固定2h以上。

② 漂洗：0.1mol/L磷酸盐缓冲液（pH 7.2）3次。

③ 后固定：1%锇酸+1.5%亚铁氰化钾溶液，4℃固定1.5h。

④ 漂洗：0.1mol/L磷酸盐缓冲液（pH 7.2）3次。

（3）脱水：50%酒精，浸泡10min→70%酒精饱和醋酸铀染液，4℃过夜→90%酒精，浸泡10min→90%酒精（丙酮配制），浸泡10min→90%丙酮，浸泡10min→无水丙酮，浸泡10min，3次。

（4）浸透：无水丙酮+环氧树脂618包埋剂（1∶1）1.5h，纯618包埋剂35℃ 3h。

（5）包埋、聚合：依次35℃ 12h、45℃ 12h、60℃ 3天。

（6）修块、半薄切片、定位

① 修块：将包埋块夹在特制的夹持器上，放在解剖显微镜下，用锋利的刀片

先削去表面的包埋剂，露出组织，然后在组织的四周以和水平面成45°的角度削去包埋剂，修成锥体形。

② 半薄切片：利用超薄切片机切厚度为1 ～ 10μm的切片。

③ 定位：通过光学显微镜观察，确定所要观察的范围，然后保留要用电镜观察的部分，修去其余部分。

（7）超薄切片、染色：Leica UC-6型超薄切片机切100nm的超薄切片；经醋酸铀、柠檬酸铅分别染色5 ～ 15min，并蒸馏水水洗。

（8）透射电镜下观察并摄片。

（9）看片：海马CA1区的透射电镜结果表明，神经突触由突触前膜、突触间隙和突触后膜三部分组成，年轻小鼠［图3-17（a）］突触后膜胞质侧存在电子密度增高区即突触后致密物，厚度为20 ～ 30nm，突触间隙狭窄、走行规则，突触前可见丰富的突触囊泡。老年鼠［图3-17（b）］海马CA1区突触数量明显减少，突触超微结构退化明显，主要表现为突触间隙变得不规整，突触后致密物变薄、颜色变淡，黑色箭头指示。

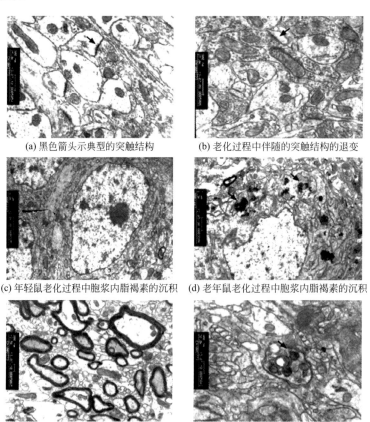

(a) 黑色箭头示典型的突触结构　　(b) 老化过程中伴随的突触结构的退变

(c) 年轻鼠老化过程中胞浆内脂褐素的沉积　(d) 老年鼠老化过程中胞浆内脂褐素的沉积

(e) 典型的髓鞘结构　　(f) 胞浆内出现的自噬小体

图3-17　电镜下看到的超微结构的变化

年轻鼠细胞胞浆内见较多的粗面内质网、线粒体，未见或极少见脂褐素的沉积 [图3-17（c）]。老年鼠细胞胞浆内仍可见较多的粗面内质网、线粒体，但胞浆的核周部出现大量的脂褐素沉积，黑色箭头指示 [图3-17（d）]。

图3-17（e）示电镜下看到的典型髓鞘结构，图3-17（f）示电镜下看到的典型自噬体（黑色箭头指示）。

（曾育琦　张　静）

第七节　老化组织相关病理特殊染色（SA-β-gal、银染色）

阿尔茨海默病（Alzheimer's disease，AD）是一种常见的与老化密切相关的神经系统变性疾病，是痴呆中最常见的一种类型。AD两大主要的特征性病理变化为细胞外β淀粉样蛋白（β-amyloid，Aβ）异常聚集形成淀粉样斑块（amyloid plagues）和神经元内微管相关蛋白tau过度磷酸化形成神经原纤维缠结（neurofibrillary tangles，NFTs）。因此，tau蛋白和β淀粉样蛋白染色对于AD的诊断有着重要的作用。此外，衰老相关β-半乳糖苷酶染色（senescence associated β-galactosidase，SA-β-Gal）是一种很好的可用于体内外衰老研究的生物学标志物。本部分主要介绍这几个标志性病理的检测方法和技术，包括神经原纤维缠结染色、Aβ及其斑块染色、SA-β-Gal染色。

一、神经原纤维缠结（NFTs）染色

tau蛋白是一种微管结合蛋白，起着促进微管形成和稳定微管结构的作用。影响神经递质的合成、运输、释放和摄取，从而导致神经退行性病变。AD患者脑内tau蛋白过度磷酸化，其磷酸化程度高于正常人的3～4倍。研究发现，tau蛋白至少有45个磷酸化位点，其中Thr181、Thr231、Ser199、Ser396、Ser404等位点被认为可以预示轻度认知功能障碍向AD过渡，多数学者选取这些位点进行研究，有助于尽早发现AD。过度磷酸化的tau蛋白在细胞内聚集形成双股成对螺旋纤维，后者进一步形成NFTs。NFTs的数量与AD患者的痴呆程度呈正相关。NFTs染色常用的方法tau蛋白染色、Bielschowshy浸银染色法、Bodian浸银染色法。tau蛋白染色是通过特异性抗tau蛋白不同磷酸化位点的抗体所进行的免疫组化染色，其具体步骤见第三章第五节神经免疫组织化学和免疫荧光染色，这里重点介绍Bielschowshy和去铜改良型Bodian浸银染色法（图3-18、图3-19）。

镀银染色是观察神经纤维形态的一种常用的特殊染色方法，应用该方法能够将神经纤维着色，光镜下神经纤维的分布和形态改变清晰可见。本部分将介绍三种常

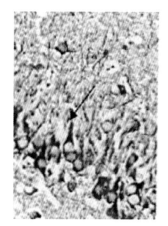

图 3-18　大鼠海马 Bielschowshy
浸银染色法

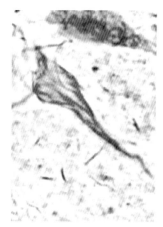

图 3-19　人海马去铜改良型
Bodian 浸银染色法

用的镀银染色方法。

1. Bielschowshy 浸银染色法

（1）材料：2% 硝酸银水溶液、福尔马林液、氨银溶液（于 20% 硝酸银溶液 5ml 内加入 6 滴 40% 氢氧化钠液，逐滴加入浓氨水，直到生成的沉淀物恰好溶解，再加蒸馏水至总量为 25ml，过滤备用）、5% 硫代硫酸钠水溶液、二甲苯、中性树脂。

（2）步骤

① 组织切片脱蜡、逐级乙醇脱水、水洗。

② 37℃温箱内 2% 硝酸银水溶液避光浸染 30min。

③ 蒸馏水洗 3 ～ 5min。

④ 福尔马林液还原数秒钟至切片呈现黄色为止。

⑤ 蒸馏水洗 3 ～ 5min。

⑥ 氨银溶液滴染 20 ～ 40s，倾去染液。

⑦ 福尔马林液再次还原 1 ～ 2min 至切片呈现棕黄色。

⑧ 5% 硫代硫酸钠水溶液固定 3 ～ 5min。

⑨ 蒸馏水洗 3 ～ 5min，用滤纸将切片周围水分吸干。

⑩ 乙醇脱水，二甲苯透明，中性树脂封固。

（3）注意事项

① 所用器皿要洁净。

② 所有试剂在使用前配制。

③ 显色过程要注意把握时间，避免染色过度。

④ 洗涤充分，清洗用水尽量用高纯度去离子水蒸馏水，可以减少背景着色。

2. 去铜改良型 Bodian 浸银染色法

Bodian 浸银染色法的基本原理是把甲醛固定后的石蜡切片浸于银溶液中，再用还原液处理后，使银颗粒沉积于神经纤维上呈现为棕色或棕黑色。传统染色液的配制是在蛋白银溶液内放入金属铜。但此方法存在以下缺陷：背景色深，血管和胶原纤维有共染现象，影响对神经纤维的观察；染色时间难于掌握；容易脱片。这里介绍去铜改良型 Bodian 浸银染色法。

（1）材料：1% 蛋白银溶液（1% 蛋白银溶液 100 ml，加入 10% 乙酸溶液 0.7 ml，充分搅拌过滤后再加入 0.5% 氢氧化钠水溶液 0.33 ml，调整 pH 值在 6 左右）、还原液（1% 对苯二酚水溶液 100 ml 内加入无水硫酸钠 4 g，搅拌后一次性使用）、0.5% 氯化金水溶液、5% 硫代硫酸钠水溶液、2% 草酸水溶液、二甲苯、中性树脂。

（2）步骤

① 组织切片脱蜡、水洗、双蒸水清洗。

② 60℃温箱内1%蛋白银溶液避光浸染18h。

③ 室温冷却，双蒸馏水洗4次（时间控制在1min内）。

④ 还原液还原15min。

⑤ 流水洗3min，再用双蒸馏水清洗。

⑥ 0.5%氯化金水溶液浸泡。

⑦ 流水洗3min，再用双蒸馏水清洗。

⑧ 5%硫代硫酸钠水溶液浸泡3min。

⑨ 流水洗3min，再用双蒸馏水清洗。

⑩ 乙醇脱水，二甲苯透明，中性树脂封固。

（3）注意事项

① 配制蛋白银溶液时控制pH值尤为重要，中枢神经系统标本染色时，pH值控制在6为佳，周围神经系统标本pH值控制在5为佳。

② 还原液和草酸水溶液需现配现用。

③ 待蛋白银溶液在室温中完全冷却后，在双蒸馏水清洗4次，时间严格控制在1min内，这样可抑制背景色和避免脱色片。

3. Marsland镀银染色

（1）材料：20%硝酸银溶液、无水乙醇、氨水、Marsland银氨溶液（将30ml 20%硝酸银溶液与20ml无水乙醇混合，然后逐滴加入氨水，边滴边晃动，直至最初形成的沉淀刚好溶解，再加入5滴氨水即可，注意要现配现用）、10%中性甲醛溶液、5%硫代硫酸钠溶液、二甲苯、中性树脂。

（2）操作步骤

① 石蜡包埋的脑组织切片，片厚6～8μm。

② 切片脱蜡，蒸馏水冲洗。

③ 滴加预先加热至37℃的20%硝酸银溶液，37℃温箱孵育1h，至切片呈琥珀色。

④ 蒸馏水速洗。

⑤ 滴加10%中性甲醛溶液还原，共2次，每次10s，至切片呈黄色。

⑥ 不用水洗，直接滴加Marsland银氨溶液作用1min，至切片呈棕黄色。

⑦ 弃液体，滴加10%中性甲醛溶液还原约1min。

⑧ 蒸馏水冲洗，5%硫代硫酸钠溶液处理1min。

⑨ 蒸馏水冲洗，晾干。

⑩ 经各级酒精脱水（50%→75%→85%→95%→100%→100%），二甲苯透明，中性树胶封固。

⑪ 光镜下观察，神经纤维被染成黑色（图3-20）。

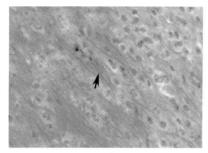
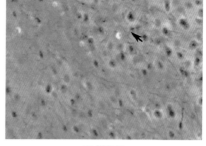

(a) 正常组 　　　　　　　　　　　　　(b) 损伤组

图 3-20　正常情况下，神经纤维完整，排列整齐，走行规律。当神经纤维损伤时，其着
色加深、肿胀；当损伤严重时，其完整性会遭到破坏，表现为神经纤维断裂，排列杂乱
无序。黑色箭头指向神经纤维

（周　梦　曾育琦）

二、β-淀粉样蛋白染色

淀粉样蛋白级联学说是 AD 病因的核心理论，该假说认为 Aβ 是 AD 的起因。Aβ 生成和清除失平衡引起脑内 Aβ 增多、异常积聚并触发了与 AD 病理生理、生物化学相关的级联反应，最终导致神经元损害并引起痴呆。Aβ 含有 39～42 个氨基酸残基，AD 脑内主要是 $Aβ_{1-40}$ 和 $Aβ_{1-42}$，其中 $Aβ_{1-42}$ 是构成淀粉样斑块的主要成分。Aβ 有自发聚集倾向，形成聚合形式，包括可溶性的低聚体、不溶性的原纤维和成熟纤维，最后形成淀粉样斑块。淀粉样斑块染色常用的方法有 Aβ 染色、刚果红染色、硫代黄素 T 染色、硫代黄素 S 染色。Aβ 染色是通过抗 Aβ 的抗体所进行的免疫组化染色（详见第三章第五节）。这里重点介绍刚果红染色、硫代黄素 T 染色、硫代黄素 S 染色。

1. 刚果红染色

刚果红（congo red）是双偶氮染料，它以染料分子上的氨基与淀粉样蛋白组织内多糖分子上的羟基结合，而附着于淀粉样蛋白纤维上而显橙红色。

（1）材料：乙醇氯化钠溶液［80% 乙醇＋0.6838mol/L 氯化钠］、刚果红乙醇氯化钠溶液［0.01435mol/L 刚果红＋乙醇氯化钠溶液］、二甲苯、中性树脂。

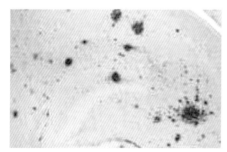

图 3-21　APP 转基因小鼠海马刚果红染色

（2）步骤

① 组织切片后贴在载玻片上。

② 组织切片放置于乙醇氯化钠溶液 5min；刚果红乙醇氯化钠溶液 30min。

③ 自来水冲洗。

④ 乙醇脱水，二甲苯透明，中性树脂封固。APP 转基因小鼠海马刚果红染色见图 3-21。

（3）注意事项：刚果红对淀粉样蛋白具有较强的亲和力，染色时其他组织成分也不同程度地被染成橙红色，掌握好乙醇氯化钠溶液的分化是刚果红染色的关键，分化不足导致背景红色样物质沉积染色过深，分化过度则色泽偏浅。

2.硫代黄素T染色

硫代黄素T（thioflavin T）是一种用于组织学的苯并噻唑荧光染料，因其对淀粉样蛋白有高亲和性而主要被用于淀粉样病变的荧光显微检测。

（1）材料：乙醇、1×磷酸盐缓冲液、0.1%硫代黄素T溶液（用50%乙醇/50% 1×磷酸盐缓冲液配制，避光保存）、延长金防褪色试剂。

（2）步骤

① 组织切片后贴在载玻片上。

② 双蒸水水化2min。

③ 组织切片放置于0.1%硫代黄素T溶液，避光，摇床上轻摇5min。

④ 80%乙醇脱色，避光，置于摇床上轻摇，2次，每次5min。

⑤ 延长金防褪色试剂封片，荧光显微镜下观察。见图3-22。

3.硫代黄素S染色

硫代黄素S（thioflavin S）是甲基化的脱氢硫甲苯胺和磺酸组成的混合物，只与纤维状Aβ结合，不与Aβ单体结合，故也可以用来进行淀粉样斑块的染色。

（1）材料：乙醇、1×磷酸盐缓冲液、0.1%硫代黄素S溶液（用50%乙醇/50% 1×磷酸盐缓冲液配制、避光保存）、延长金防褪色试剂。

（2）步骤

① 组织切片后贴在载玻片上。

② 双蒸水水化2min。

③ 组织切片放置于0.1%硫代黄素S溶液，避光，摇床上轻摇5min。

④ 80%乙醇脱色，避光，置于摇床上轻摇，2次，每次5min。

⑤ 延长金防褪色试剂封片，荧光显微镜下观察。见图3-23。

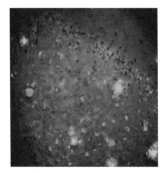

图3-22　APP/PS1转基因小鼠皮质硫代黄素T染色

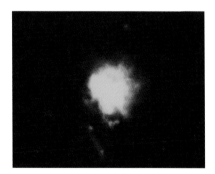

图3-23　PP/PS1转基因小鼠海马硫代黄素S染色

（曾育琦）

三、衰老相关β-半乳糖苷酶染色

β-半乳糖苷酶广泛存在于动植物界，是一种是细胞溶酶体中的水解酶，能把乳糖水解成葡萄糖和半乳糖。其结构基因为LacZ，与LacY（半乳糖苷透性酶）和LacA（半乳糖苷转乙酰酶）同组成乳糖操纵子，并在特异的乳糖操纵系统中的阻遏物、操纵基因、启动子等的协同下，支配调节β-半乳糖苷酶的合成。体外培养细胞在pH为6时，其β-半乳糖苷酶染色的阳性率随代龄增加而增加，这种中性β-半乳糖苷酶被定义为衰老相关的β-半乳糖苷酶（SA-β-gal）。这种中性SA-β-gal是一种很好的可用于体内外衰老研究的生物学标志物。

实验步骤

1. 组织SA-β-gal染色的步骤

（1）取组织切片数张，用0.1mol/L磷酸盐缓冲液洗涤，6次，每次10min。

（2）1mg/ml的x-gal反应液37℃孵育14～18h（避光）。

（3）0.1mol/L磷酸盐缓冲液冲洗3次，每次5min。

（4）将脑片贴附于多聚赖氨酸包埋的载玻片。

（5）核固红复染5～10min。

（6）流水冲洗干净，晾干。

（7）烤箱60℃烘烤20min。

（8）二甲苯透明，中性树脂封片。显微镜下观察见图3-24。

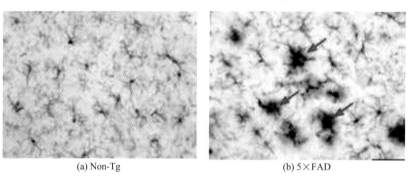

(a) Non-Tg   (b) 5×FAD

图3-24　5×FAD痴呆鼠显示斑块内SA-β-gal染色阳性并且与小胶质细胞共定位

2. 细胞SA-β-gal染色的步骤

（1）从培养箱取出孔板中的细胞，用预冷的0.01mol/L磷酸盐缓冲液冲洗细胞两三遍。

（2）预冷的2%甲醛、0.2%戊二醛固定10min。

（3）磷酸盐缓冲液洗两遍。

（4）1mg/ml的x-gal反应液37℃孵育4h（避光）。

（5）磷酸盐缓冲液冲洗两遍。

（6）后固定4min（后固定液：70%乙醇：福尔马林：冰醋酸=20：2：1），双蒸水冲洗。

（7）核固红复染5～10min。

（8）烤箱烤干。

（9）中性树脂封片。显微镜下观察见图3-25。

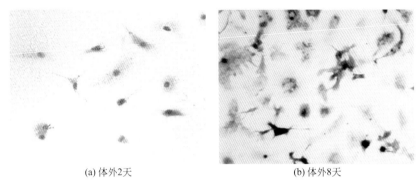

(a) 体外2天   (b) 体外8天

图3-25 原代小胶质细胞 SA-β-gal 染色

3. SA-β-gal的应用

① SA-β-gal 检测诱导或抑制衰老细胞的状态。

② 确定药物或遗传背景下诱导体外复制衰老模型或在体动物模型（组织样本）中细胞群的衰老情况。

③ 研究不同应急状态下细胞衰老情况；确定潜在的抗衰老复合物的药理作用。

（曾育琦　魏　振　潘晓东）

第八节　神经组织高尔基染色

高尔基染色（Golgi-Cox）是公认的最传统、巧妙和有效的研究神经元和胶质细胞形态的手段之一，也是树突延伸模式和树突棘可视化研究的基本技术。本节根据 Hito Golgi-Cox OptimStain 试剂盒说明，介绍一种简单、高效、稳定的染色方法。它是用重金属盐染神经元树突和小突触棘，通过比较，可以看出神经发育、死亡、传递等方面的区别。通常，染色后如果树突范围小，则发育差；突触棘短、少，发育差、神经传递慢。本实验需要用振动切片机，也可以用冰冻切片机来切片，应用试剂盒，可靠性好。

1.材料

（1）试剂盒组成（Hito Golgi-Cox OptimStain，Cat No：HTKNS1125）：1A溶液（储存液）、1B溶液（准备液）、溶液2、溶液3、溶液4、溶液5。试剂盒置于室温

中保存。

（2）溶液准备：溶液1包含有毒有害的试剂。为了提高运输和处理的安全性，溶液1包括两部分：储存液和准备液。收到试剂盒后，小心地将全部的储存液（溶液1A）转移到溶液1B（准备液）中，充分混匀。上述的混合物在接下来的步骤中被称为溶液1。

（3）染液准备：清洗所有的容器，并用双蒸水润洗，不要使用金属的器具。取一干净的塑料或者玻璃容器将溶液1和溶液2等体积混合盖紧容器，不要搅动混合物，用前将混合物室温避光保存至少24h（溶液配完应在1个月内用完），使用混合物的上清液（没有沉淀的部分）进行染色，染液的体积至少应为组织的5倍。

注意：该试剂盒包含有毒有害物质，小心谨慎使用，请勿将溶液1和溶液2的废液直接倒入水槽。

（4）组织准备

① 给予动物致死剂量的麻醉，观察动物直至动物对足底挤压没有反应。

② 尽可能快地去除全脑，处理标本时应小心操作，避免组织损伤，不要用缓冲液或固定剂来灌注。

③ 在双蒸水中润洗组织2～3s，以去除其表面的血液。

④ 将组织转移到至少为5倍组织体积的染液中，置于室温黑暗处。

⑤ 第二天（12～24h后）更换染液，在室温黑暗处保存2周，为了避免非特异性染色，请不要延长染色时间。

⑥ 将组织转移到至少5倍组织体积的溶液3中，保存在4℃黑暗处，12h后更换溶液3，继续储存在4℃暗处中24～72h。

⑦ 将组织放于5ml的塑料离心管中并盖紧管盖，速冻于液氮中至少20s以上，并移入-80℃保存，待切片。

⑧ 将冰冻切片机的箱体温度设置为-19℃，将组织缓慢地切成薄片，厚度为80～200μm（如120μm）。

⑨ 向包被好的玻片上加入几滴溶液3，小心地将切好的脑片转移到包被好的玻片上。

⑩ 用滤纸条的边缘去除过多的溶液3，将玻片置于暗处，室温风干过夜。风干的切片应尽快处理但可以在室温暗处储存长达3天。

（5）染色步骤

① 双蒸水漂洗切片，2次，每次3min。

② 将5ml溶液4、5ml溶液5和15ml双蒸水混匀，将玻片放入混匀的溶液中，盖紧染色10min。

③ 双蒸水漂洗切片，2次，每次4min。（注意每次更换干净的双蒸水）

④ 将切片置于50%、75%、95%酒精梯度脱水，每次5min。

⑤ 将切片置于100%的酒精中脱水3遍，每遍5min。

⑥ 过二甲苯2次，每次5min。

⑦ 用溶于未稀释的二甲苯的树脂封片剂和盖玻片封片。

⑧ 风干，待片干后可以在明场显微镜下观察。见图3-26。

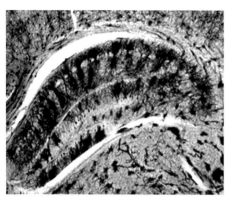

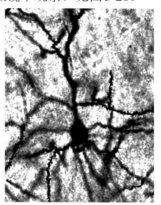

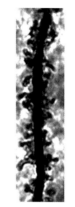

(a) 高尔基染色后低倍镜（×2.5）下皮质和海马神经元和胶质细胞的走行和分布

(b) 高倍镜下神经元形态，黑色粗状部分为神经元的胞体，细长呈线状走行的为神经元的突起，突起中呈出芽状为突触棘

(c) 更高放大倍数的神经触棘树突小棘，用于Neurolucida定量计数(MicroBrightField，Williston，VA)

图3-26 **脑神经组织高尔基染色**

本图经作者同意，引自：Dumanis SB，Tesoriero JA，Babus LW, et al. ApoE4 decreases spine density and dendritic complexity in cortical neurons in vivo. J Neurosci. 2009, 29(48): 15317-15322

2. 注意事项

（1）说明书里溶液1和溶液2需要提前一天混合，然后取上清液用。如果直接混合即用，会使结果的背景很差。

（2）不能灌注动物，会造成阴性结果。需要直接处死取脑，PBS洗一下，放入溶液1、溶液2的混合液，24h换液，避光，室温储存14天。这个时间很重要，储存时间太长就会出现难看的背景。

（3）14天后，把组织小心移入溶液3，避光。溶液4度或室温，12～24h换液，然后储存2～7天。

（4）组织用纸沾干，铝纸包好，−80℃存放。

（5）可以用最佳切割温度复合物（OCT包埋剂❶）或水把组织包埋到切片机托上，使用胶原处理的载玻片（Gelatin coated slides），表面涂一薄层溶液3，用毛笔把切片移到玻片上，小心导出气泡，斜放片子，避光晾干24h。片干后要尽快下一步，放置时间长（如10天）则背景深。

（6）封片用的树脂最好要高浓度的，避免气泡，室温晾干，镜下观察。

（7）拍片和分析：因为景深太小，所以高倍镜下不可能看到全部范围的树突，

---

❶ OCT包埋剂，一种聚乙二醇和聚乙烯醇的水溶性混合物。

拍照后用Image J分析。有条件的可以应用专门的定量计数软件Neurolucida计数（MicroBrightField，Williston，VA）。

（张　静　潘晓东）

第九节　神经组织体视学分析技术

以往的研究中比较细胞的数量大多是在平层图片的基础上进行计数，由于脑组织结构的复杂性，该方法导致实验数据与实际值存在很大的偏差，也不能给出区域内细胞的准确数量，只能停留在"一些、许多"的基础上进行描述。当前许多的科学杂志与协会要求使用体视学的原理进行定量，该方法能够解决从前在报告数据计数及密度所遇到的问题。本节将介绍体视学的定义、原理、应用及配置，并结合脑片举例说明。

1.**体视学的定义**

体视学的定义分为标准定义和普遍定义，标准定义为使用二维信息来获得三维测量结果的过程，普遍使用定义是在生物特性上可以表示公正无偏的计量方法。

2.**体视学的应用**

（1）计数区域内细胞的总数，如脊髓背角神经元的数量、海马内神经干细胞的数量等，在MBF软件下的应用模块是"OPTICAL FRACTIONATOR"。

（2）计数区域内细胞的大小，如海马锥体细胞的平均大小，在MBF软件下的应用模块是"NUCLEATOR"。

（3）测量区域体积，如丘脑和海马的体积，在MBF软件下的应用模块是"CAVALIERI"。

（4）部分面积，如Aβ斑块占皮质的面积比，在MBF软件下的应用模块是"AREA FRACTION FRACTIONATOR"。

（5）测量纤维的长度，如计算神经轴突的长度，在MBF软件下的应用模块是"SPACE BALLS"。

3.**体视学所需要的系统配置**

科研级光学显微镜，需配置63×或100×油镜（高N/A值）；高分辨率数字CCD；电动平台，控制盒，Z轴量测探针；计算机，高阶显示卡；MBF Bioscience软件；防震台。如图3-27所示。

4.**体视学的原理**

简要介绍细胞总数（Optical Fractionator）的原理，即利用感兴趣区域的subfraction做抽样以推估母体（细胞）总数。

母体估计数（N）=（1/体积分数）×计数总数（$\sum Q^-$）。

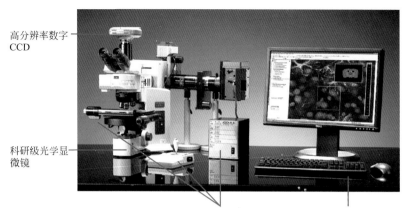

高分辨率数字 CCD

科研级光学显微镜

电动平台，控制盒，Z轴量测探针   计算机（MBF Bioscience软件），高阶显示卡

图 3-27   **体视学所需要的系统配置**
放置的桌子上含防震台

下面分别介绍构成体积分数的三要素：

（1）高采样率（height sampling fraction，hsf）：即多少比例的组织（厚度）被抽样（如 80%）。

hsf=保护区域/处理后的平均片子的厚度。

保护区域，组织的切片表面很可能因为种种因素导致计数结果估算错误，保护区域可将此造成错误估算的因子降到最低，如图 3-28 所示扣除组织片的顶部和底部红色区域控制区，中间区域即为保护区域。处理过后的切片厚度需要被精准地量测出来并取平均值，另外厚度应在每个抽样部位都被量测一遍以避免抽样偏见。举例，实际切片厚度为 40μm，处理后的切片平均厚度为 30μm，那么常规设置 Guard zone 为 8μm，保护区域为 14μm。

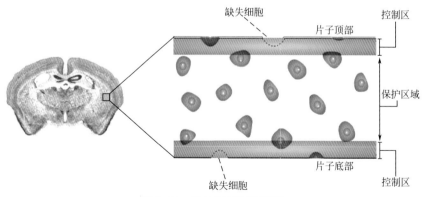

图 3-28   **保护区域和控制区**

（2）断面采样率（section sampling fraction，ssf）：即实验的切片数（如每隔 5 片），间隔是有系统化的，但开始的第一个切片应该是随机抽选出来，如果我们的切片间隔为 5，那就会有五组不同的切片组可以用来抽样。如图 3-29 所示。

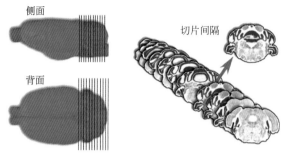

图 3-29　切片间隔

（3）区域采样率（area sampling fraction，asf）：被抽样的各切片区域所占百分比（如25%）。

asf =计数框的面积/网格线的面积

计数（体视）框确保物体会被计数，且仅被计数一次（不重复）。图3-30所示。

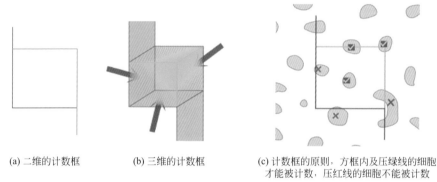

(a) 二维的计数框　　　　(b) 三维的计数框　　　　(c) 计数框的原则，方框内及压绿线的细胞才能被计数，压红线的细胞不能被计数

图 3-30　**计数（体视）框**

网格线确保组织抽样是依照系统化及随机取样的规则进行，即在感兴趣的区域中摆放网格线应为随机性的。在切片中所感兴趣的区域所使用的网格线设置及计数（体视）框大小都应相同。如图3-31所示，白色的虚线为网格线，红绿线的小框为计数框。计数框应该是小于或等于网格线的大小。

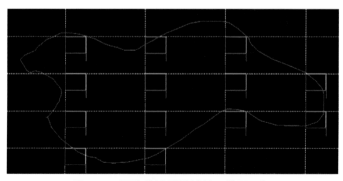

图 3-31　**网格线设置及计数（体视）框**

错误的系数（coefficient of error，CE值）

CE值是求一个更精确的估计值所产生出的估算，CE值＝生物的变异性＋抽样误差，旨在让您了解您拟订的取样方法是否合适。一个低的CE值表示抽样误差发生的可能性非常低，换而言之，取得一个好的估计母体的可能性相对高。实验中CE值应控制在0.1及以下。

综上所述，细胞总数的母体估计与以上参数密切相关，切片厚度、取片间隔、保护区域、计数框和网格线大小。好的参数设计可以做到事半功倍的效果，参数可以参考已发表的文章，也可以自己摸索设置。

5. OPTICAL FRACTIONATOR 应用程序

（1）定义所要计数的区域（Indicate the Area Used for Counting）

① 设置主题，包括实验名称、主题及切片的厚度、取片的间隔等。见图3-32。

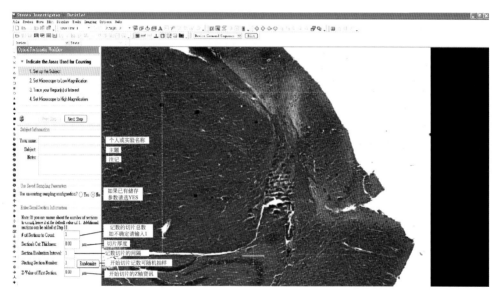

图3-32　设置主题

② 追踪感兴趣的区域：先低倍镜头下（2.5×或5.0×），圈选目的区域，如图3-33微观（micro view）中的黄线区域，再切换镜头至高倍镜（63×或100×）。

（2）参数的设置（Define Probe Configuration）

① 测量片子的厚度（Measure Mounted Thickness），包括计数前测量厚度及平均、计数时作实际厚度测量、测量每个计数框的厚度等，如图3-33的备注。

② 定义计数框的大小（Define the Counting Frame Size），图3-34中红绿线的正方形（或macro view中白色小正方形）即为计数框，可手动输入计数框的XY值大小。

③ 定义SRS网格大小，该数值决定了在圈选目的区域内拟计数的计数框的个数，可手动输入XY值的大小。图3-35中白色虚线即为SRS网格大小。

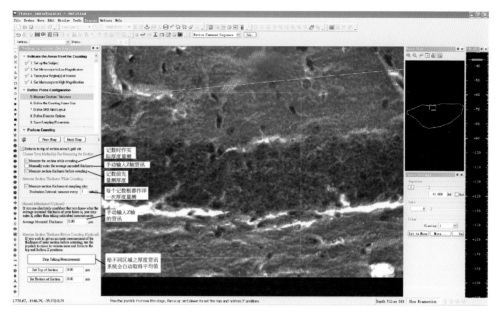

图 3-33　圈选目的区域

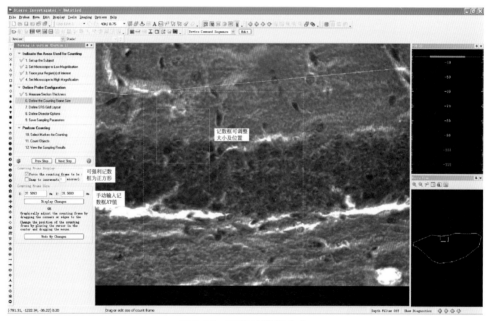

图 3-34　定义计数框大小

④ 定义体视框的厚度，根据实际测量的片子厚度定义控制区和体视框的厚度，最后保存参数。见图3-36。

（3）计数（Perform Counting），选择合适的标识用于计数，计数时计数框XY方向依据计红不计绿（或者相反）的原则，右侧刻度显示了Z轴方向的厚度，绿色

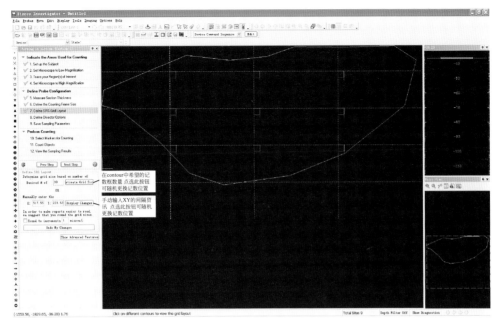

图 3-35　SRS网格大小

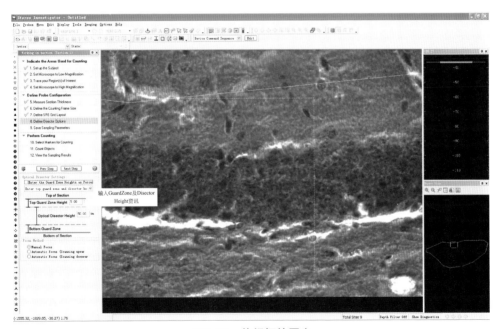

图 3-36　**体视框的厚度**

为体视框高度可计数范围，红色为控制区高度及其外不可计数范围，当Z轴进入红色范围内时标识显示为不可计数范围。最好可查看计数的结果。见图3-37。

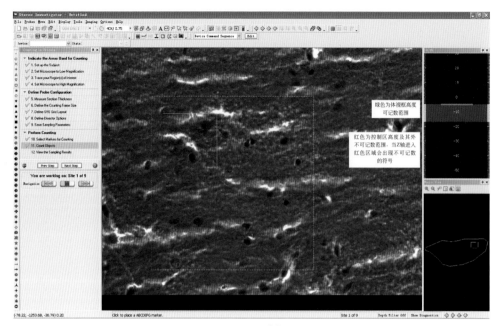

图3-37　计数

6. OPTICAL FRACTIONATOR的应用举例

用Stereo Investigator 软件（MicroBrightField，9.0，Inc.，USA）的光学分数探针（optical fractionator probe）进行单标GnRH和双标GnRH/c-Fos的定量。实时影像、低倍镜（×5）下圈选感兴趣的区域，用100×油镜、1.3数字孔径的物镜（Leica，型号DM4000B，Germany）进行高倍计数。考虑到GnRH神经元的数量少并且分布不均匀的现象，参数设置如下：计数框和SRS网格的大小均定为75μm×75μm。通过微尺测量脑片皱缩后的实际厚度，依据皱缩后的平均厚度确定计数框的可视体视框高度和控制区高度。比如脑片的平均厚度是12μm，计数框的体视框高度设为8μm，控制区高度分别设为2μm。

参考文献

［1］Howard CV, Reedmg. Unbiased stereology. 2nd ed., Bios, Oxford, 2005.

［2］Baddeley A, Vedel Jensen EB. Stereology for statisticians. Chapman & Hall, Boca Raton, 2005.

（张　静）

第十节　共聚焦扫描及定量技术

一、激光共聚焦显微镜的成像原理

与普通显微镜相比，激光共聚焦显微镜使用激光作为光源。普通宽视野光学显微镜常采用水银弧光灯或者氙灯等作为光源，其发射的光线实际上具有不同波长，显微镜对不同波长的光线具有不同的折射率，因而不同波长的光聚焦在不同的焦点上，使得成像模糊（此即色差）。而激光的单色性非常好，光源波束的波长相同，从根本上消除了色差。

其次，采用了共聚焦技术。普通显微镜中当入射光照射到样品的一定厚度，位于焦平面外的反射光也可通过物镜而成像，使图像的信噪比降低，影响了图像的清晰度和分辨率。激光共聚焦显微镜的光路中，存在着两个针孔（pinhole），分别称为照明针孔和探测针孔。激光束经照明针孔，经由分光镜反射至物镜，并聚焦于样品上，对标本焦平面上每一点进行扫描。组织样品中的荧光物质被激发后发出的荧光经原来入射光路直接反向回到分光镜，通过探测针孔时先聚焦，聚焦后的光被光电倍增管探测收集后，信号输入计算机进行处理。在这个光路中只有在焦平面的光才能穿过探测针孔，焦平面以外区域射来的光线在探测小孔平面是离焦的，不能通过小孔。由于照明针孔与探测针孔相对于物镜焦平面是共轭的，焦平面上的点同时聚焦于照明针孔与探测针孔，焦平面以外的点不会在探测针孔处聚焦成像。因此称为共聚焦。共聚焦技术进一步消除了显微镜的球差和色差。

再次，采用了点扫描技术。普通光学显微镜中使用的是场光源，由于光散射，在所观察的视野内，样品上的每一点都同时被照射并成像。由于标本上的每一点的成像都会受到相邻点的衍射光和散射光的干扰，因而影响了图像的清晰度。激光共聚焦显微镜则将样品分割成无数的点，采用点光源逐点进行扫描，因而得到的图像信息更为精细。由于使用激光束对样品进行激发时，只能激发样品上激光汇聚的某一个点。为了最终形成一幅完整的图像，在激光共聚焦扫描显微镜中引入了XY扫描振镜，满足了逐点逐行扫描焦平面信号的需求。

此外，激光共聚焦显微镜利用光电倍增管放大信号，用计算机收集和处理信号。光电倍增管（PMT）可以对微弱的信号进行放大，通过调节光电倍增管的增益（Gain）和背景（Offset），可以大大提高共聚焦显微镜检测的灵敏度。

二、激光共聚焦显微镜在神经变性疾病研究中的运用

在神经变性疾病的研究中，激光共聚焦显微镜可以对各种组织、细胞（如神经元、胶质细胞）及其亚细胞结构（如细胞骨架、线粒体）等进行形态观察，也可以对各种病理产物（如 Aβ、tau 蛋白、NFT、α 突触核蛋白等）进行形态观察和定量，还可以对细胞内各种生理特性进行测定（如钙离子浓度、膜电位、pH值、细胞间通讯、细胞膜流动性）以及细胞内一些重要病理生理过程，诸如细胞凋亡、转录因子核转位、钙释放等进行动态观察。神经变性疾病疾病研究中常用的荧光探针（表3-2）的选择如下：

（1）细胞内游离钙测定，常用的有 Fluo-3、Rhod-1、Indo-1、Fura-2 等，前两者

表 3-2　神经变性疾病研究中常用的荧光探针

探针分类	名称	特点
细胞内游离钙探针	Fluo-3、Rhod-1	单波长，定性
	Indo-1、Fura-2	双波长，定量
DNA/RNA 探针	吖啶橙（acridine orange，AO）	
	碘化丙锭（propidium iodide，PI）	不能标记活细胞
膜电位探针	DiBAC4	最常用
pH 探针	SNARF 类、SNAFL 类、BCECF 等	偏中性、胞浆
细胞器探针	mitotracker、DA SPMI、DA SPEI、JC-1、Rhodamine-123	线粒体
	NBD 神经酰胺、BODIPY 神经酰胺	高尔基体
	Dil、DIoC6	内质网
	DAMP、中性红	溶酶体
细胞标记探针	神经胶质纤维性蛋白（GFAP）、谷氨酰胺合成酶、S100	星形胶质细胞
	NeuN、β- Ⅲ -tublin	神经元
	Iba-1	小胶质细胞
	Sox10	少突胶质细胞

为单波长探针，利用其单波长激发特点可直接测量细胞内钙离子（Ca^{2+}）的动态变化，为钙定性探针。后两者为双波长激发探针，利用其双波长激发特点和比率技术，能定量测定细胞内钙离子，为钙定量探针。

（2）DNA 和 RNA 常用的有吖啶橙（acridine orange，AO）、碘化丙锭（propidium iodide，PI）。两种探针都可以标记 DNA 和 RNA，如果想要标记单独一种，染色前可以使用 RNA 酶或者 DNA 酶处理细胞。PI 不能进入完整的细胞膜，因此不能标记活细胞内的 DNA 或者 RNA。

（3）膜电位探针利用荧光探针在细胞膜内外分布的差异测定膜电位，可以用于连续监测膜电位的迅速变化。可分为快、慢两类。DiBAC4 为最常用的膜电位荧光探针。

（4）pH 值有偏中性和偏酸性两类。常用于偏中性即细胞浆的 pH 测定的荧光探针有 SNARF 类、SNAFL 类、BCECF 等。

（5）细胞器探针：线粒体常用的探针有 mitotracker、DA SPMI、DA SPEI、JC-1、Rhodamine-123 等。高尔基复合体常用的荧光染料有 NBD 神经酰胺、BODIPY 神经酰胺。内质网常用 Dil、DIoC6。溶酶体的探针有 DAMP、中性红等。

（6）细胞的标记：细胞的标记则一般选用相应的一抗和细胞表面成分结合，再偶联有荧光探针的二抗。星形胶质细胞常用神经胶质纤维性蛋白（GFAP）、谷氨酰胺合成酶（GS）、S100 等一抗标记，神经元一般用 NeuN、β- Ⅲ -tublin 作为一抗标记，小胶质细胞一般用 Iba-1 作为一抗进行标记，少突胶质细胞一般用 Sox10 作为一抗标记，神经干细胞一般用无刚毛鳞甲复合体同源物样蛋白1（ascl 1）、双肾上腺皮质激素（DCX）、神经巢蛋白属中间微丝（nestin）等进行标记。

三、激光共聚焦显微镜结构

本节以ZEISS LSM 780为例说明现代激光共聚焦显微镜的结构组成。LSM 780激光扫描共聚焦显微镜主要包括稳压电源、激光器、电动荧光显微镜、扫描检测单元、电脑工作站及其他相关附件，见图3-38所示。常用的激光器见表3-3。

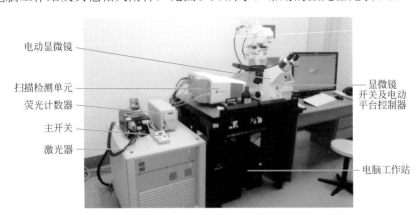

图3-38　LSM 780激光共聚焦显微镜部件实物图

表3-3　激光共聚焦显微镜常用的激光器

激光器	功率/mW	发射波长/nm	常用染料
近紫外diode固体激光器	30	405	DAPI、Hoechst和Alexa405等
蓝极光Ar多线激光器	25	458、488、514	GFP、YFP、FITC、Alexa488等
绿激光DPSS561-10激光器	20	561	Alexa594、Rhodamine、Cy3等
红激光、He-Ne激光器	5.0	633	Alexa647和Cy5等

（1）电动荧光显微镜为Zeiss研究级倒置电动显微镜Obser Z1，配有10×、20×、40×，40×水镜，63×油镜，100×油镜，所有物镜均带有微分干涉差（DIC）功能。

（2）扫描检测装置内包含左右各一个PMT，中间一个光谱型GaspaPMT，其中左右两个PMT可以检测到的波长范围为410～735nm，Gaspa可以检测到的波长范围为410～695nm。

（3）操作软件为ZEN 2012 Black Edition和ZEN 2012 Blue Edition。

（4）若共聚焦显微镜可以进行活体标本观察，则一般会配置活细胞恒温培养系统，可放置6孔板、24孔板、玻片、35mm和60mm培养皿等。

四、基本扫描及图像获取

本部分拟从激光共聚焦显微镜基础的扫描方式入手，帮助读者理解共聚焦显微镜常见参数的意义及其调节方式，掌握基本的图像采集本领。

1.基本定义

Track：指一系列扫描程序的设置，内含多个channel。

Channel：指扫描所采用的信号检测装置，与硬件系统中的pmt相对应，不同Track可以共用一个Channel进行扫描，不同Channel也可以同时存在于一个Track。

Gain值：光电倍增管可以将微弱的信号放大，通过调节Gain值，可以调整信号放大强度，提升检测灵敏度，但加大信号的同时也加大了噪声信号。

Offset：扣除背景信号。

2.材料

新鲜的免疫荧光染色片、无水乙醇、擦镜纸。

3.操作步骤

（1）开机：打开稳压电源后，依次打开主开关、系统开关、组件开关、Ar离子激光器、荧光计时器、电动显微镜、载物台、电脑工作站。最后双击桌面的"ZEN Black Edition"，点击"Start System"，系统会进行自检，自检结束后进入工作界面。Zeiss black的工作界面如图3-39所示。

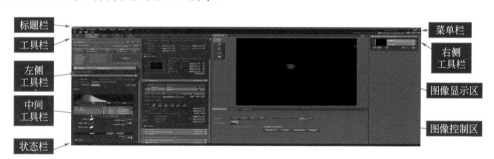

图 3-39 **Zeiss black 的工作界面**

（2）标本放置：推开电动显微镜镜架，双手按下载物台上的按钮，移动载物台上的锁定件，将玻片一侧先放入锁定槽，再移动锁定件，将标本卡紧。注意玻片放置时盖玻片应朝下。放置玻片之前应注意观察载物台下物镜及其位置，放置标本时物镜宜在于低倍镜底下，若物镜距离标本较近，应下调Z轴位置，以免放置标本时碰触镜头。

（3）镜下观察：点击主界面菜单栏" "菜单，进入镜下观察状态。根据需要，选择BF（明场）、DIC（10×、20×），（DIC40×、63×、100×）、DAPI、GFP、Rhodamine等进行观察。BF即使用可见光投射光对标本直接进行观察。DIC则是利用棱镜系统和偏振片对标本进行微分干涉差显微镜观察。DAPI、GFP、Rhodamine等则是对标本进行荧光观察。操作时点击TFT屏"Microscope"按钮，再点击"Control"可在10×、20×、40×、63×、100×等不同物镜之间切换。镜座右侧中部的细准焦螺旋，调节焦距，以便在镜下看到清晰的物像（Zeiss 显微镜在切换镜头时会自动调节到其工作距离范围内，因此一般用细准焦螺旋，很少用粗准焦螺旋）。对于初学者而言，可以点击"Microscope"界面中的"XYZ"选项，辅助定位，避免调节过度，当 Z 轴上限和下限到达时，系统会自动提示。

（4）图像采集

① 模式切换：点击菜单栏" 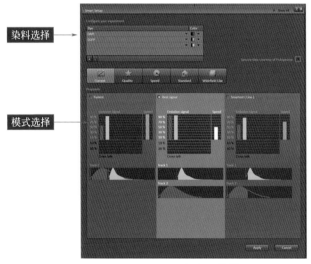 "选项，进入图像采集界面，系统会自动切换硬件进入状态。

② 光路设置：对于初学者而言，推荐通过点击菜单栏下方的"Smart Setup"，进行自动光路设置。见图 3-40。当对光路设置较为熟悉之后，再进行手动设置。

染料选择

模式选择

图 3-40　　Smart Setup 光路设置界面

在"Configue Your Experiment"对话框中选择自己使用的染料（dye）及颜色。在"Proposal"中选择采取的采集模式，根据需要选择 Fastest、Best Signal、Smartest 等模式。

a. Fastest 模式（图 3-41）：是将所有的染料放在同一个 Track 中同时进行扫描，根据颜料发射荧光的波长，系统会自动选择接收的 PMT（即 Channel1、Channel2、Channel Gaspa），由于所有的染料是在同一个 Track 中进行扫描，因而其扫描速度是最快的。但是由于其不同的 PMT 同时接收不同的荧光，因此有可能发生串色。

b. Best Signal 模式（图 3-42）：是将不同的染料放在不同的 Track 当中，每个 Track 依次扫描，每个 Track 之间的信号互不干扰，因此不会发生串色，获得的信号较佳，但所需时间较长。

c. Smartest 模式：是将波长相隔较远的荧光同时用一个 PMT 接收，容易发生串色的激光放在不同的 Track 中。因此，其扫描速度介于 Fastest 模式和 Best Signal 之间。

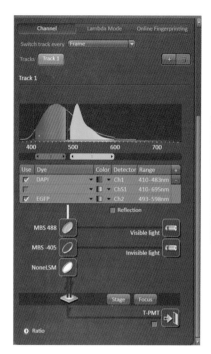
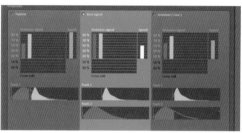

图3-41　Fastest 模式的光路示意

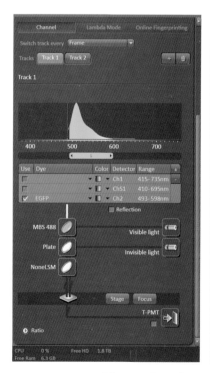
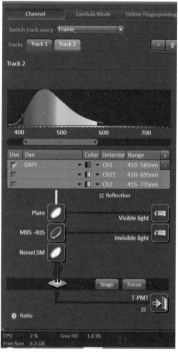

图3-42　Best Signal 模式的光路示意

LSM 780配有32通道Gaspa PMT，当采集荧光在三种以上时，采用"Smart Setup"进行光路设置，则系统会自动调用Gaspa PMT，从而降低其使用寿命。因此当对光路比较熟悉时，可自行进行光路设置，将不同荧光放在不同的Track中或者将相对不易串色的荧光放在同一个Track中进行采集，从而优化荧光使用。

③采集图像参数设置：进入中间工具栏，在"Acquisition Mode"菜单（图3-43）中进行采集图像参数设置。

在"Obejective"选项中点击下拉框，选择采集所用物镜。

Scan Mode为扫描模式，有逐点扫描（Spot）、逐线扫描（Line）、逐框扫描（Frame）、在同一个Track内部有多个Channel（即有多种荧光时），就存在着是先逐点还是逐线还是逐框对不同荧光进行扫描的问题。一般为了扫描速度考虑，多采用框扫描。同时扫描模式也与采图平均方式相对应。

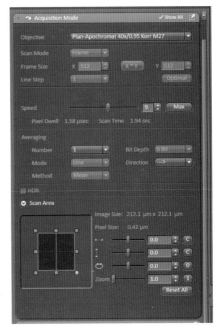

图3-43　Acquisition Mode菜单

Frame Size对话框中可以选择扫描框的像素大小，为了扫描速度，一般选择512×512像素，为了成像质量，也可以对成像像素进行调整。

Speed：扫描速度受到扫描模式等的影响，为了成像质量，一般设在6～9，扫描总时间受扫描速度、"Frame Size"的调整。

Averaging为图像平均设置，Number为采图平均数，以2～4为宜。平均模式即与扫描方式相对应进行平均。平均方法有均值平均（Mean）和综合平均（Sum），平均位数有8位、12位、16位可供选择。

Scan Area对话框中可以选择调节扫描的区域，并对感兴趣区域进行任意角度的旋转"　"，同时可以进行缩放调节"Zoom"。

④图像预览：点击菜单栏"Live"选项，进入图像预览状态。在此状态下，可以对各个Track的参数进行精细调节。

展开中间工具栏的Channel菜单（图3-44），

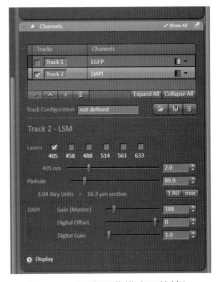

图3-44　图像预览模式下的精细调节—Channel菜单

点击相应的Track或者Track中的Channel，使其处于灰色选中状态（Enable），并在对应的Track前打钩，以激活该通道，便可对相应的采集具体参数进行精细调节。

Lasers：在"Lasers"选项中可以对激光管的电压进行调节，从而调节激光能量，激光管电压越高，激光强度增强，则荧光信号越强，但此时标本更容易发生荧光淬灭或者被漂白。因此在保证成像质量的前提下，激光能量宜尽可能小，一般控制在2%以内。

Pinhole："Pinhole"选项可以对针孔进行调节，Pinhole值是影响共聚焦显微镜光学切片厚度的关键因素，加大Pinhole值会增加光学切片的厚度，此时有更多的非焦平面的光进入针孔，信号增强，但同时轴向分辨率降低，降低了图像质量。当Pinhole值足够大时，可使光路失去共聚焦的意义。理论上讲，Pinhole值越接近一个AU，成像质量越好，但有时样品信号较弱，可适当增加Pinhole值。

PMT：另一个重要的调节即是对相应的采集光电倍增管参数进行调整。Gain值（增益）是对光电倍增管的电压进行调节进而调节其信号放大强度，Gain值增大，则信号和混杂信号同时增大。因此在图像质量可以的情况下应采取尽可能小的Gain值。调节时可以注意观察图像区域的图像颜色是否过深，并可将图像控制区域中的"Range Indicator"打钩，以观察是否出现过曝（图3-45以红色指示）。实际运用中对于新鲜制备的标本，Gain值以控制在600以内，"Range Indicator"显示图像少量过曝为宜。Offset值可以对混杂信号进行调整，以扣除背景。理论上，Offset值越接近于0越好。Digital Gain则是通过数码处理，进一步增强信号的方式，实际运用中较少使用。

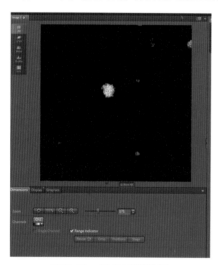

图3-45　**图像过曝指示**

注意：在图像预览模式下，由于共聚焦显微镜不断地扫描，宜逐个Track进行预览，以减少机器的硬件切换负担。

⑤ 图像获取和保存：当在图像预览模式下获得满意的图像时，可以点击菜单栏"![Snap]"，进行图像采集。先将Channel选项中需要进行采集的Track打钩选中，再点击"![Snap]"，则系统会自动建立一个项目文件，进行拍照。拍照完成后可以通过几种方式保存项目源文件，一是通过点击菜单栏的"File"，选中"Save"进行保存，二是通过点击工具栏中的保存按钮"![save]"进行保存。三是点击右侧工具栏图像下方的"![save]"进行保存。

照片拍摄结束后应立即保存。若未保存则再次点击"![Snap]"时，所采集到的图像将覆盖原有未保存文件。若不想及时保存文件，则可通过菜单栏"File"菜单或者工具栏新建按钮——▣或者右侧工具栏的新建按钮——▣建立一个新的文件进行新的图像拍摄。

注意：图像拍摄后应保存为 .czi（新版 Zeiss 源文件）或者 .lsm（旧版 Zeiss 源文件）格式的源文件，以保存全部的图像信息，以便后续图像处理和分析。

（5）关机：关闭软件：主菜单点击"File"，选择"Exit"，或者直接点击窗口右侧"×"图标，关闭 ZEN 软件。依次关闭主电脑操作系统、显示器电源、载物台电源、显微镜系统电源、荧光灯电源（X-cite 120）、Ar 离子激光器，先将扳钮从"Laser On"扳到"Stand By"状态，再将钥匙从水平方向转到垂直方向，归零。

注意：此时应等待机器散热，当激光器风扇停止转动后再关闭 Ar 离子激光器总电源。最后关闭扫描硬件系统（Components）电源开关，关闭系统、电脑电源开关，关闭总开关及稳压电源开关。清洁镜头和台面，待机器充分冷却后，盖防尘罩。

4.常见问题及其解决

尽管激光共聚焦显微镜的操作已经十分模块化和智能，但对于初学者来讲，在具体使用中还是会遇到一系列的问题。其中最重要的便是打开显微镜预览之后，图像显示区域一片黑，无法看到图像。这个时候应当冷静从容，逐项排查，以确定没有图像的原因，并进行处理。主要从以下方面进行排查：

（1）查看图像控制区域的信号图形（图 3-46），以确定 PMT 是否能检测到信号，是信号太弱还是没有信号。若信号图形曲线下有面积，则表明 PMT 有检测到信号，此时应检查图像控制区域下方的 Channel 控制窗口，以确定是否 Channel 未处于激活状态，导致图像未显示。若信号图形下根本没有信号，则应排查其他原因。

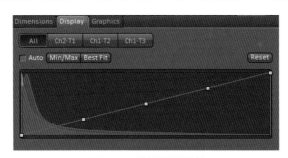

图 3-46　信号图形指示

（2）首先，确认 PMT 增益，看 PMT 的增益是否过低，从而导致未能检测到过弱的信号。

（3）其次，确认样本是否在焦距范围之内。若能在镜下观察到样本的荧光信号，则在预览状态下只要微调细准焦螺旋便可观察到信号出现。

（4）确认是否在标本所在区域，移动样品位置，看附近有没有荧光信号。

（5）若上述检查均未发现问题，则应仔细查看光路设置，看是否设置了正确的染料，采用了正确的激发波长，发射波长是否在 PMT 检测范围之内（"Smart Setup"

下一般不会出现此问题。）

五、微分干涉差（DIC）扫描及图像获取

微分干涉差（DIC）扫描是对于非荧光染色标本或者荧光染色和非荧光染色共存的标本进行图像采集时的一种采集方式。DIC显微镜又称Nomarski相差显微镜，其优点是能显示结构的三维立体投影影像。与相差显微镜相比，其标本可略厚一点，折射率差别更大，影像的立体感更强。

DIC的技术原理：DIC利用的是偏振光，有四个特殊的光学组件——偏振器（polarizer）、DIC棱镜、DIC滑行器和检偏器（analyzer）。偏振器直接装在聚光系统的前面，使光线发生线性偏振。在聚光器中则安装了石英Wollaston棱镜，即DIC棱镜，此棱镜可将一束光分解成偏振方向不同的两束光（x和y），二者成一小夹角。聚光器将两束光调整成与显微镜光轴平行的方向。最初两束光相位一致，在穿过标本相邻的区域后，由于标本的厚度和折射率不同，引起了两束光发生了光程差。物镜的后焦面处安装了第二个Wollaston棱镜，即DIC滑行器，它把两束光波合并成一束。这时两束光的偏振面（x和y）仍然存在。最后光束穿过第二个偏振装置，即检偏器。检偏器将两束垂直的光波组合成具有相同偏振面的两束光，从而使二者发生干涉。x波和y波的光程差决定着透光的多少。光程差值为0时，没有光穿过检偏器；光程差值等于波长一半时，穿过的光达到最大值。于是在灰色的背景上，标本结构呈现出亮暗差。

DIC显微镜使细胞的结构，特别是一些较大的细胞器，如核、线粒体等，立体感特别强，适合于显微操作。目前像基因注入、核移植、转基因等的显微操作常在这种显微镜下进行。

1.操作步骤

（1）开机，打开ZEN 2012 Black Edition软件主界面。

（2）放置标本，点击"Locate"选项，点击DIC（10×、20×），在TFT屏选择"Microscope"，点击"Control"，选择10×物镜，调节焦距找到观察位置。必要时切换20×、40× DIC物镜进行观察。

（3）点击"Acquisition"选项，进入图像采集界面。点击"Smart Setup"，进行光路设置。在中间工具栏中选中一个Track使其处于激活状态，在左侧光路图中将T-PMT打钩，则设置了DIC光路。由于DIC光路所需的激光能量较小，因此一般选择GFP等的Track。

（4）点击"Live"选项，调节各个Track的图像采集参数，注意调节T-PMT的Gain值，"Offset"、"Digital Gain"，以获得满意的图像。同时可以调节硬件系统中的DIC滑行器、检偏器等获得更佳的立体效果。

（5）获得满意的预览效果后，点击"Stop"，切换到"snap"模式，拍摄图像。

（6）保存图像，关机。

2.注意事项

DIC扫描时，最好关灯，以避免外界光线进入光路，影响成像效果。

六、拼图扫描及图像获取

高倍镜下成像共聚焦显微镜成像较为清楚，但成像范围十分局限，有的时候标本大小过大（如全脑片），即使在低倍镜下也无法拍摄其全景。拼图扫描（Tile Scan）通过依次扫描不同部位图像再进行数码拼接，可以有效地解决上述问题。

操作步骤

（1）开机，打开ZEN 2012 Black Edition，并进入主界面。

（2）放置标本，点击"Locate"，在镜下找到需要拼图的区域，尽量将成像区域的中心置于视野中央（共聚焦显微镜是以中心位置向四周扩展进行拼图的，这样保证拼图区域都可以被扫描到）。

（3）点击"Acquisition"，设置光路。

（4）点击"Live"，调整好每个Track中的图像采集参数，以获得较好的图像。

注意处理好不同颜色荧光之间的关系，可以对不同荧光的强度进行适当调整，这样可使得到的merge图更加层次分明。

（5）点击菜单栏上方的"Macro"，选择事先设置好的macro（一般由专业工程师设定），进行校正。

（6）将"Tile Scan"前复选框打钩，此时中间工具栏"Tile"选项卡被激活。在其中选择需要拼图的块数，输入数值后点击"Enter"确定。点击"Start Experiment"开始拼图扫描（图3-47）。

（7）等待扫描结束，保存图像，关机。

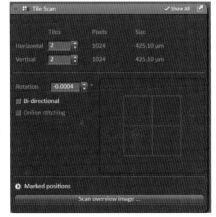

图3-47　**Tile Scan菜单**

七、Z-Stack扫描及图像获取

共聚焦显微镜对于焦平面的样品成像十分清楚，但对于焦平面以外的样品则无法成像。因此，当标本的厚度较大时，往往通过Z-Stack对样品逐层进行光学切片扫描，从而获得样品在Z轴上的完整信息，并进行3-D重建等工作。

操作步骤

（1）开机，开启Zen 2012 Black Edition，并进入主界面。

（2）放置好标本，点击"Locate"，并在显微镜下找到需要观察区域。

（3）点击"Acquisition"，进入"Smart Setup"进行光路设置。

（4）点击"Live"，在Channel选项中对各通道采集参数进行调整，以获得满意的图像。

（5）将Z-Stack打钩选中，此时中间工具栏Z-Stack选项卡被激活。Z-Stack选项卡中关于扫描量程选择有First/Last和Center两种模式。对于初学者而言，选择First/Last模式更易上手。展开选项卡，点击"Live"，调节焦距，找到样品Z轴两端刚好不能成像的区域，分别设为Z轴扫描起点（Set First）和终点（Set Last）。调节光学切片的张数和厚度（图3-48）。有时为了更加精确地进行扫描范围的限定，可以在设定完First、Last位置之后，点击"Center"模式菜单，此时系统已经确定了First、Last、Center的位置，选择需要扫描的荧光通道，点击"Range Select"选项，系统将自动进行First、Last之间的全量程扫描。扫描结束后，可以看到不同的荧光在全量程内的分布，因此我们可以通过拉动图像中的红线的位置（First、Last位置），再进一步精确地控制扫描量程。也可以选择图中信号最强的位置进行扫描参数的设置，从而避免扫描出的图在不同层面发生过曝现象。

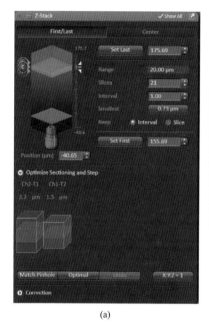

(a)

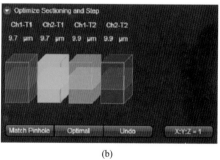

(b)

图3-48　**Z-Stack扫描**

在Z-Stack选项卡中还应进行光学切片的设置。系统提供了两种模式，固定"Interval"（扫描间隔）或固定"Slice"（固定切片数），用户可以根据需要进行选择。对于扫描间隔而言，所选的扫描间隔越小，则光学切片越薄，成像越精细，而扫描时间越长。

需要注意的是，当在同一个Track中有两个Channel的时候，由于不同荧光的波长不同，导致其光学切片的厚度和Pinhole不同，此时需要进行Match Pinhole的操作，以保证其按照相同的Pinhole和相同的光学厚度进行切片扫描，以避免成像误差（图3-48）。

（6）点击"Start Experiment"，进行图像采集。

（7）保存图像，关机。

八、时间序列扫描

有时需要对活细胞标本进行动态成像，利用时间序列扫描对样品按照设置进行连续的扫描，可以获得样品随时间变化的信息。

操作步骤：

（1）开机，打开ZEN 2012 Black Edition，Start System进入主界面。

（2）放置标本，点击"Locate"选项在镜下找到需要观察的位置。

（3）如前文所述进行光路设置和采集参数设置。

（4）在左侧工具区多维扫描区域找到时间序列扫描（Time Series Scan），并在其前打钩，此时中间工具栏的"Time Series"选项卡被激活（图3-49）。

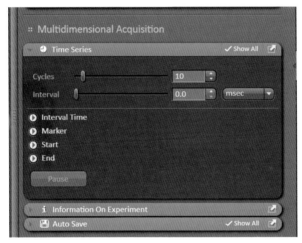

图3-49　时间序列

（5）设置时间序列扫描参数：对于简单的时间序列扫描而言，只需要设置好扫描的循环数即可。可以通过拉动滚动条或者直接输入数字设置循环（Cycle）。理论上讲，系统可以处理的最大循环数为100000，但是由于系统所能存储的数据有限，并且可以处理的循环数还与采集的图像设置有关，因此实际运用中设置的循环数应低于此值。

Interval Time指的是两个循环之间的间隔时间，可以通过右侧下拉菜单改变其单位为ms、s或者min。扫描时间间隔应当大于单条线或者单个框的扫描时间。

（6）有经验者可以根据需要进行Interval Time、Marker、Start、End等的高级设置，限于篇幅，本书不在此赘述。

九、激光共聚焦图像定量及后处理

激光共聚焦扫描显微镜得到多通道、多层面的清晰图像只是共聚焦显微镜功能的一小部分，利用数据源文件进行进一步的后处理，以获得对样品的定性、定量分析方是最终目的。

操作步骤

（1）文件导出：在获得图像源文件之后可以通过几种方式将图像导出。

① 利用ZEN 2012 Black Edition进行文件导出。

a.在ZEN 2012 Black Edition中打开需要导出的文件。

打开ZEN 2012 Black Edition，选择"Image Processing"进入主界面，点击菜单栏"File"，选择"Open"，打开需要处理的文件。

b.点击"File"菜单下的"Export"子菜单，进入"Export"对话框（图3-50）。

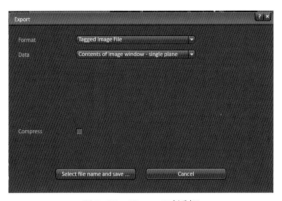

图3-50　**Export对话框**

在"Format"选项中可以选择所需的图像格式，有czi、lsm4、lsm5、tif、bmp、jpg等一系列常见的图像格式。Data中可以选择需要导出的数据，其中"Raw data-single plane"可以导出原始数据，当选择"Raw data-single plane"模式进行图像输出时，可以选择RGB模式或者Palette-image模式进行输出，RGB模式是选择红光、绿光、蓝光三个通道融合merge形成的图像。而在Ralette-image模式下则可以选择需要输出的单个通道。"Contents of image window-single plane"是输出当前图像显示窗口的内容，此时可以对图像控制窗口中的"Channels"进行选择，以决定窗口所显示的通道，改变窗口输出内容。在此种模式下，输出图像的分辨率即为当前屏幕显示图像的分辨率。因此，与图像显示时是否缩放有关。[区别于Full resolution模式：Full resolution image window也是输出当前窗口所显示的内容，不同的是其输出的是图像原始的分辨率（如512×512、1024×1024），与显示时是否缩放无关]

上述三种模式下都可以点击"Compress"，对输出图像进行压缩处理。点击"Select file name and save"弹出对话框，对输出图像进行保存。

② 利用 ZEN 2012 Blue Edition 进行图像输出。

a.在 ZEN 2012 Blue Edition 中直接打开图像，或者利用 ZEN Black Edition 打开图像后点击"File"菜单下的"Send to ZEN 2012 Blue Edition"。

b.点击模式切换窗口切换模式到 Processing（图像处理）图 3-51。

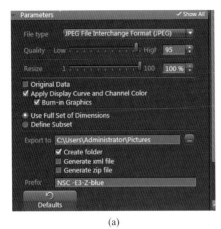
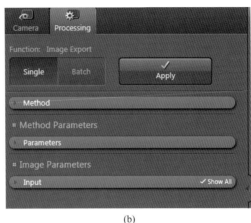

(a)　　　　　　　　　　　　　　　　(b)

图 3-51　Processing 菜单

c.在 Processing 窗口中根据需要选择"Single"（单张操作）或者"Batch"（批量操作）：首先介绍单张输出，在"Method"选项中选择"Image export"，在"Parameters"中可以对输出参数进行设置。若未显示全部参数，请在选项卡右上点击"Show All"。在"File type"中选择输出格式，并选择是否转换成8位，是否压缩。"Original data"前打钩则输出原始数据，"Merge Channel Image"前打钩则输出merge 图像，"Individual Channel Image"前打钩则输出单通道图像。此外还可以选择输出的文件夹，是否建立文件夹以及文件名前缀。点击"Apply"按钮，则可以按照设置进行图像输出。

对于批量操作，则首先需要将功能切换到"Batch"，在右侧窗口中点击"Add"批量载入需要处理的文件。选中单个文件对其进行上述的输出设置，此时不要点击"Apply"。先在右侧文件列表右上方选择"Copy Parameters"，然后按"Shift"键选中其他未进行设置的文件，点击"Paste Parameters"对其进行设置，最后点击"Apply"按钮，则可以按照设置批量输出图像。

（2）荧光双标、三标标本的共定位（多通道图像的共定位）：对于多种荧光标记的样品，在采集到多通道的荧光图像后，ZEN 2012 中的图像浏览界面中提供了Coloc 视图（图 3-52）。在 Coloc 视图中，用户可以分析多通道荧光图像中两种荧光的共定位关系。软件可以提供荧光共定位散点图和相关分析数据表格，还可以将荧光信号单独表达的区域和共表达的区域在原始图像中用不同的伪彩标记出来。在表格上点击右键，选择"Save Table"选项，可以将表格中的数据保存为"*.txt"文件；

也可以选择"Copy Table"选项，将表格中的数据直接拷贝至Excel表格中。

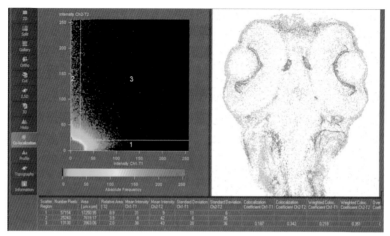

图 3-52　　共定位视图

Coloc视图下方有Co-Localization视图控制界面（图3-53），其中列出了分析荧光共定位所需的工具和参数。

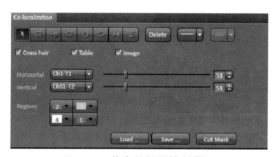

图 3-53　　共定位视图控制界面

① 共定位分析原理：软件中以感兴趣的两个通道（如Channel1和Channel2）的灰度值分别作为X轴、Y轴，图像中每个点在对应通道的灰度值作为其横、纵坐标，建立坐标系绘制散点图。因此，图像中每个点和散点图中的每个点一一对应。如图3-52所示，图中1所示区域为只含有Chanel1信号的点，2所示为只含有Channel2信号的点，3为Channel1和Channel2信号共定位的点。

② 共定位分析步骤

a.选择共定位分析的Channel 在Horizental下拉菜单中选择X轴代表的荧光信号，在"Vertical"菜单中选择Y轴所代表的荧光信号（图3-53）。

b.设置单通道荧光的阈值（即定义散点图中上述不同区域的分区）。

软件中不同通道荧光的阈值是人为设定的。换言之，上述的只含有单通道荧光的区域、共定位的区域抑或是背景的区域是单通道荧光像素点的设置而定的。

如果图形中有肉眼可以识别的单通道荧光像素点，可以利用这些点来进行设置。

可以在Co-Localization视图控制界面最上排的形状工具中，选择适当的形状，如矩形。在图像中选择只含有Ch1信号的区域。此时，由于散点图中只显示感兴趣区域中的像素点，所有的点都集中在X轴附近。用鼠标拖曳“Vertical”下拉菜单右侧的滚动条，调节散点图中十字线横轴的位置，使区域1恰好包含当前散点图中显示的所有点。然后，使用选择工具“”，将感兴趣区域移动到只含有Ch2信号的区域。同样地，此时散点图中所有的点都集中在Y轴附近。用鼠标拖曳“Horizontal”下拉菜单右侧的滚动条，调节散点图中十字线纵轴的位置，使区域2恰好包含当前散点图中显示的所有点。这样，Ch1和Ch2单通道荧光的阈值就定义好了。

如果图像中没有肉眼可以识别的单通道荧光像素点，可以使用只有单通道荧光标记的对照样品来设定。

c.点击“Delete”按钮，删除感兴趣区域，软件会自动计算出整幅图的荧光共定位信息。此时，若点击“Region”右侧的区域按钮，用不同伪彩在图像中标记散点图中不同区域内的像素点。启动伪彩显示的区域按钮，边框成高亮显示。可以通过区域按钮中的黑色三角形按钮，自行定义不同区域的伪彩。共定位表中会显示不同区域共定位的数据，若定位多个感兴趣区域，则共定位表会依次显示不同区域的参数。

d.共定位区域的选取在共定位分析后，若点击“Cut Mask”按钮，可以将图像中同时含有Channel1和Channel2的区域剪切至一新的图像中。

e.其他常用功能：“Save”用于保存共定位分析所设定的阈值“Load”用于加载早先设定的阈值设置，可以通过勾选与取消“Cross hair”、“Table”、“Image”等选项来选择是否显示十字区域分隔线、表格和图像。

③ 注意事项：荧光共定位分析对图像扫描参数有严格的要求。首先，要保证用于荧光共定位分析的两种荧光信号之间不存在信号串扰的现象，以保证荧光信号的准确性；其次，扫描通道设置中，需要调节两个荧光通道的Pinhole直径，使光学切片厚度一致，以保证像素点大小一致；第三，需要比较荧光共定位效果的各张图片，需要使用相同的扫描参数和阈值设定，从而使共定位结果具有可比性。

（3）Z-Stack扫描图像的处理：对于Z-Stack扫描后的图像，最常用的处理工具有Ortho视图、3D视图、最大灰度投影、彩色编码投影等几种。下面分别介绍。

① Ortho视图：Ortho视图中，Z-Stack的图像可以三维正交的方式显示（图3-54）。如图所示，蓝色框内为XY切面图像，绿色框内为XZ切面图像，红色边框内为YZ切面图像。XY切面在XZ和YZ切面上的投影，以蓝色直线标记；XZ切面在XY和YZ切面上的投影，以绿色直线标记；而YZ切面在其他两个切面上的投影以红色直线标记。

Ortho视图中可以通过移动投影线来观察不同切面在第三轴上的变化。例如，移动XY切面的蓝色投影，直线时可以观察Z轴上不同XY切面的图像信息。如用鼠标拖曳投影直线的交叉点，则可同时移动两个切面的位置，观察其变化。切面位置的移动，还可以通过Ortho视图控制界面中的各轴向滚动条来完成（图3-55）。拖

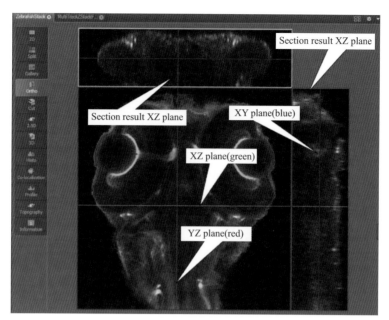

图 3-54　Ortho 视图

动 X Position 滚动条，即可观察 YZ 切面图像随 X 轴变化而发生的改变。也可在滚动条后的输入框中直接输入数字，来设定感兴趣的观察位置。或点击"Mid"按钮，将 YZ 切面置于 X 轴的中间位置。

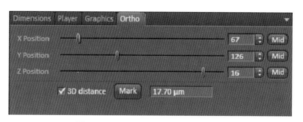

图 3-55　Ortho 视图控制界面

　　空间距离测定：首先，勾选"3D distance"复选框，使用滚动条移动各切面的位置，在 XY 切面上显示出第一个点，并将 XZ 和 YZ 切面投影直线的交叉点移动到该位置；然后，点击"Mark"，软件读取第一个点的三维坐标数据，并将其定义为原点；最后，使用相同的方法，在 XY 切面上显示出另一个点，并将 XZ 和 YZ 切面投影直线的交叉点移动到该位置。此时，图像中会出现黄色线段，代表测量的距离，具体测量数据则自动出现在"Mark"按钮右侧。

　　② 3D 视图：3D 视图模式下会出现多个图形控制界面，包括 3D、Appearance 和 Series。下面分别介绍。

　　a. 3D 视图控制界面中提供了三维重构模式的选择按钮。在确定三维重构模式后，Appearance 视图控制界面中会出现相应的显示调节参数。而 Series 视图控制界面则提供了将旋转观察3D图像的过程输出，为视频的设置。

3D视图控制界面中提供了5种三维重构模式（图3-56）。Shadow模式和Surface模式对于样品表面的重构较好，主要用于材料研究。Transparency和Maximum模式主要用于生物样品研究。

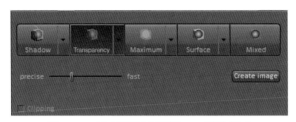

图3-56　3D视图控制界面——重构模式

Shadow模式是一种利用投影来衬托图像立体感的三维重构方式。这是唯一一种不能旋转观察的三维重构模式。因而，图像窗口边框上的功能按钮将部分消失。

Surface模式下，软件会使用比较有颗粒感的渲染方法来重构样本的表面结构，使图像看起来更有质感，对样品的表面结构有较好的强调作用。

Transparency模式形成的3D图像具有一定的透明度。因而，适用于分析样品的三维结构关系。而Maximum模式则只显示投射轴向上最亮的像素点。因此，这种模式下的3D图像有较好的对比度。

Mix模式则是上述效果的混合。通过拖动下方的"precise"和"fast"的滚动条，可以控制3D重构的精细程度。

b. Appearance控制界面可以对不同重构模式进行精细调节（图3-57）。

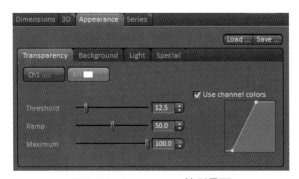

图3-57　Appearance控制界面

Transparency界面："Threshold"滚动条设置的是纳入三维重构图像的灰度下限，即灰度低于此阈值的影像信息在三维重构过程中会被认为是背景。"Maximum"滚动条定义了三维重构图像中颜色的透明度。而"Ramp"滚动条定义了重构图像中颜色从完全透明到完全不透明的变化速度。Ramp值越小，色彩过渡越快；反之，色彩过渡则会变得细腻。调节界面右下角有调节示意图。调节示意图中斜线左下起点的X轴位置，为调节Threshold值；调节斜线的斜率为调节Ramp值；调节斜线右上起点的Y轴位置，为调节Maximum值。在Transparency界面的最上方，ZEN 2011设有荧光通道按钮，可根据通道名称选择某一荧光通道进行调节；也可以选择All按钮，调节所有通道的显示参数。

Background界面中，可以通过"Background color"下拉菜单选择3D图像背景的颜色。

Light界面中，可以通过"Brightness"滚动条来调节3D图像整体的亮度。

对于Shadow和Surface重构模式，软件在Appearance控制界面中专门提供了Surface界面，对重构图像的表面显示形式进行设置。对于Shadow模式，可以通过该界面中的"Roughness"滚动条设置图像表面的颗粒度。对于Surface模式，则可以通过"Ambient"、"Specular"和"Shininess"滚动条来分别调节样品重构表面的亮度、对比度和光泽度。

c. Series视图控制界面（图3-58）：在Series视图控制界面的"Render series"下拉菜单中，提供了三种旋转图像的方式，分别为绕X轴旋转（Turn around X），绕Y轴旋转（Turn around Y）和自定义起止位置（Start and end）。在确定旋转模式后，在"Total frames"输入框中输入视频展示所需的帧数。也可以直接点击输入框右侧的数字按钮来迅速输入帧数。

当选择Turn around X或Y旋转模式时，软件默认为旋转重构图像180°（Fig.68）。在"Total frames"输入框下方的"Difference angle"输入框中输入旋转图像的角度步进（即角度变化幅度），在"First angle"输入框中输入旋转的起始角度。此时，视频展示的范围为以"First angle"角度为起点，以"Different angle"角度为步进，旋转"Total frame"次所覆盖的区域。如果点击"Panorama"按钮，软件将保持"Total frames"不变，自动在360°范围内平均分布各帧图像。

当选择Start and end模式时（图3-58），软件会在"Total frames"下方显示定义起止位置的XYZ滚动条和定义图像显示比例的Distance滚动条。在确认"Total frames"数值后，在Start界面中，调节XYZ和Distance滚动条使图像转动至感兴趣的起始位置；使用相同方法，在End界面中定义结束位置即可。选择"Start and end"模式时，"Preview"按钮会自动激活。可以在设置好起止位置后，点击此按钮预览动画，以确认是否需要对起止位置的设定做进一步的修改。在预览过程中，"Stop"按钮会激活，可点击此按钮停止视频预览。

点击"Apply"按钮，软件会生成一个带有"Render Series"后缀名的图像文件，包含了旋转3D图像的每一帧视频，将此文件输出为"*.avi"文件，即可用常规视频播放软件正常播放。

③ 最大灰度投影（图3-59）可以将Z-Stack图像或时间序列图像中的所有信息整合到一张图像当中，也可用于把不同通道的荧光信号整合到一个通道当中。

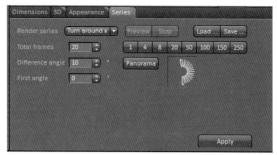

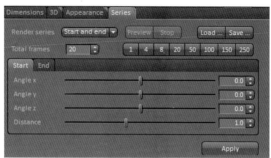

图 3-58　Series 视图控制界面

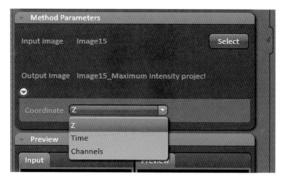

图 3-59　最大灰度投影

a. 打开需要完成最大灰度投影处理的图像。

b. 在 Processing 主页面的图像处理工具列表中选择"Maximum intensity projection"功能。

c. 在图像选择界面中点击"Select"按钮，导入当前图像窗口中打开的图像，其文件名自动出现在"Input Image"右侧。

d. 点击"Output Image"下方的三角形按钮，打开图像处理参数设置界面，在"Coordinate"下拉菜单中选择需要投影的维度。如选择 Z 选项，软件将自动比较 Z 轴方向上具有相同 XY 坐标的所有像素点，选择其中最亮的一个像素点，根据其 XY 坐标投影到新图像的相应位置上。如此反复，直至完成整幅图像的投影。选定投影的维度后，软件会在预览窗口中生成预览图像，供用户参考。

e.点击"Apply"按钮，软件会完成灰度投影，并根据投影结果，生成一张新的图像。

④ 彩色编码投影：在最大灰度投影的基础上，增加了用不同的颜色代表指定维度上不同信息的功能。例如，可以用冷色调代表Z轴上处于较深位置的图像，而用暖色调代表Z轴上处于较浅位置的图像。彩色编码投影与最大灰度投影的比较见图3-60。

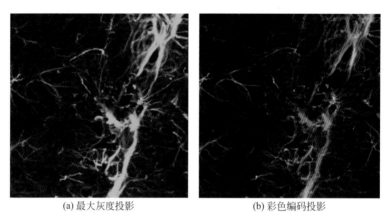

(a) 最大灰度投影   (b) 彩色编码投影

图3-60 **最大灰度投影与彩色编码投影的比较**

（4）图像标注与测量：在ZEN 2012 Black Edition中打开需要处理的图像文件。在图像控制窗口中将标签切换到"Graphics"，则可以对图像进行标注。见图3-61。

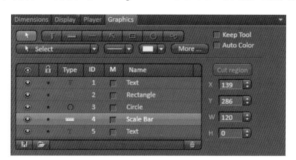

图3-61 **Graphics 视图控制界面**

点击工具栏中的各选项可以加相应的标记，如T（text）。尺子（图标）可以加比例尺（Scale Bar），此外还可以添加线条、方框、圆圈以及任意曲线。

添加完相应的标记后，会在工具栏下方的窗口中显示，可以在其中对标记进行进一步的修改。例如，点击眼睛图标可以决定是否显示该标记，锁图标可以决定是否锁定该标记，点击"M"可以决定是否对选取进行定量测量。

参考文献

[1] Carl Z. LSM710, LSM780, LSM710 NLO, LSM780NLO and confocor3 operation manual [Z]. Carl Zeiss Microscopy GmbH, 2013.

（吴锡林　张　静　潘晓东）

第四章
神经生化和基因检测

第一节　转基因动物的基因型鉴定、保种和管理

适宜的繁殖方法是保证小鼠质量的前提。本节介绍常用小鼠品系的基因背景概况、小鼠生殖生理、生长周期基本知识、基因工程鼠饲养繁殖一般流程和注意事项，几种常用神经变性疾病转基因动物的基因型鉴定、保种和管理程序。

一、小鼠生殖生理

（1）性成熟：小鼠性成熟早，5周龄雄鼠的睾丸即可出现精子，45～60日龄就达到性发育成熟。雌鼠20日龄后阴道皮肤逐渐变薄，出现阴道开口。一般雌鼠36～50日龄，具有生殖能力。小鼠的性成熟因品系和饲养条件不同而有所差异。雌鼠一般选6周以上配种，雄鼠选8周以上。

（2）发情：雌鼠性成熟后，卵巢间断而周期性地产生卵细胞并分泌雌性激素，包括卵细胞上皮细胞分泌的雌激素和黄体细胞分泌的孕激素。在激素的作用下雌鼠出现明显的动情周期称为性周期。雌鼠全年多次发情，性周期4～5天。

（3）交配：小鼠体成熟多为60～90天，是适宜的配种日龄。一般发情后2～3h即可排卵，排卵期3～4天，但在排卵期仅数小时内才允许公鼠交配。雌鼠交配后，在阴道口形成一个白色的阴道栓，是公鼠的精液、母鼠的阴道分泌物和阴道上皮混合物遇空气后变硬的结果，可防止精子倒流，提高受孕率。阴道栓视为交配成功的标志。阴道栓在交配后12～24h自动脱落。雌鼠产后12～24h可发情，此时交配可造成产后妊娠（边哺乳边怀孕）。有时，由于延迟着床，则妊娠期要比一般妊娠期长，可达31～35天。此外雌鼠与不育雄鼠交配或用机械方法刺激宫颈可产生假性妊娠，一般维持10～12天，有时达3周。

（4）妊娠：妊娠期19～21天，妊娠期的长短与小鼠品系及个体、环境因素、排卵数量、受精卵种植率、胎次等有关。

（5）分娩：小鼠的分娩多在夜间进行。产前不安，整理产窝，约4min产仔一

只，1min后胎盘产出，母鼠将胎盘嚼食。整个过程约1h。有时可出现因受精卵种植延迟导致的产后3～5天又产仔的现象。小鼠每胎产仔6～15只，产仔数取决于品系、胎次、饲养条件、营养条件等。第2～6胎产仔数较多，一般7胎后产仔数逐渐下降。建议阳性雄鼠与WT雌鼠交配得到杂合子时选用生产过的WT雌鼠。

（6）哺乳：哺乳期18～23天，小鼠带仔数一般为8～10只，因母鼠营养状况、体质状况、生产能力等因素的不同而变化。母鼠哺乳仔数太多可导致仔鼠发育不均。带仔数不足时可将多余的同龄仔鼠放入寄奶代乳，放入前应使其感染新窝气味，以免被代乳母鼠咬死。留种仔鼠可适当延长哺乳期到23天。

（7）繁殖时限：小鼠性活动可维持1年左右，作为种鼠使用时间一般为6～8个月，之后其繁殖能力下降，仔鼠质量越来越差，应予淘汰。近交系小鼠一般连续生产5～6胎，即可淘汰。

二、小鼠的生长周期

（1）胚胎期：小鼠卵在输卵管壶腹部受精后开始分裂发育，至桑椹胚（约3天）进入子宫，形成囊胚（约第5天）开始着床，妊娠期为19～21天。

（2）出生后早期及哺乳期

① 新生小鼠赤裸无毛，皮肤肉红色，不开眼，双耳与皮肤粘连。

② 4～6日龄双耳张开耸立。

③ 7～8日龄四肢开始爬动游走，被毛逐渐浓密，下门牙长出。

④ 9～10日龄有听觉，被毛长齐。

⑤ 12～14日龄睁眼，长出上门牙，开始采食及饮水。

（3）断奶期：出生后3周龄可离乳独立生活。

（4）青春早期及生长期

① 4周龄，雌鼠阴腔张开。

② 5周龄，雄鼠睾丸降落至阴囊，开始生成精子。

③ 出生后4～8周为生长期。

（5）青春后期：出生后5～8周。

（6）性成熟期：出生后45～60日龄性发育成熟。性周期：4～5天。

（7）体成熟期：出生后60～90天，此即为成年期。3～6个月龄属于成熟的成年期。

（8）中老年期：10～14月龄进入中老年期。18～24个月龄属于老年期，最长寿命达3年。有关小鼠生命周期与人类年龄相当的阶段如图4-1。

三、基因工程鼠饲养繁殖一般流程和注意事项

（1）做好记录，包括雄鼠、雌鼠、遗传背景、鼠龄、基因型。

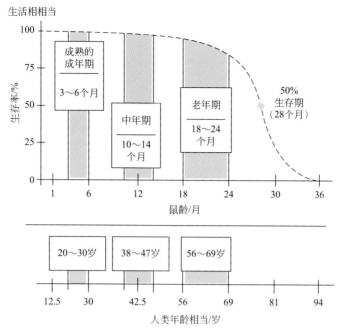

图4-1　小鼠和人类年龄相当阶段的生命周期分布

（2）记录小鼠交配合笼时间及笼号，小鼠耳标号，一般选择一雄二雌合笼。

（3）当天下午合笼，第二天一早检查是否有阴道栓，若有，则可将母鼠移到独立的笼子。若无，则一直合笼，直到有阴道栓，但最多5天，则需要更换雄鼠或雌鼠。

（4）小鼠出生后尽量不予打扰，只喂食，加强哺乳母鼠营养，断奶时即3周大时剪尾提取DNA用PCR方法鉴定基因型，一般剪1～2mm。

（5）鉴定基因型后将子代按性别分开，同窝雄鼠放一起，同窝雌鼠放一起，剪脚趾或耳朵标记编号，做好记录。

（6）不同窝的小鼠尽量不要放在一笼。因为不同窝的小鼠很容易打架。

四、常用小鼠品系的概况

（1）C57BL/6J：近交系，黑色，低发乳腺癌，对放射性物质耐受性强，对结核杆菌敏感，对鼠痘病毒有一定的抵抗力，干扰素产量高，对百日咳易感因子敏感。常用于致癌研究。

（2）129×1/SVJ：近交系，白色。129近交系小鼠对自发的睾丸畸胎瘤有高发病率，其不同的亚系发病率不同。现在129小鼠由于其多胚胎干细胞的有效提取而被广泛地应用于定向突变模型的生产。例如CX3CR1-GFP的小鼠。

（3）FVB/NJ：近交系，白色。FVB/NJ小鼠是含有Fv1 b等位基因的近交系小鼠，是一种对血友病毒B较为易感的品系。由于其受精卵大，幼鼠出生数量多，方便用作转基因注射。该小鼠的Pde6b rd1纯合会导致早发的视网膜变性。其有较高的自发性肿瘤并将乳突淋瘤转变为癌症最终导致鳞状细胞癌。

（4）BALB/c：近交系，白色。BALB/c 小鼠被广泛地认为在注射矿物油后能产生浆细胞瘤。该品系可用于单克隆抗体生产，生产免疫脾细胞和单克隆抗体腹水。例如：5XFAD 转基因痴呆鼠的背景。

五、几种常用神经变性疾病转基因鼠的介绍和鉴定

（一）ApoE 基因型小鼠的鉴定

1. ApoE 基因型小鼠的概况

ApoE基因是由299个氨基酸组成的分子量为34.2的脂质转运糖蛋白，包括3种等位基因变异体（ε2、ε3和ε4），编码3种亚型ApoE2、ApoE3和ApoE4，产生6种表型：纯合子E2/2、E3/3、E4/4，杂合子E3/2、E4/2、E4/3，其中E3出现频率最高为常见型，E2、E4为变异型。不同亚型间的区别仅在于一级结构第112和158位点氨基酸的不同，ApoE4两个位点都是精氨酸arg（CGC），ApoE2两个位点都是半胱氨酸cys（TGC），ApoE3第112位为半胱氨酸而158位是精氨酸。

2. 基因型鉴定的步骤

（1）剪尾巴到灭菌的EP管中为1～2mm，酒精棉球按至尾巴不再流血。

（2）模板DNA 提取：根据组织提取试剂盒（如omega D3396-01 Tissue DNA Kit）提取DNA。

（3）方法一（PCR 扩增）：25μl 反应体系，GoTaq®绿色混合体系12.5μl，引物P1、P2各10pmol（扩增引物1：5′AACAACTGACCCCGGTGGCG 3′扩增引物2：5′ATGGCGCTGAGGCCGCGCTC 3′），模板DNA 200ng，加无核酸酶水至25μl。PCR仪中95℃预变性2min后，按下列程序循环35次，即95℃变性30s，65℃退火1min，72℃延伸1.5min，最后于72℃再延伸10min。取产物6μl 经1%琼脂糖凝胶（Golden view预染色）8V/cm电压，电泳20min，紫外灯下观察扩增是否成功。

扩增产物的限制性酶切：PCR 扩增产物19μl，加1U Hha I 内切酶，置于水浴锅中，37℃消化4h。反应终止后产物经15%非变性聚丙烯酰胺凝胶，10V/cm电压电泳90min，0.5×Tris-硼酸（TBE）缓冲液加20ml Golden view 1μl染色20min，紫外灯下观察结果并拍照记录。ApoE基因型判定参照Richard等人的方法加以简化，即ε2/2出现3条带（91bp、83bp、61bp），ε3/2出现5条带（91bp、83bp、61bp、48bp、35bp），ε3/3出现4条带（91bp、61bp、48bp、35bp），ε4/3出现5条带（91bp、72bp、61bp、48bp、35bp），ε4/2出 现6条 带（91bp、83bp、72bp、61bp、48bp、35bp），ε4/4出现4条带（72bp、61bp、48bp、35bp），见图4-2。

（4）方法二（测序）：送公司测序，正向一个反应或者反向一个反应即可，用Chromas DNA 看图软件查看第112位和158位氨基酸对应的碱基序列。见图4-3～图4-5。

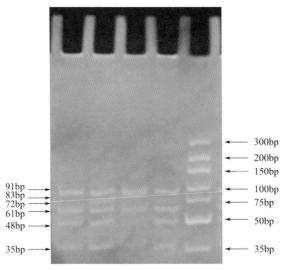

91bp
83bp
72bp
61bp
48bp
35bp

300bp
200bp
150bp
100bp
75bp
50bp
35bp

ε3/3   ε3/4   ε2/3   marker

ApoE基因酶切图谱

```
1    GGCCTACAAATCGGAACTGGAGGAACAACTGACCCCGGTGGCGGAGGAGACGCGGGCACG 329
2    GGCCTACAAATCGGAACTGGAGGAACAACTGACCCCGGTGGCGGAGGAGACGCGGGCACG 660
     ***********************************************************

1    GCTGTCCAAGGAGCTGCAGGCGGCGCAGGCCCGGCTGGGCGCGGACATGGAGGACGTGTG 389
2    GCTGTCCAAGGAGCTGCAGGCGGCGCAGGCCCGGCTGGGCGCGGACATGGAGGACGTGTG 720
     ***********************************************************

1    CGGCCGCCTGGTGCAGTACCGCGGCGAGGTGCAGGCCATGCTCGGCCAGAGCACCGAGGA 449
2    CGGCCGCCTGGTGCAGTACCGCGGCGAGGTGCAGGCCATGCTCGGCCAGAGCACCGAGGA 780
     ***********************************************************

1    GCTGCGGGTGCGCCTCGCCTCCCACCTGCGCAAGCTGCGTAAGCGGCTCCTCCGCGATGC 509
2    GCTGCGGGTGCGCCTCGCCTCCCACCTGCGCAAGCTGCGTAAGCGGCTCCTCCGCGATGC 840
     ***********************************************************

1    CGATGACCTGCAGAAGCGCCTGGCAGTGTACCAGGCCGGGGCCCGCGAGGGCGCCGAGCG 569
2    CGATGACCTGCAGAAGTGCCTGGCAGTGTACCAGGCCGGGGCCCGCGAGGGCGCCGAGCG 900
     ****************  *****************************************

1    CGGCCTCAGCGCCATCCGCGAGCGCCTGGGGCCCCTGGTGGAACAGGGCCGCGTGCGGGC 629
2    CGGTCTCAGCGCCATCCGCGAGCGCCTGGGGCCCCTGGTGGAACAGG-CCGCGTGCGG-C 958
     *** ************************************************ ****** *

1    CGCCACTGTGGGCTCCCTGGCCGGCCAGCCGCTACAGGAGCGGGCCCAGGCCTGGGCGA 689
2    CGC-ACTGTGG-CTCCCTGGCCGGCCAGCCGCTACAGGAGCGGGCCCAGGCCTGGGCGA 1016
     *** ******* **********************************************

1    GCGGCTGCGCGCGCGGATGGAGGAGATGGGCAGCCGGACCCGCGACCGCCTGGACGAGGT 749
2    GCG-CTGCGCGCGCG-ATGGAGGAGATGG-CAGC--GAC---------------------- 1050
     *** ************ ***********  ****   ***
```

图4-3   测序结果比对图，其中1为正确序列，2为测序结果

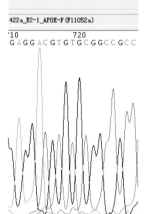

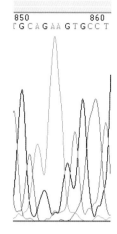

图4-4 *ApoE*基因第112位氨基酸对应的碱基序列——TGC（719、720、721）

图4-5 *ApoE*基因第158位氨基酸对应的碱基序列——TGC（857、858、859）

附：有关溶液及凝胶的配制

5×TBE储存液（1000ml）：54g三羟甲基氨基甲烷（Tris）碱、27.5g硼酸、20ml 0.5mol/L乙二胺四乙酸（EDTA）（pH 8.0）

0.5×TBE使用液：5×TBE储存液稀释10倍。

1%琼脂糖凝胶：20ml 0.5×TBE缓冲液加0.20g琼脂糖，加热至完全溶解。稍微冷却后加1μl Golden view预染，并倒入灌胶模具。凝胶厚度3～5mm。

15%非变性聚丙烯凝胶：29%丙烯酰胺加1%N,N′-亚甲双丙烯酰胺2.2ml，双蒸水3.2ml，5×TBE 0.6ml，10%过硫酸铵42μl，5μl四甲基乙二胺（TEMED）。

（二）5×FAD基因型鉴定

1. FAD小鼠的背景

高表达突变型APP和PS1的5×FAD转基因动物可诱导*APP/PS1*基因突变，包括APP K670N/M671L（Swedish）+I716V（Florida）+V717I（London）+PS1M146L+L286V位点基因突变，可快速诱导细胞内外Aβ沉积，通常在6周龄可见明显的神经元细胞内Aβ沉积，8周开始可见细胞外Aβ沉积，同时出现明显的行为能力和神经突触功能障碍。它是研究AD发病及其病理生理功能理想的实验动物模型。

2. 5×FAD基因型鉴定的步骤

（1）剪尾巴到灭菌的EP管中1～2mm，酒精棉球按至尾巴不再流血。

（2）DNA提取：添加25μl 10mg/ml蛋白酶K和500μl提取缓冲液［50mmol/L Tris-盐酸，pH 7.5～8；100mmol/L EDTA；0.5% SDS（w/v）；0.5mol/L氯化钠］到每

一个样品中，混匀。

（3）55℃水浴过夜。

（4）混匀30s，按1：40稀释对DNA进行稀释。

（5）PCR上样：见表4-1。

表4-1　PCR上样顺序及配方

物品	量	物品	量
无核酸酶水	4.4μl	2×Go Taq®绿色 Master Mix	10μl
20μmol/L　APP1	2μl	样品	1.6μl
20μmol/L　APP2	2μl	总量	20μl

注：APP为淀粉样前体蛋白。

① *PS1*基因

F：AAT AGA GAA CGG CAG GAG CA。R：GCC ATG AGG GCA CTA ATC AT。内部阳性对照，F：CTA GGC CAC AGA ATT GAA AGA TCT。内部阳性对照，R：GTA GGT GGA AAT TCT AGC ATC ATC C。

② *APP*基因

F：AGG ACT GAC CAC TCG ACC AG。R：CGG GGG TCT AGT TCT GCA T。内部阳性对照，F：CTA GGC CAC AGA ATT GAA AGA TCT。内部阳性对照，R：GTA GGT GGA AAT TCT AGC ATC ATC C。

（6）PCR扩增

96℃ 2min

94℃ 30s ⎫
55℃ 45s ⎬ 35次循环
72℃ 1min ⎭

72℃ 5min

4℃ 持续

（7）取产物6μl 经1%琼脂糖凝胶（Golden view预染色）8V/cm电压（70～100MV），电泳20min，紫外灯下观察扩增是否成功，条带位置约600bp。

注：该实验方法参考Robert Vassar和Orly Lazarov基因型鉴定。见图4-6。

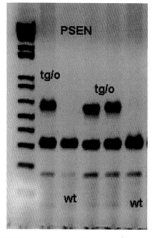

图4-6　Robert Vassar和Orly Lazarov基因型鉴定

引自：From Jax Mice 公司

（三）条件敲除的Cre重组酶和LoxP序列编辑的基因鼠

1. Cre重组酶和LoxP序列编辑

Cre重组酶于1981年从P1噬菌体中发现，属于λInt酶超基因家族。Cre重组酶基因编码区序列全长1029bp，编码38kDa蛋白质。Cre 重组酶是一种由 343 个氨基酸组成的单体蛋白。它具有催化活性，是一种位点特异性重组酶，它与限制酶相似，能识别特异的 DNA 序列，即 LoxP 位点，使 LoxP 位点间的基因序列被敲除或重组，重组效率为70%，不借助任何辅助因子，可作用于多种结构的 DNA 底物，如线形、环状甚至超螺旋 DNA。

LoxP（locus of X-over P1）序列：来源于 P1 噬菌体，是有两个13bp 反向重复序列和中间间隔的 8bp 序列共同组成，8bp 的间隔序列同时确定了 LoxP 的方向。Cre 在催化 DNA 链交换过程中与 DNA 共价结合，13bp 的反向重复序列是 Cre 酶的结合域。

2. Cre-LoxP 重组酶系统在基因打靶中的应用策略

（1）基于 Cre-LoxP 的基因打靶：首先，通过打靶载体的设计和对同源重组子的筛选，在胚胎干细胞的基因组中引入 LoxP 序列；其次，通过 Cre 重组来实现靶基因的遗传修饰或改变。Cre-LoxP 系统既可以在细胞水平用 Cre 重组酶表达的质粒转染靶细胞，通过识别 LoxP 位点将抗性标记基因切除，也可以在在体水平上将重组杂合子小鼠与 Cre 转基因小鼠杂交，筛选子代小鼠，得到删除外源标记基因的条件性敲除小鼠。或者将 Cre 基因置于可诱导的启动子控制下，通过诱导表达 Cre 重组酶将 LoxP 位点之间的基因切除（诱导性基因敲除），实现特定基因在特定时间或者组织中的失活。条件敲除目的基因小鼠的繁殖参考方案见表4-2。

表4-2 条件敲除目的基因小鼠的繁殖参考方案

flox+/− ♂ X flox+/− ♀		X	flox+/− ♂ X Cre+/− ♀		→		
↓			↓				
flox+/+	25%	X	flox+/− ; Cre+/−	25%	→	flox+/− ; Cre+/−	25%
flox+/−	50%		flox−/− ; Cre+/−	25%		flox+/+ ; Cre−/−	25%
flox−/−	25%		flox+/− ; Cre−/−	25%		flox+/− ; Cre−/−	25%
			flox−/− ; Cre−/−	25%		flox+/− ; Cre+/−	25%

（2）LoxP 转基因动物的构建：LoxP 转基因动物是在基因组中待修饰基因区域的两侧各插入1个 LoxP 位点的转基因动物。该转基因动物的构建首先需要一种特殊的载体，这种载体主要由3个部分组成。

① 分别存在于打靶载体 5′ 和 3′ 臂端，是与靶基因一定区域相同的同源序列，其作用是介导打靶载体与靶基因之间的同源重组。

② 位于 5′ 和 3′ 臂端之间有待敲除的靶基因区段序列或有待敲入的外源序列和选择标志基因。选择标志基因一般为 neo-2A 基因，含有两个选择标志：一个为 G418 抗性基因（neo），为细胞提供针对 G418 的抗性，为正筛选标记；另一个为胸腺嘧啶激酶基因（tk），可以把培养基中的更昔洛韦磷酸化为对细胞有毒的化合物，为细胞提供负筛选标记。

③ 3个 LoxP 位点，分别位于待敲除靶基因同源序列的两侧和选择标志基因的两侧。

（3）基于 Cre/LoxP 系统建立的四环素诱导条件基因敲除系统：该系统含 tTA 依

赖和rtTA依赖的基因敲除的互补系统，也称Tet-Off（tTA依赖）系统和Tet-On（rtTA依赖）系统。在这两个系统中，四环素控制转录因子tTA或rtTA与启动子Ptec结合，调节下游基因表达。所不同的是tTA与启动子Ptet的结合是不需要四环素的，四环素阻碍两者之间的相互作用；而rtTA与启动子P1et的结合只有在四环素或者其衍生物多西环素（强力霉素）存在的情况下才会发生，没有四环素或者多西环素时两者不发生相互作用。因此，这两个系统以相反的方式对四环素进行反应，成为两个互补系统。见图4-7。

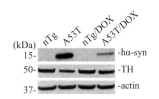

图4-7　蛋白印迹法显示，未喂食多西环素（DOX）的小鼠持续表达人A53T突变的突触核蛋白，但喂食DOX后停止表达

该系统含有3个基本的要素：tTA或rtTA、Ptet、四环素或多西环素。其中tTA或rtTA作为一种转录因子是一个融合蛋白，有两部分：一部分为来源于原核生物体内的四环素阻碍蛋白（Tet repressor，Tet R）；另一部分为来源于真核细胞内转录因子的转录激活结构域。这两部分构成的融合蛋白（tTA或rtTA）可以受四环素或者其衍生物的调节而发生构象变化，从而改变与相应的DNA序列（四环素抗性元件，Tet resistance operon，TetO）的结合能力。tTA或rtTA的另一功能就是转录激活功能，当其在真核细胞内与相应的DNA反应元件结合后可以启动下游基因的转录。rtTA与tTA相比有几个氨基酸位置的突变，突变的结果是两者对四环素反应后产生的效应完全相反。rtTA只有在四环素存在的情况下才能与反应元件TetO相结合，而tTA只有在四环素不存在的情况下才能与TetO结合。在具体的应用中，tTA或rtTA被置于特定启动子的调控之下，以实现其在特定的组织器官中进行表达。

Ptet是一个受tTA或rtTA调控的启动子，含有一个RNA聚合酶Ⅱ启动子的最小功能单位和若干个TetO序列，该启动子只有与tTA或rtTA结合时才能激活下游基因的表达。因此，在应用过程中Ptet被用来调控Cre重组酶的产生。

四环素或多西环素作为Tet-On和Tet-Off系统的效应剂，与tTA或rtTA相互作用从而调节它们与Ptet的亲和力。多西环素是四环素的衍生物，由于其具有毒性小、所用剂量小等优点，在实际应用中更为广泛。

采用该系统进行条件性基因敲除时，要将受特异性启动子调控的tTA的表达载体转入小鼠体内，同时将受Ptet启动子调控的Cre重组酶的表达载体也转入小鼠体内。这样一个转基因小鼠与LoxP的转基因小鼠进行交配，产生的子代小鼠中会在特定组织和器官中表达tTA。tTA再与Ptet结合后激活下游的Cre重组酶的表达，实现特定基因在特定组织器官中的敲除。如果在子代小鼠出生时就给予四环素且一直维持下去，特定基因的敲除就不会发生，只有在停止四环素的应用后才会发生该基因在特定部位的丢失。采用rtTA系统与上述情况正好相反，在不用四环素时基因敲除不发生，只有给予四环素时才会导致特定基因在特定部位的敲除。因此，该系统可以对靶位点的剔除或修饰进行时间和空间的二维调控。

例如：PITX3-IRES2-tTA/tetOA53T 双转基因小鼠（图4-8），能够实现Pitx3$^{+/IRES2-tTA}$基因敲入小鼠与tetO-A53T 突变的转基因鼠杂交产生Pitx3$^{+/IRES2-tTA}$/ tetO-A53T（简称Pitx3/A53T）双转基因小鼠。小鼠可诱导快速的细胞内α-突触核蛋白沉积，通常在4周龄可见明显的中脑多巴胺能神经元细胞内α-突触核蛋白沉积，同时出现明显的行为能力和神经突触功能障碍、中脑TH阳性细胞丢失以及纹状体TH神经投射纤维的减少。上述这些动物模型是研究PD发病及其病理生理功能理想的实验动物模型。这些未喂食多西环素（DOX）的小鼠持续表达人A53T突变的突触核蛋白，但喂食DOX后停止表达，见图4-8。

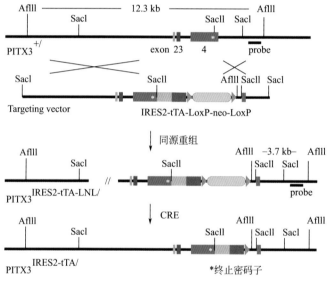

图4-8　PITX3-IRES2-tTA/tetOA53T 双转基因小鼠构建的示意

（4）基于Cre/LoxP系统建立的他莫昔芬诱导条件性基因敲除系统：该系统将雌激素受体（estrogen receptor，ER）的配体结合区（ligand-binding domain，LBD）和Cre重组酶进行融合，产生一种嵌合重组酶。该嵌合重组酶的表达被置于特异启动子的调节之下，从而使其在特定组织和器官或者特定发育阶段产生。但仅有该嵌合重组酶并不能发挥Cre重组酶的活性。因为雌激素受体结合区的存在使其不能进入核内与LoxP位点相结合。只有加入雌激素后才能使其进入核内发挥作用。为了消除内源性雌激素所造成的非特异性基因敲除，将雌激素配体结合区进行了关键氨基酸的突变，从而使其不能与体内的生理性雌激素结合，只能与外源性雌激素类似物他莫昔芬（tamoxifen）结合。该系统也实现对靶基因进行时间和空间的二维调控。

例如：CX3CR1^{CreER}小鼠表达他莫昔芬诱导的Cre重组酶，用于Cre特异操控小胶质细胞的功能，见图4-9。例如，要想证明CreER是否专一表达脑内的小胶质细胞（而不是所有具有髓系来源的细胞，如脾脏单核细胞、巨噬细胞等），可以利用带Rosa26-stop-DsRed报告基因小鼠与CX3CR1^{CreER}小鼠杂交，构建CX3CR1$^{CreER/+}$：R26$^{DsRed/+}$。由于脑内小胶质细胞是一种自我更新的细胞，但转化率低；而单核细胞和巨噬细胞转化率高，它们的更新都来源于CX3CR1阴性的骨髓前体细胞。选择出生第1～3天小鼠，用他莫昔芬处理后诱导，出生后30天检测CX3CR1，它可特异地在脑内的小胶质细胞表达，而外周单核吞噬细胞几乎不表达。但如果是出生后14天及30天诱导，则所有髓系细胞都会带上报告基因染阳性的细胞。因此，只有在出生后第1～3天诱导，Cre功能则可以专门指向脑内小胶质细胞，从而实现定向时间、空间的二维调控。

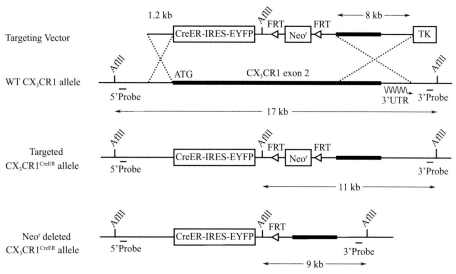

图4-9 CX3CR1^{CreER}/targeted gene 双转基因小鼠构建的示意

引自：Parkhurst C. N., Yang G., Ninan I., et al. Microglia promote learning-dependent synapse formation through brain-derived neurotrophic factor. Cell. 2013, 155(7): 1596-1609.

（宋 悦 戴晓曼 潘晓东）

第二节 神经组织蛋白检测

一、蛋白质印迹法

蛋白质印迹法（免疫印迹试验）即Western Blot。其原理是通过特异性抗体对凝胶电泳处理过的细胞或生物组织样品进行着色。通过分析着色的位置和着色深度获得特定蛋白质在目的细胞或组织中的表达情况。神经科学研究中经常需要比较蛋白的表达水平或修饰情况如磷酸化、乙酰化等，本部分介绍该方法的操作步骤及注意事项。

（一）步骤

1.蛋白裂解

（1）组织蛋白裂解

① 取新鲜或冰冻组织置离心管中，按照1 : 10的比例（如20mg海马组织用200μl的裂解液）加组织蛋白裂解液（含蛋白酶抑制剂）。

② 冰浴、超声匀浆，功率100W，工作1s，间隔1s，反复10～20次，依照组织的裂解程度调整超声的次数。

③ 冰上裂解10～20min。

④ 10000g离心10min，4℃。

⑤ 转移上清至干净的离心管中，蛋白定量及配平，未配平的蛋白于−80℃保存。

（2）细胞蛋白裂解

① 贴壁细胞、悬浮细胞（离心弃上清后的沉淀）用预冷的PBS漂洗2次，加适量裂解液。

② 冰上裂解10～20min，移液器吹打收集至离心管。

③ 离心10000g，10min，4℃。

④ 转移上清至干净离心管，蛋白定量及配平，未配平的蛋白于−80℃保存。

2.蛋白定量（Lowery，Bio-RadDC蛋白测定试剂盒500-0112）

根据牛血清蛋白（BSA）浓度测定说明书，稀释标准BSA（设定标准曲线）以及样品，重复两孔。

3.配胶（具体配方见溶液配制部分）

（1）确定分离胶浓度（5%为60～200kDa，10%为16～70kDa，15%为12～45kDa），配制分离胶，小心将分离胶注入准备好的玻璃板间隙中，为积层胶留有足够空间（液面高度约11cm），加水覆盖。室温凝固30～60min。配胶玻璃板装置见图4-10。

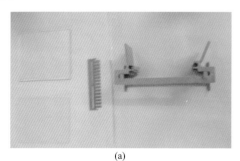 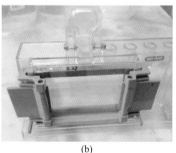

(a)　　　　　　　　　　　　(b)

图4-10　**配胶玻璃板装置**

（2）分离胶凝固后，侧面可见清晰的水胶液面线。倒掉上层水，蒸馏水冲洗凝胶，吸干残存液体。

（3）配制浓缩胶，注入分离胶上端，插入梳子，避免气泡。室温凝固30～45min。

4.电泳［图4-11（a）～图4-11（c）］

（1）将凝胶放入电泳槽，内外槽加入电泳缓冲液，小心拔出梳子，若上样孔内有残留的凝胶，可用注射器冲孔。

（2）取适量蛋白样品和蛋白marker进行上样，上样前蛋白样品预先热变性（99℃，10min）。上样体积不能超过梳孔的最大量，以免溢出；上样蛋白量依目的蛋白的表达丰度和显色方法确定。

（3）浓缩胶，80V，30min；分离胶，100V，电泳90min。

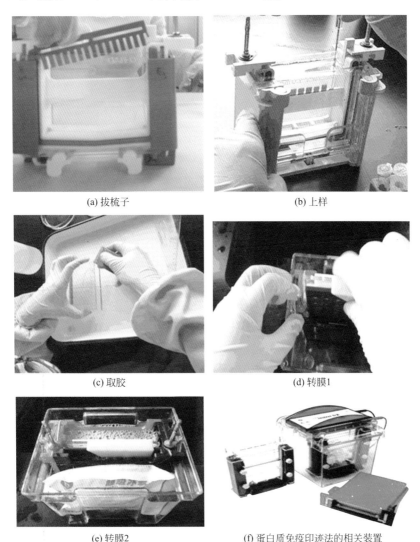

(a) 拔梳子   (b) 上样

(c) 取胶   (d) 转膜1

(e) 转膜2   (f) 蛋白质免疫印迹法的相关装置

图4-11　**蛋白质免疫印迹法的相关流程**

5. 转膜 ［图4-11（d）～图4-11（f）］

（1）将3MM滤纸（购自Waterman）剪成5cm×8cm大小，浸入转印缓冲液，剪成与分离胶大小相同的聚偏氟乙烯（PVDF）膜，标记；甲醇浸10s、蒸馏水浸1min，反复5次；转印缓冲液浸15～20min（硝酸纤维素膜不需要甲醇预处理）。

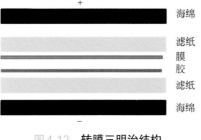

图4-12　**转膜三明治结构**

（2）在含有转印缓冲液的托盘中，从下往上依次放置塑料支架黑色端、海绵、滤纸、分离胶（去除浓缩胶）、聚偏氟乙烯（PVDF）膜、滤纸、海绵和塑料支架白色端，去除气泡，加紧支架，放入电转槽，注意胶靠负极，膜靠正极。见图4-12。

（3）30V，4℃过夜，或者100V内外加冰1～2h。

（4）取出膜，丽春红染色5s左右，回收丽春红，用蒸馏水漂洗膜至丽春红退去（该步骤可选做）。

（5）封闭：封闭液室温封闭1h。

（6）孵育一抗（根据抗体说明书稀释）：4℃过夜，或者室温4h。

（7）孵育二抗：TBS-T室温冲洗5min，连续2次，相应二抗（1∶1000）室温1h。

（8）显影：TBS-T室温冲洗5min，连续3次，于暗室曝光，将膜置于暗盒中，根据信号强弱选择电化学发光（ECL）-plus(A∶B=40∶1)或者普通ECL（A∶B=1∶1）在暗室显色，曝光（根据条带亮度选择曝光时间）。仪器曝光：根据不同仪器的操作说明书进行操作。

（二）溶液、胶的配制

1. 溶液配方

（1）1.5mol/L三羟甲基氨基甲烷盐酸盐（Tris-HCl）pH 8.8：90.8g Tris base、400ml双蒸水（ddH$_2$O）、浓盐酸调节pH，定容到500ml。

（2）0.5mol/L三羟甲基氨基甲烷盐酸盐（pH 6.5）：30.3g Tris base、400ml双蒸水、浓盐酸调节pH，定容到500ml。

（3）1mol/L三羟甲基氨基甲烷盐酸盐（pH 7.5）：60.6g Tris base、400ml双蒸水、浓盐酸调节pH，定容到500ml。

（4）10%十二烷基硫酸钠（SDS）：10g十二烷基硫酸钠，定容到100ml。

（5）10%过硫酸铵（APS）：1g过硫酸铵，定容到10ml，4℃下存储。使用时间最好不超过一周。

（6）30%丙烯酰胺（Acrylamide）：58g丙烯酰胺、2g二丙烯酰胺（Acrylamide-Bis），定容到200ml。0.45μm过滤。

（7）缓冲液（Lysis buffer）：10ml 1mol/L 三羟甲基氨基甲烷盐酸盐（pH 7.5）、5ml 10%十二烷基硫酸钠、1ml 0.5mol/L 乙二胺四乙酸、4.4g氯化钠，定容至500ml。裂解组织时加蛋白酶抑制剂（按5μl/ml）、蛋白磷酸酶抑制剂（按10μl/ml）。

（8）加样缓冲液(5×)：1.25ml 1mol/L 三羟甲基氨基甲烷盐酸盐 (pH 6.8)、0.5g 十二烷基硫酸钠、25mg 溴酚蓝（BPB）、2.5ml 甘油、250μl 巯基乙醇。

（9）电泳缓冲液（10×）：15g Tris base、72g 甘油、5g 十二烷基硫酸钠，加重蒸水至500ml。

（10）转移缓冲液 (10×)：15.15g Tris base 、71.5g 甘油，加双蒸水至500ml，稀释10倍，加甲醇150ml/1000ml。

（11）TBS(10×，pH 7.6)：12.1g Tris base、40g 氯化钠，加双蒸水至500ml，用盐酸调节 pH。

（12）TBS-T：1ml 吐温-20（聚氧乙烯山梨糖醇酐单月桂酸酯，Tween-20）加入 1L TBS。

（13）封闭液（Blocking reagent）：5%(w/v) 脱脂牛奶或牛血清白蛋白加入 TBS。

（14）膜再生液（Stripping Buffer）：4g 十二烷基硫酸钠（2%）、139μl 2-巯基乙醇(10mmol/L)，加 TBS 至200ml。

（15）丽春红染色溶液：2.5% 醋酸，0.05% 丽春红。

2.浓缩胶的配制

6.1ml 双蒸水、2.5ml 0.5mol/L 三羟甲基氨基甲烷盐酸盐（pH 6.5）、100μl 10% 十二烷基硫酸钠、1.33ml 30% 二丙烯酰胺、50μl 10% 过硫酸铵、10μl 四甲基乙二胺（TEMED）。

3.分离胶的配制

见表4-3。

表4-3　分离胶的配制

组分	浓度			
	15%	12%	10%	7.5%
双蒸水 /ml	2.35	3.35	4.0	4.85
1.5mol/L 三羟甲基氨基甲烷盐酸盐（pH 8.8）/ml	2.5	2.5	2.5	2.5
10%十二烷基硫酸钠/μl	100	100	100	100
30%二丙烯酰胺/ml	5.0	4.0	3.3	2.5
10%过硫酸铵/μl	50	50	50	50
四甲基乙二胺/μl	10	10	10	10

（三）注意事项

（1）丙烯酸盐/双解，甲醇具有强烈的神经毒性，过硫酸铵（APS）、四甲基乙二胺（TEMED）是强还原剂，必须小心操作！严禁污染扩散！

（2）X线片容易曝光，必须避光操作！用毕及时放回暗盒！

二、免疫共沉淀原理及步骤

免疫共沉淀（Co-Immunoprecipitation，IP）是利用抗原蛋白质和抗体的特异性结合以及细菌蛋白质的"蛋白A/G"特异性地结合到抗体（免疫球蛋白）的FC片段的现象开发出来的方法。目前多用蛋白A/G预先结合在琼脂糖珠上，使之与含有抗原的溶液及抗体反应后，琼脂糖珠上的蛋白A/G就能达到吸附抗原的目的。通过低速离心或琼脂糖珠分离，可以从含有目的抗原的溶液中将目的抗原与其他抗原分离，见图4-13。

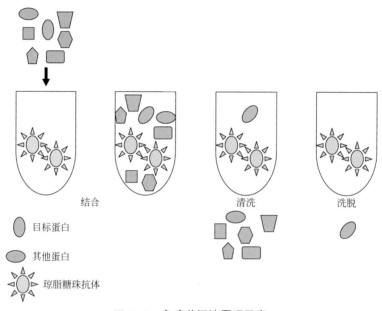

图4-13　免疫共沉淀原理示意

1.免疫沉淀的优缺点

（1）优点

① 相互作用的蛋白质都是经翻译后修饰的，处于天然状态。

② 蛋白的相互作用是在自然状态下进行的，避免人为影响。

③ 可以分离得到天然状态的相互作用蛋白复合物。

（2）缺点

① 可能检测不到低亲和力或瞬间相互作用的蛋白。

② 两种蛋白的结合可能不是直接结合，而可能有第三者在中间起桥梁作用。

2.实验步骤

（1）收获细胞或组织，加入适量细胞裂解缓冲液（含蛋白酶抑制剂），冰上裂解30min，最大转速离心30min后取上清（裂解液）。

（2）取少量裂解液以备蛋白质印迹法分析（阳性对照），即Input❶，剩余裂解液用于孵育实验。

（3）取20μl蛋白A琼脂糖珠或磁珠，用适量裂解缓冲液洗3次，每次3000转/分，离心3min，或使用磁珠分离器（图4-14）。

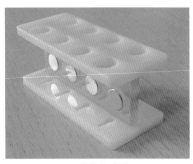
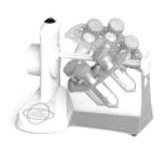

(a) 磁珠分离器　　　　　　　　　　　(b) 混匀搅拌仪

图4-14　磁珠分离器和混匀搅拌仪

（4）将预处理过的20μl蛋白A琼脂糖珠或磁珠平均分为两份，向其中一份10μl蛋白A琼脂糖珠或磁珠加入抗体，用磁珠分离器在4℃条件下缓慢摇晃，孵育2～4h（使抗体与蛋白A琼脂糖珠或磁珠耦连），然后去上清液（可回收抗体），用裂解液清洗一遍，再去上清液。

（5）与步骤（4）同时，向另一份10μl蛋白A琼脂糖珠或磁珠加入200μl上清液，在4℃条件下缓慢混匀，孵育2～4h（清除上清液中非特异性与蛋白A琼脂糖珠或磁珠结合的蛋白），然后取上清液，蛋白A琼脂糖珠或磁珠可回收跑胶，作为阴性对照。

（6）将步骤（5）中取得的上清液加入到步骤4获得的蛋白A琼脂糖珠或磁珠中，在4℃条件下缓慢摇晃，孵育2～4h，去上清液，用裂解液清洗蛋白A琼脂糖珠或磁珠4次，两快两慢，去上清液。

（7）最后加入15μl的2×十二烷基硫酸钠上样缓冲液，沸水煮5min。

（8）蛋白质印迹或质谱仪分析，流程见图4-15。

3. 结果分析

如果论证蛋白A和蛋白B之间有相互作用，免疫共沉淀（Co-IP）一般会进行正反验证，即先用蛋白A作为抗体去共沉淀蛋白B，然后蛋白质印迹法用蛋白B去检测，Input和蛋白A能够检测到条带，NC无条带，同理用蛋白B作为抗体去共沉淀蛋白A，那么蛋白质印迹法用蛋白A去检测，Input和蛋白B能够检测到条带，NC无条带，如图4-16所示，其中NC为阴性对照，Input为阳性对照。

---

❶ Input指全蛋白，常用做阳性对照。

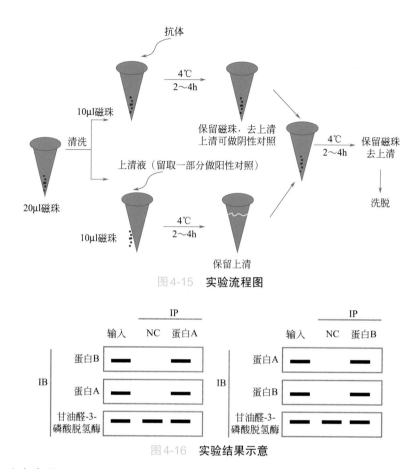

图 4-15　**实验流程图**

图 4-16　**实验结果示意**

4.注意事项

（1）样品处理：免疫共沉淀实验成功与否，第一步处理样品非常关键。在这个环节中，除了要控制所有操作尽量在冰上或者4℃完成外，最为关键的是裂解液的成分，细胞裂解采用温和的裂解条件，不能破坏细胞内存在的所有蛋白质-蛋白质相互作用。

（2）设置好阳性对照与阴性对照，具体见操作步骤。

（3）裂解液的成分：50mmol/L Tris-HCl（pH 8）；150mmol/L 氯化钠；1%乙基苯基聚乙二醇（NP-40）；0.5% 脱氧胆酸钠；0.1%十二烷基硫酸钠。

三、动物脑组织匀浆检测Aβ

阿尔茨海默病的一个核心病理特征是细胞外β淀粉样蛋白（Aβ）异常聚集形成淀粉样斑块。Aβ是由淀粉样前体蛋白（amyloid precursor protein，APP）经蛋白水解酶作用后产生，是阿尔茨海默病脑内主要病理标志性蛋白之一，它的形成、沉积和降解启动贯穿了阿尔茨海默病的整个病理过程。Aβ含有39-42个氨基酸残基，阿尔茨海默病脑内主要是Aβ1-40和Aβ1-42。虽然脑内Aβ1-40含量远比Aβ1-42多，但Aβ1-42更易聚集形成淀粉样蛋白，是形成淀粉样斑块的主要成分。因此，脑内Aβ1-40和Aβ1-42定量检测对于阿尔茨海默病诊断及治疗具有非常重要的作用。本部分主要介绍可溶性和不可溶性Aβ的ELISA检测方法。

1.材料

（1）TBS（1L）：6.057g Tris Base、9g 氯化钠，调节pH值到7.4，双蒸水定容至1L。

（2）组织裂解液：TBS（pH 7.4）、1% Triton X-100、50mmol/L 氟化钠、2mmol/L 正钒酸钠、10mmol/L 焦磷酸钠、1% 蛋白酶抑制剂（购自Roche）。

（3）5mol/L 盐酸胍溶液（250ml）：119.374g 盐酸胍、1.514g Tris Base，调pH值到8.0，双蒸水定容至250ml。

2.步骤

（1）组织匀浆

① 将分离的皮质和海马组织分别按1∶10（mg/μl）、1∶15（mg/μl）比例加入预冷的组织裂解液，超声裂解仪100 W，工作1s，间隔1s，连续20次超声破碎，再冰上裂解30min。

② 低温超速离心机16000g，4℃离心25min，吸取上清液至埃彭道夫管中，标记为TBST溶解的Aβ（TBST-Aβ，即可溶性Aβ），-80℃保存。

③ 沉淀物于低温超速离心机16000g，4℃离心5min，弃上清液。

④ 加入400 μl 5mol/L 盐酸胍溶液，震荡，使沉淀从埃彭道夫管底脱离，室温摇4h。

⑤ 低温超速离心机16000g，4℃离心5min，吸取上清至埃彭道夫管中，标记为胍溶解的Aβ（胍-Aβ，即不可溶性Aβ），-80℃保存。

（2）BCA法进行蛋白浓度测定。

（3）Aβ ELISA：按照Aβ1-42/1-40 ELISA 试剂盒（购自Invitrogen，Carlsbad，CA，USA）操作说明操作，简述如下。

① 加入50μl 标准品和稀释好的样品。

② 加入50μl 检测抗体，室温摇3h。

③ 使用清洗液洗4次。

④ 加入100μl 辣根过氧化物酶标记的抗体，室温孵育30min。

⑤ 使用清洗液洗4次。

⑥ 加入100μl 稳定发色团液，避光孵育30min。

⑦ 加入100μl 停止液，轻轻摇匀。

⑧ 450nm 读取OD值。

⑨ 根据标准曲线，计算样品Aβ浓度。

（4）Aβ含量的表达

$$Aβ含量 = Aβ浓度 / 蛋白浓度$$

（戴晓曼　曾育琦　张　静）

第三节 RNA提取及实时荧光定量PCR技术

神经科学研究中，经常需要比较蛋白的mRNA水平是否有差异，需要提取组织或培养细胞的总RNA，再通过二步法定量检测蛋白的mRNA水平。本部分介绍简单、便捷的RNA抽提方法及定量技术。

一、RNA提取

1.试剂

氯仿（三氯甲烷）、Trizol或Tripure试剂、75%乙醇（用二乙基焦磷酰胺处理过的水配制）、无RNA酶的水或者0.5%十二烷基硫酸钠溶液、异丙醇。

2.步骤

① A（贴壁细胞/组织）：先收细胞或组织，再加1ml Trizol（试剂不足的话，会导致RNA被DNA污染）。B（悬浮细胞）：先离心，然后每（5～10）$\times 10^6$个细胞或1×10^7个细菌细胞用1ml试剂，加试剂前不用洗细胞。

② 把混匀的样品在15～30℃放置5min（在此过程中，准备氯仿；离心机提前打开，预冷到4℃）保证核蛋白复合物的完全分离，每1ml Trtzol试剂加0.2ml氯仿，盖好盖子，使劲摇15s，在15～30℃放2～3min，离心，不超过12000g，15min，2～8℃（离心过程准备异丙醇及n个EP管，标记，如果最初Trizol试剂为1ml，则向EP管中加0.5ml异丙醇）。离心后，溶液分为三层，最底层为红色的苯酚、氯仿相，一个中间相和一个上层的无色水相，RNA在水相即最上层，大约占总Trizol试剂的60%（确保不要吸入中间层和有机相❶）。

③ RNA的沉淀，把上层的水相（千万不要含中间相）转移到已加0.5ml异丙醇的EP管中，在15～30℃放置10min，然后离心，小于等于12000g，10min［各管分别加入0.5ml异丙醇（等体积），用力摇匀，置室温10min。提前将异丙醇4℃预冷，或混匀后置−20℃ 60min，提取效果更好］，2～8℃（离心时准备75%乙醇），RNA沉淀形成一团在底部或者在边上。

④ 清洗RNA，去上清液，用75%乙醇清洗，每1ml试剂至少加1ml乙醇，用涡旋振荡器混匀，离心，小于等于7500g，5min，2～8℃。

⑤ RNA的再溶，洗完之后，在超净工作台中风干RNA沉淀，但不可使RNA沉淀太干，这样会降低它的溶解度（部分溶解的RNA样品，A260/280＜1.6），用无RNA酶的水溶解RNA，用枪头吹打几次，55～60℃放置约10min（如果接下来要做酶反应则不可用十二烷基硫酸钠）。

---

❶ 有机相由苯酚-氯仿形成，在最低层。

⑥ 在得到透明干燥物之后，加入20μl二乙基焦磷酰胺水（DEPC水）混匀，然后取1μl加入99μl二乙基焦磷酰胺水（提前准备好EP管，每个加99μl二乙基焦磷酰胺水）中，准备测浓度。

3.注意事项

一直戴手套、口罩；吸头须用二乙基焦磷酰胺水处理，保证所用器皿都是无菌的；有Trizol污染的耗材，不能直接遗弃，应放在袋子里处理后再扔掉。

二、RT-PCR

步骤

（1）按下列顺序加样到EP管中，冰上操作：2μg总RNA、1μl（10μmol/L）随机引物/oligo（dT）、10μl二乙基焦磷酰胺处理过的水，至总量为12μl。

（2）混匀后，轻轻离心，65℃，5min。

（3）按下列顺序加样，冰上加样：4μl 5×反应缓冲液、1μl RNA酶抑制剂（20U/μl，购自RiboLock）、2μl 10mmol/L脱氧核苷三磷酸（dNTP）混合物、1μl M-MULV逆转录酶（200U/μl，购自Revert Aid），至总量为20μl。

（4）混匀，轻轻离心。

（5）25℃ 5min；42℃ 1h；70℃ 5min终止反应。

（6）加80μl灭菌水至100μl，即稀释5倍，-80℃保存或用于实验。

三、qPCR

实时荧光定量PCR是一种实时监控核酸扩增的技术，在PCR反应体系中加入荧光基团，利用荧光信号的变化对PCR过程进行实时监控，以此实现对初始模板的定量分析。

1.定量PCR如何工作

PCR反应液加入了各种类型的荧光标记物，在扩增过程中，荧光信号随着PCR产物的增加而增强。每个循环结束后，定量PCR仪器通过光学系统记录荧光信号的增加，最后定量PCR软件计算出数据，用于实验结果的分析。

2.qPCR的数学原理

qPCR中的重要参数：Ct值（Ct value）、阈值和基线，见图4-17。基线是扩增曲线的水平部分（第3～8个循环数）。阈值一般是基线的标准偏差的10倍。在实际操作中也可以手动调节，位于指数期就可以。Ct值就是荧光值达到阈值时候的PCR循环次数。所以是一个没有单位的参数。

PCR动力学曲线（图4-18）：分别是PCR的对数图谱与线形图谱，分为四个阶段，即基线期、指数增长期、线性增长期、平台期。ABI公司实验证明当同一个实验重复96次时在指数增长期的重复性最好，所以系统会选取指数增长期内的Ct值用于结果的比较。

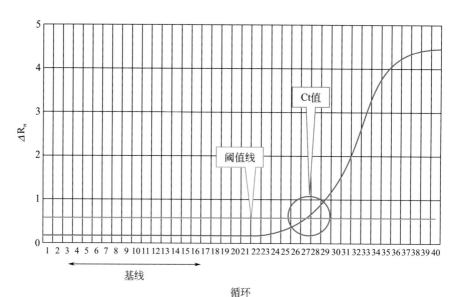

图4-17 qPCR中的重要参数

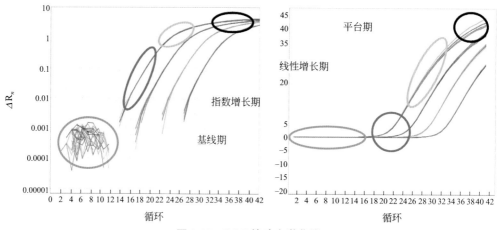

图4-18 PCR的动力学曲线

3. qPCR的化学发光原理

根据qPCR的化学发光原理可以分为2大类：一类为探针类，常用的是TaqMan®探针，利用与靶序列特异杂交的探针来指示扩增产物的增加；另一类为非探针类，如SYBR®Green Ⅰ，通过荧光染料来指示产物的增加。

TaqMan®探针是最早用于定量的方法。就在PCR扩增时加入一对引物的同时加入一个特异性荧光探针，该探针为一寡核苷酸：5′增端标记一个报告荧光基团，3′标端标记一个淬灭荧光基团。探针完整时，报告基团发射的荧光信号被淬灭基团吸收，也就是荧光共振能量转移（FRET）反应，见图4-19；PCR扩增时，Taq酶的5′-3′外切酶活性将探针酶切降解，使报告荧光基团和淬灭荧光基团分离，从而使荧光监测系统可接收到荧光信号，即每扩增一条DNA链，就有一个荧光分子形成，实现了荧光信号的累积与PCR产物形成完全同步。

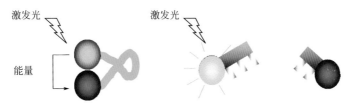

激发光　　　　　激发光

能量

图4-19　荧光共振能量转移（FRET）

SYBR®Green Ⅰ是一种结合于小沟中的双链DNA结合染料，与双链DNA结合后，其荧光大大增强。这一性质使其用于扩增产物的检测非常理想。SYBR®Green Ⅰ的最大吸收波长约为497nm，发射波长最大约为520nm。在PCR反应体系中，加入过量SYBR®Green 荧光染料，SYBR®Green 荧光染料特异性地掺入DNA双链后，发射荧光信号，而不掺入链中的SYBR®Green染料分子不会发射任何荧光信号，从而保证荧光信号的增加与PCR产物的增加完全同步。见图4-20。

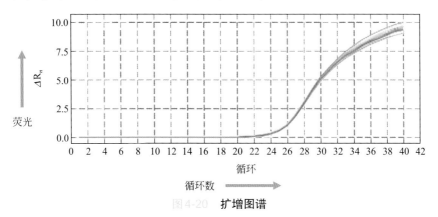

荧光

循环

循环数

图4-20　扩增图谱

4. PCR反应体系及参数选定

（1）按下列顺序加样，每个样品孔重复3次：4.4μl双蒸水、0.8μl 10μmol/L正向引物、0.8μl 10μmol/L反向引物、10μl 2×混合缓冲液（购自SYBR Master）、4μl反向转录脱氧核糖核酸（cDNA），至总量为20μl。

（2）上样结束除气泡，等待上样。

（3）反应设置以及反应程序的设置：55℃ 2min，95℃ 10min，循环反应是95℃ 15s，60℃ 15s的40个循环。

5. qPCRR的定量方法

qPCRR的定量方法可以分绝对定量和相对定量。绝对定量是用一系列已知浓度的标准品制作标准曲线，在相同的条件下目的基因测得的荧光信号量同标准曲线进行比较，从而得到目的基因的量（准确拷贝数）。该标准品可以是纯化的质粒

DNA，体外转录的RNA，或者是体外合成的ssDNA。其中标准曲线理想的增减关系是：浓度增加1倍，Ct值减少1个单位；浓度增加10倍，Ct值减少3.3个单位。一个较好的定量PCR数据见图4-21所示（ABI数据）。

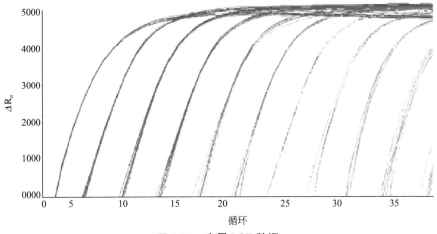

图4-21　**定量PCR数据**

相对定量可以分比较Ct法和相对标准曲线法。比较Ct指的是通过与内参基因Ct值之间的相差来计算基因表达差异，也称为$2^{-\Delta\Delta Ct}$。该方法要求两个基因（目的基因和内参基因）必须有相一致的扩增效率，并尽可能接近100%。相对标准曲线法需要每对引物做一条标准曲线（如1倍稀释、10倍稀释、100倍稀释、1000倍稀释、10000倍稀释），但并不要求知道起始DNA的精确拷贝数，只是相对定量。

如何选择相对定量方法？可根据斜率选择一种定量方法，当斜率的绝对值小于等于0.1时，选择$\Delta\Delta Ct$法，当斜率的绝对值大于等于0.1时，选择相对标准曲线法，斜率直线如图4-22所示。

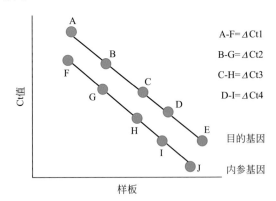

图4-22　**相对标准曲线法**

通过熔解曲线检查产物特异性，过熔解值即DNA的双螺旋结构打开一半时的温度。图4-23为单一PCR产物的熔解曲线。

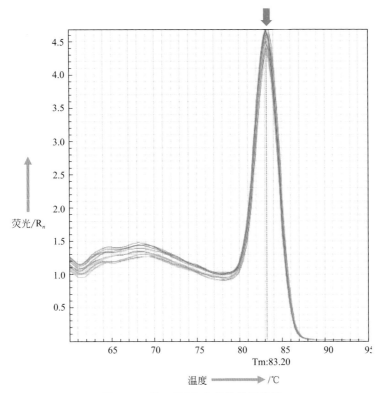

图4-23 单一PCR产物的熔解曲线

多个PCR产物的熔解曲线，图4-24（a）所示有非特异性产物，图4-24（b）所示有引物二聚体产生。

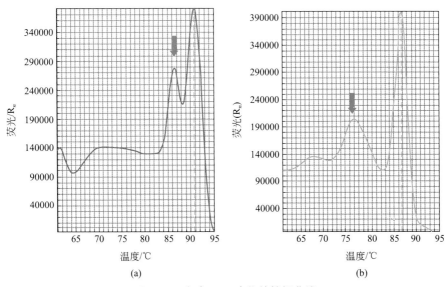

图4-24 多个PCR产物的熔解曲线

ABI公司提供的荧光定量PCR分析软件及链接如下：

荧光定量PCR分析软件——相对定量

http://v.youku.com/v_show/id_XNTMzNjcyNTk2.html

荧光定量PCR分析软件——绝对定量

http://v.youku.com/v_show/id_XNTM0MDM4MTI0.html

荧光定量PCR分析软件——基因分型

http://v.youku.com/v_show/id_XNTM0NDE3NzQw.html

（戴晓曼　张　静）

第四节　基因芯片检测

1991年，《Science》上被首次提出基因芯片技术。基因芯片技术应用广泛，为人类认识生命的起源、遗传、发育与进化、疾病的诊断、治疗和防治开辟全新的途径。基因芯片按应用领域主要分以下几类，用于基因组研究的单核苷酸多态性芯片（SNP）和基因拷贝数变异（CNV）芯片；用于mRNA表达研究的基因表达谱芯片；用于转录调控研究的microRNA芯片和LncRNA芯片；以及用于表观遗传研究的DNA甲基化芯片。目前世界上主流的芯片制造商包括美国Affymetrix公司、美国Agilent公司和瑞士ROCH NimbleGen公司、美国Illumina公司等。本节简要介绍单核苷酸多态性芯片和基因表达谱基因芯片的原理和实验方法。

一、单核苷酸多态性芯片实验

1.实验原理

以Sequenom MassArray系统为例：设计扩增目标SNP位点的PCR引物，正向引物的最后一位为目标SNP位点上游的1个碱基，通过PCR扩增得到包含SNP位点的PCR产物，虾碱性磷酸酶（SAP）酶切消化多余的引物和dNTP。以正向引物为延伸引物通过反应仅延伸一个碱基，树脂除盐纯化，芯片点样，通过质谱检测进行基因型检测，最终使用Typer软件分析实验数据，获得基因分型结果。

2.实验方法

（1）样本DNA提取：应用商品化的DNA提取试剂盒提取。

（2）DNA定量及标化：准确测定每一份需要标化的样本DNA浓度和OD比值（A260/A280、A260/A230）。A260/230介于 $1.5 \sim 2.3$ 为合格标本。调整DNA浓度，最终使得每一份DNA浓度均在 $15 \sim 20ng/\mu l$。存放于$-20℃$环境下备用。

（3）引物设计及配制

① 引物设计：在NCBI网页查找相应SNP位点的序列。采用Assay Designer软件设计单碱基扩增所需的引物，提交给公司合成引物。

② 引物配制

单管扩增引物配制：稀释至终浓度100μmol/L，加入去离子水，使得各引物浓度为0.5μmol/L。

单管延伸引物配制：稀释至终浓度500μmol/L，加入引物混合后使得各引物浓度为8μmol/L、10μmol/L和15μmol/L。

（4）PCR扩增反应：按表4-4配制PCR扩增溶液。

表4-4　PCR扩增溶液的配制

成分	超纯水	含12mmol/L MgCl₂的 PCR缓冲液（10×）	dNTP （25mmol/L）	引物混合物 （0.5μmol/L）	热启动Taq酶 （5U/μl）	DNA （15～20ng/μl）	总混合物
体积/μl	1.8	0.5	0.1	1	0.2	1	5

按照下列程序在PCR扩增仪上完成PCR反应：94℃ 15min；（94℃ 20s，−56℃，30s，−72℃，1min）持续45个循环；72℃ 3min。

（5）SAP反应：按表4-5配制SAP反应溶液。

表4-5　SAP反应溶液的配制

成分	超纯水	SAP缓冲液（0.24×）	SAP酶（1.7U/μl）	PCR产物	总混合物
体积/μl	1.53	0.17	0.3	5	7

按照下列程序在PCR扩增仪上完成SAP反应：37℃ 40min、85℃ 5min。

（6）延伸反应：按表4-6配制延伸反应溶液。

表4-6　延伸反应溶液的配制

成分	超纯水	iPLEX缓冲液Plus （0.222×）	Termination 混合物（1×）	iPLEX延伸引物 混合物（0.5μmol/L）	iPLEX酶 （1×）	SAP+PCR 反应产物	总混 合物
体积/μl	0.619	0.2	0.2	0.94	0.041	7	9

按照下列程序在PCR扩增仪上完成延伸反应：

```
94℃      30s   ⎫
94℃       5s   ⎪
52℃       5s   ⎬ 5个循环  ⎫ 40个循环
80℃       5s   ⎭          ⎬
72℃       3min            ⎭
4℃        ∞（持续）
```

（7）去盐：在反应孔中均匀填充树脂，并放置10min使其晾干。每孔加水16μl，翻转反应孔，使树脂落入样本板的孔中，室温下旋转60min混匀。

（8）Typer软件设置：点击"Assay Editor"按钮后，右键单击添加一个新的项目。选择进口检测组。取消"SNP Group"选项。可以键入一个新的阵列组ID或默认文件名。单击导入，然后关闭。根据加样顺序创建样本编号清单。选择"Plate Editor"后，单击"Sample Tab"选项，右键新建样本文件夹，右键新建样本清单。打开创建的样本清单，输入样本组名称，完成导入。右键单击添加新用户，右键单击添加新项目，右键单击添加板。选择板型ID和选择板式。找到"Assay Tab"后，选中板中需添加的孔，右键单击并选择添加"Assay"。找到"Sample Tab"，选中板中需添加的孔，右键单击并选择添加"Sample"。完成建板，保存板文件。

（9）点样：将去盐后的产物在离心机中，采用4000转/分转速离心4min，使树脂沉淀。在主菜单中选择"Transfer"，加载一个"Method"，设定"Dispense Speed"参数，选定"Volume Check"，选"Run"并且观察体积。依据体积调整"Dispense Speed"参数获得合适的体积。在芯片上点样，方法同体积核查步骤。

（10）分析：打开RT程序。按下"Compact"上的"Probe Scout Plate Out"按钮，把芯片放到Scout板上，按下"Compact"，然后按"Probe In"按钮。打开"Chip Linke"软件，连接"Chip"和"Plate"。"Chip"扫描。

（11）使用Typer软件进行质量控制：点击"Type Analyzer"，打开扫描结果检查质控点。查看Assay的得率和分型图，分型图作为重要的质控指标。如果分型图呈分散状则相应的SNP位点需要被剔除。输出报告内容，得到基因分型图、原始的基因分型数据和结合分型图后的基因分型数据。

二、基因表达谱芯片检测

1.实验原理

基因表达谱芯片的测序原理是杂交测序方法。在固相载体的预定位置上固定序列已知的靶核苷酸的探针。在一定条件下，载体上的核酸分子可以与来自样品的序列互补的核酸片段杂交。如果把样品中的核酸片段进行标记，在专用的芯片阅读仪上就可以检测到杂交信号。据此可重组出靶核酸的序列。

2.检测方法

基因芯片技术主要包括四个主要步骤：芯片制备、样品制备、杂交反应、信号检测和结果分析。

（1）基因芯片选择：基因芯片多采用市售的基因芯片，也可以向公司定制。

（2）探针准备：提取样品总RNA，逆转录合成并纯化cDNA探针。实验组制备的cDNA探针均以脱氧三磷酸尿苷（Cy5-dUTP）标记，对照组制备的cDNA探针则以脱氧三磷酸尿苷（Cy3-dUTP）标记。

（3）探针与芯片的杂交：将基因芯片与杂交探针分别于95℃水中变性5min，置于杂交舱中，立即将探针加在基因芯片上，用杂交舱盖加以密封，不留气泡，于

60℃杂交16h，逐次以2×氧化钠-柠檬酸钠缓冲液（SSC）+0.2%十二烷基硫酸钠（SDS）、0.1%×SSC+0.2%SDS、0.1%×SSC洗涤后晾干扫描。

（4）芯片扫描与信号分析处理：采用激光共聚焦扫描仪以两种不同波长扫描芯片，应用图像处理软件分析Cy3和Cy5两种荧光信号的强度和比值，以芯片中两种荧光信号强度结果比值均＞2.0或均＜0.5的基因为差异表达基因。比值＞2.0的荧光信号强度提示实验组的相应的基因表达显著上调，而比值＜0.5荧光信号强度提示实验组的相应的基因表达显著下调。

（5）比较分析差异表达基因：分别对实验组和对照组的基因芯片表达谱进行比较分析，通过大型生物信息数据库［如美国国立生物技术信息中心（NCBI）］查询基因功能并加以分类，可以发现基因表达差异和新的基因表达。

（陈枝挺　潘晓东）

第五节　荧光素酶报告基因技术分析启动子转录活性

启动子的转录活性反映基因转录起始的能力，受到启动子自身结构、转入调节顺式作用元件的存在、转录因子和其他调节蛋白等诸多因素的影响。由于体内环境复杂，对特定启动子的转录活性的研究比较困难，目前主要是采用体外分析系统来实现对特定基因的转录调节研究。大部分基因表达产物的分析检测手段复杂，报告基因技术解决了这一难题，推动了转录调节研究。本节内容主要介绍本文目前应用较为广泛的荧光素酶报告基因实验（Luciferase Assay）在科学研究中的应用。

报告基因（reporter gene）是一种编码可被检测的蛋白质或酶的基因，是一个其表达产物非常容易被鉴定的基因。把它的编码序列和基因表达调节序列相融合形成嵌合基因，或与其他目的基因相融合，在调控序列控制下进行表达，从而利用它的表达产物来标定目的基因的表达调控。

作为报告基因必须满足的条件：①该基因已被克隆并且全部基因序列已知；②该基因表达产物易被定量或定性；③受体细胞中不存在该报告基因产物或者无相似的内源性物质；④适于基因转录动力学研究和高通量筛选及基因转移的定性研究的报告基因，其表达产物的分析结果应具有很宽的线形范围，稳定性好；⑤报告基因的表达产物不干扰其受体细胞正常的生理作用或活性。科学研究中常用的报告基因有荧光素酶、β-半乳糖苷酶、霉素乙酰基转移酶（CAT）、分泌型碱性磷酸酶（SEAP）、荧光蛋白家族［绿色荧光蛋白（GFP）、红色荧光蛋白（RFP）、蓝色荧光蛋白（BFP）］等。

1. pGL4荧光素酶报告基因载体

典型的报告基因载体pGL3结构如图4-25。相对于pGL3，pGL4主要有如下改进：①采用优选的哺乳动物序列的表达密码，以增加荧光素酶报告基因在哺乳动物细胞中的表达水平；②去掉了隐性调节序列，减少异常表达；③形成去稳定荧光素酶基因（报告基因的快速应答），具有比天然荧光素酶快得多的应答速度。以最简单的pGL4.10为例，结构如图4-26。

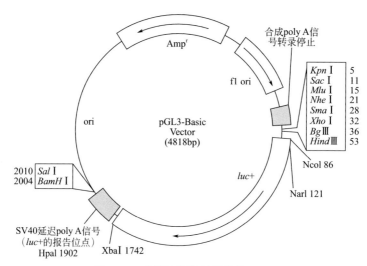

图4-25　典型的报告基因载体pGL3

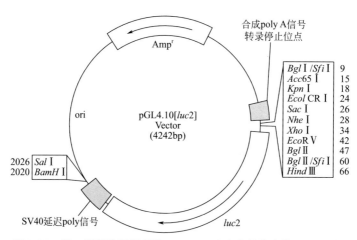

图4-26　新一代报告基因载体pGL4.10（来自普洛麦格公司网站）

报告基因也可以被联合应用，同时检测2～3个基因的表达。近年来双荧光素酶报告基因的应用越来越普遍。在用萤火虫荧光素酶定量基因表达时，通常采用第二个报告基因来减少实验的变化因素。Promega提供一种双报告基因技术，结合了萤火虫荧光素酶测试和海洋腔肠荧光素酶测试。

2.实验步骤

（1）用生物信息学方法分析并预测启动子区可能的转录因子结合位点。

（2）设计引物用PCR法从基因组DNA中克隆所需的靶启动子片段，将此片段插入到荧光素酶报告基因质粒中。

（3）筛选阳性克隆，测序，扩增克隆并提纯质粒备用。

（4）扩增转录因子质粒（或microRNA质粒），提纯备用，同时准备相应的空载质粒对照。

（5）培养293细胞（或其他基因工程细胞），并接种于6孔板中，生长24h（80%汇合度）。

（6）将报告基因质粒与转录因子表达质粒共转染细胞。

（7）用适当的方法提取蛋白并用于荧光素酶检测。

（8）加入酶作用底物，于荧光酶标仪上测定荧光素酶活性。

（9）计算相对荧光强度，并与空载对照比较，判断影响因子是否有效地作用于靶基因。

3.举例流程

（1）实验第一天，消化并接种细胞（根据具体实验选择合适的细胞）于35mm的细胞培养皿，置于5%二氧化碳、饱和湿度的37℃培养箱内培养过夜。

（2）待细胞密度达到60%～70%时，用荧光素酶报告基因质粒转染细胞。

（3）转染24～36h后，吸去培养液，用冰冷的PBS洗涤细胞。荧光素酶的酶促反应会被痕量的钙所抑制，故用磷酸钙转染的细胞在收集细胞前应充分洗涤除去含钙介质。

（4）在每个培养皿中加入350μl预冷的裂解液，于4℃或冰上放置10min裂解细胞。

（5）在细胞裂解期间，准备足量的1.5ml微量离心管，将三磷腺苷（ATP）缓冲液与荧光素缓冲液以1∶3.6的比例混合后分装，每管100μl。

（6）依次取等体积的细胞裂解液（100μl）至步骤（5）中的离心管内，迅速混匀，在发光仪上读取吸光度值。发光反应会迅速衰减，将细胞裂解液加入反应液后5s内必须读取吸光度值，确保以相同的操作手法读取全部样品的吸光值。

（7）取剩余裂解液测定lacZ的活性，其读数作为内标用以矫正荧光素酶的读数。用矫正后的读数作图，分析数据。

注意：荧光素见光易氧化，已稀释未用的荧光素应丢弃。

裂解液：1.25ml 1mol/L三羟甲基氨基甲烷盐酸盐（Tris-HCl）（pH 7.5），25μl 1mol/L二巯基苏糖醇（DTT），250μl 10%Triton X-100，加水至25ml，4℃保存。

ATP溶液：1.25ml 1mol/L Tris-HCl（pH 7.5），25μl 1mol/L氯化镁，24mg ATP，加水至10ml，−20℃保存。

荧光素溶液：10mg荧光素，36ml 5mmol/L磷酸二氢钾（pH 7.8），4℃保存。

4. 注意事项

荧光检测的条件受很多因素的影响，报告基因启动子活性检测往往以相对值来表示，要求我们每次实验都要做好对照设计。所有的对照载体的构建应该和实验载体一样。荧光素酶报告基因技术作为一种分析启动子转录活性最常用的技术，大多数研究人员可能自己构建上述载体。事实上，现在已有很多生物公司可提供类似的实验服务。

参考资料

[1] 药立波. 医学分子生物学实验技术，第二版. 北京：人民卫生出版社，2011.

[2] http://www.nkbio.cn/newItem.htm?id=31 南科生物

（魏　振　洪朝翔　潘晓东）

第六节　荧光定量PCR法检测端粒酶活性

端粒（Telomeres）是存在于真核细胞线状染色体末端的一小段DNA-蛋白质复合体。端粒DNA是由短的多重复的非转录序列（TTAGGG）组成。DNA分子每次分裂复制，端粒就缩短一点（如冈崎片段），构成端粒的一部分基因（为50～200个核苷酸）会因多次细胞分裂而不能达到完全复制（丢失），以至细胞终止其功能不再分裂。端粒的长度反映细胞复制史及复制潜能，被称为细胞寿命的"有丝分裂钟"。

端粒酶（Telomerase）是使端粒延伸的反转录DNA合成酶。是由RNA和蛋白质组成的核糖核酸-蛋白复合物。端粒酶可用于给端粒DNA加尾，其RNA组分为模板，蛋白组分具有催化活性，以端粒3′末端为引物，合成端粒重复序列。端粒酶的活性在真核细胞中可检测到，其功能是合成染色体末端的端粒，使因每次细胞分裂而逐渐缩短的端粒长度得以补偿，进而稳定端粒长度。主要特征是用它自身携带的RNA作模板，以dNTP为原料，通过逆转录催化合成后随链5′端DNA片段或外加重复单位。本节将介绍一种简单便捷的检测端粒酶活性的方法。

1. 检测原理

端粒扩增法（Telomeric Repeat Amplification Protocol，TRAP）是到目前为止最为敏感高效的端粒酶活性检测方法，见图4-27。

（1）检测要点如下。

① 端粒酶重复序列延伸：在反应缓冲液中加入dNTPs和TS（5-AATCCGTCGA-GCAGAGGT-3）引物，然后加入微量端粒酶提取液。TS引物是18bp的寡核苷酸，端粒酶可与TS相结合，以其本身的RNA组分为模板，在TS的3′端合成延伸TTAGGG重复序列；

② PCR反应：以延伸反应合成的产物作为模板，加入另一条引物RP/CX（5′-CCCTTACCCTTACCCTTACCCTAA-3′）和Taq酶。此时TS引物作为上游引物，RP/CX

加入dNTPs、TS引物、端粒酶提取液，端粒酶可与TS相结合，以其本身的
RNA组份作为模板，在TS的3′端合成延伸TTAGGG重复序列

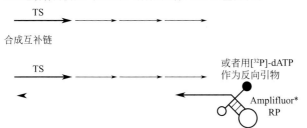

合成互补链

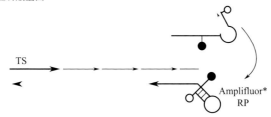

PCR扩增：淬灭基团与荧光基因分离，扩增产物能够发射出荧光或带有放
射性磷酸基因

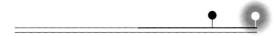

合成带有荧光或其他标记的TRAP产物

图4-27 **端粒扩增法示意**

作为下游引物，通过PCR扩增出相差6个bp的不同长度端粒重复序列片断。

（2）TRAP结束后采用的检测方法有很多，但普遍存在的问题是：①定量困难；
②检测时可能因标本中Taq抑制剂的影响，出现假阴性结果，所以要设计内对照、
阳性对照和阴性对照试验。

2.样品制备

（1）阳性细胞：用200μl裂解缓冲液溶解阳性对照细胞沉淀，约10^6个cells。组
织或细胞样品：将200μl裂解缓冲液加入到40～100mg组织或10^6细胞中，匀浆。

（2）冰上裂解30min。

（3）12000g，4℃，离心20min。

（4）将160μl上清液转移到离心管中，测蛋白浓度。

（5）分装，−80℃冻存，至少可保存1年。

3.阳性阴性对照设计

（1）标准品：如果购买试剂盒，试剂盒会提供控制模板浓度为20a❶mol/μl。
用裂解缓冲液以1∶10的比例分别稀释成为2amol/μl，0.2amol/μl和0.02amol/μl。

（2）端粒酶阳性提取物控制：用裂解缓冲液以1∶10的比例稀释阳性对照，
每个取2μl上样。

---

❶ a是atto，即10^{-18}=0.0000000000000001倍。

（3）减去端粒酶控制：用2μl裂解缓冲液代替细胞/组织提取液。

（4）实验控制阴性对照（No Template Control，NTC）：用2μl无核酸酶水代替细胞/组织提取液。

（5）样品自身对照：端粒酶是热敏感酶，85℃ 10mi加热样品以灭活端粒酶作为阴性自身对照。

4.实验体系

反应混合物5μl、Taq聚合酶（5U/μl）0.4μl、无核酸酶水17.6μl、样品2μl、总量25μl。

5.检测方法

（1）TRAP-同位素法：采用［^{32}P]dATP和T4激酶标记TS引物的5′端和初始端，然后进行PCR，产物经PAGE凝胶电泳后在X线片上放射自显影。同位素法的优点是灵敏度高。缺点是存在放射性污染。

（2）TRAP-染色法：电泳后用SYBR green或者用硝酸银染色观察。染色法的优点是简便、快速。缺点是只能判定相对端粒酶活性，而不能测定端粒酶延伸产物的确切数量。

（3）TRAP-荧光法：用荧光素标记［如羧基荧光素（FAM），异硫氰酸荧光素（FITC）］RP/CX引物，qPCR会实时记录PCR扩增时荧光信号的变化。优点是极敏感。缺点是目前只用于新鲜标本，用冻存病理标本的实验尚不成功。

（4）TRAP-ELISA：法TS引物5′端标以生物（5&prime；端标以生物素，PCR扩增后，将产物变性，加入地高辛标记的可与扩增产物的重复片断特异结合的探针，杂交产物上的生物素与固定在微孔板上的卵白素相结合，而探针上的地高辛与过氧化物酶标记的抗地高辛抗体结合，然后加入底物，显色后用酶标仪测定。由于没有电泳，因此观察不到6bp差异的梯带。

6.结果分析

上述检测方法中的同位素法和染色法，可根据条带灰度值进行半定量分析，荧光法会得到Ct值，根据标准曲线，即可算出样品的拷贝数（log）。拷贝数（log）越高说明酶活性低。也可不用做标准曲线，直接比较Ct值，即Ct越高，酶活性越低。ELISA法根据得到的数值和灰度值运用相应软件进行分析。

（张　静　潘晓东）

第七节　中枢神经系统突触和非突触线粒体的分离提取

许多神经退行性疾病存在线粒体损伤。一些研究旨在探讨线粒体功能失调在细胞死亡中的作用以及通过保留线粒体的功能来开发一些保护神经的策略。这些研究需要从神经系统中分离得到线粒体。

本节使用不连续胶体硅（Percoll分层液）梯度离心法分离脑组织中的线粒体。当组织匀浆后，用胶体硅梯度离心法可以将细胞中的突触小体、髓鞘以及突触外的线粒体分离开。突触小体中的线粒体可以通过氮的空化作用将其分离后用胶体硅梯度离心法进一步分离纯化。这样的方法得到保留良好的呼吸和代谢功能的线粒体。

以往从脑组织中分离获得线粒体片段都是基于差速离心的方法。这种方法只能从组织匀浆中获得细胞核、未被破坏的细胞以及细胞质。线粒体片段也会掺杂有突触小体和髓鞘。为了去除这些杂质需要用几种不同密度的介质进行梯度离心。有研究使用聚蔗糖来分离脑组织中的线粒体，并将它们分成来自突触和非突触。其分离的线粒体纯度更高（90%～95%），具有较完整的代谢和呼吸功能。

另一种低渗化合物是胶体硅。胶体硅梯度离心可以得到纯化的非突触线粒体和突触小体。胶体硅比聚蔗糖有更多优点。首先，胶体硅梯度离心分离速度更快。可以在90min内从脑组织匀浆中获得非突触线粒体。分离时间越短则线粒体的呼吸功能保留越完整。其次，整个过程中都可以保持等渗环境，这对于保持线粒体功能与形态上的完整十分重要。再次，本方法无需超高速离心机，仅需有固定角度转子的中速或高速离心机即可。最后，本方法不仅可以去除髓鞘，将突触小体和非突触小体的线粒体分离，还可以去除突触的质膜，供进一步分离纯化得到大量的突触线粒体。但是，要强调的是由于从脑组织中获得的线粒体具有多细胞起源，因此线粒体具有异质性，在分析结果时应当注意。

用胶体硅梯度离心法从脑组织中分离非突触和突触线粒体：胶体硅是一种密度梯度介质，是一种无菌的胶态悬浊液，由直径为15～30nm、被聚乙烯吡咯烷酮（PVP）包被的二氧化硅颗粒组成。在温和的生理条件下（生理条件pH的等张液），用它来分离细胞、亚细胞成分和病毒。胶体硅梯度离心法是根据不同的密度在脑组织匀浆中分离出细胞器悬液和细胞碎片。当对组织悬液进行离心时，颗粒的沉降速度和所施加的力量成正比。线粒体根据它密度的不同而从脑组织中分离出来。当一种物质的密度和梯度密度相等时该物质就会沉降在它相应的平衡位置。我们将胶体硅梯度设计成可以把线粒体、突触小体以及髓鞘分离到不同的位置。然后，将这些片段收集起来，就可以获得在代谢和形态上都完整的高度纯化的非突触和突触线粒体。整个实验方法原理见图4-28。

1.准备工作

在将小鼠解剖之前，离心管，分离培养基（IM）以及含有IM用于冷却脑组织的大烧杯（置于冰上）。准备一些做标记的1.5ml离心管来分别装突触和非突触线粒体。

2.材料

分离培养基（IM；参照配方）；啮齿类动物［大鼠一只，常选用成年雄性Sprague-Dawley（200～300g），或小鼠两只，野生型或者转基因小鼠（C57BL/6；20～25g）］；胶体硅（购自GE公司Cat No.17089101）梯度溶液；不含脂肪酸的牛血清蛋白

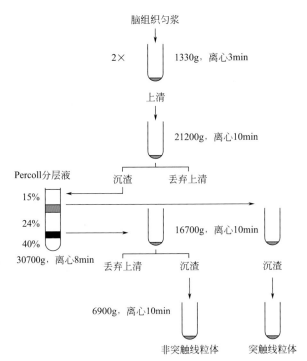

脑组织匀浆

2×   1330g，离心3min

上清

21200g，离心10min

Percoll分层液

沉渣   丢弃上清

15%

24%   16700g，离心10min

40%

30700g，离心8min   丢弃上清   沉渣   沉渣

6900g，离心10min

非突触线粒体   突触线粒体

图4-28 **非突触和突触线粒体分离流程**

（BSA）（10mg/ml）；不含乙二醇-双-（2-氨基乙基）-四乙酸（EGTA）的分离培养基（IM-EGTA）；蛋白酶抑制剂（购自Sigma公司，Cat No.P8340）；50ml的一次性聚丙烯离心管（购自Fisher Scientific，Cat No.055396）；50ml的玻璃烧杯；玻璃容器，Teflon 搅拌棒（匀浆棒），Potter-Elvehjem型高速匀浆机（30ml；购自Colonial Scientific，Cat No.358049）；骨头剪（购自FST，Cat No.16044-10）；30.48cm（12in）长的镀镍不锈钢铲；中等型号的平头剪（购自FST，Cat No.14002-14）；置于JA-21转子上的10ml聚碳酸酯离心管（16mm×76mm；购自Beckman Coulter，Cat No.355630）；一次性透明塑料移液管；配有固定角度转子JA-21的高速冷冻离心分离机（购自Beckman Coulter，型号J2-MC），或者同样高速的配有容纳10ml离心管的转子的离心机；5 ml和1 ml的容量吸管；搅拌玻棒；1.5ml的微量离心管。

提示：每步中都会用到预冷的IM。

3.操作步骤

（1）分离大脑和组织匀浆

① 将含有50ml IM的一次性聚丙烯离心管，含有30ml IM的玻璃烧杯，离心管和盛有10ml IM的玻璃匀浆机置于冰面上。将小鼠放在断头器上抓住小鼠尾部关闭断头器。将小鼠放到断头台上，将小鼠从耳根处将头切断。

② 分离出脑组织：剥下小鼠头皮以暴露出颅骨。将骨头剪的刀刃插到椎管中沿着中线在骨头上做一个切口，然后一直切到眼睛处的骨头处。确保在切割时将插

进去的刀片抵住颅骨的内面以免破坏脑组织。

③ 将骨头剪的刀片插到椎管中，在两边耳处做斜切口。并一直切到眼睛处的骨头处。

④ 在颅骨上中线切口处，用30.48cm长的镀镍不锈钢铲以侧向力暴露两侧大脑半球。一旦两侧骨头开的足够大能暴露整个大脑，在大脑组织表面和颅骨之间滑动铲将脑组织小心地从颅骨中取出。在分离时如果脑膜没有被离断，那么要用一个合适的剪刀将脑膜剪断。

⑤ 小鼠被切头之后要在30s内迅速取出脑组织并放置于冷的IM溶液中。如果这个过程超过1min，那么线粒体功能会受到严重的破坏。

⑥ 将脑置于含冰冷IM的50ml烧杯中，并从前脑上面移除小脑。丢弃小脑，脑干和下面的中脑结构。

⑦ 将前脑放在盛有10ml冷的IM溶液的烧杯中。

⑧ 用平头剪将脑组织切碎，向烧杯中加入20ml IM，搅拌并将烧杯置于冰面上30s以使脑组织贴在容器底部。

⑨ 弃去烧杯中的IM并向脑组织中加入10ml新的IM。将组织悬液加入到30ml的匀浆器中。在冰面上，用手上下挥动Teflon棒8～10次以混匀脑组织。更方便的做法是将棒放到转子上在400转/分下进行匀浆。

⑩ 用匀浆棒上下匀浆时动作要轻柔。特别是在向上提起匀浆棒时，如果过快提起，那么会在匀浆棒下产生负压使组织和棒之间形成缝隙。

（2）组织分离纯化

① 用塑料透明移液管将匀浆转移到两个10ml的聚碳酸酯离心管中（16mm×76mm）。要确保两个管中匀浆组织的量相等。

② 4℃下3000g离心匀浆组织3min（使用JA-21匀浆棒，速度为4000转/分）。

③ 小心地将上清液转移到新的离心管中并且置于冰面上。注意不要收集到组织上面的碎屑。

④ 向每个小管的组织中加入5ml IM，并用一个可以调节的5ml的容量吸管重悬组织。

⑤ 4℃ 1300g离心3min，（使用JA-21匀浆棒，速度4000转/分）。倒出上清液，与之前离心得到的上清合并。

⑥ 4℃下将上清液合并在21000g离心10min。按前所述，准备胶体硅梯度中的下面两层（图4-29）。

⑦ 将3.7ml 24%的胶体硅加入到一个10ml聚碳酸酯离心管中。另一空管中加入1.5ml 40%胶体硅。

⑧ 用一次性透明塑料移液管吸取1.5ml 40%的胶体硅，移液管头伸入到24%的胶体硅的离心管底部。缓慢地将40%的胶体硅溶液释放到离心管的底部，从而形成

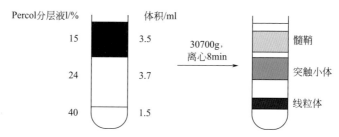

图4-29　Percoll分层液分离脑组织成分

了24%的胶体硅在40%胶体硅上层的一个不连续的梯度。每个脑组织准备两个含有胶体硅梯度的离心管。

⑨ 加入40%的胶体硅溶液时一定要足够慢（每分钟1ml）以在两个不同浓度胶体硅之间形成明显的界面。一次性透明移液管的头倾斜抵住离心管的底部而不呈垂直，倾斜75°最好。

⑩ 弃去之前离心得到的上清液。在3.5ml 15%的胶体硅中重悬组织沉淀。用玻璃棒将组织沉淀从离心管底部分离并用一次性透明移液管重悬。

⑪ 用一次性透明移液管将组织悬液加入到24%的胶体硅中。确保在24%胶体硅和含有重悬组织的胶体硅之间产生明显分界。将移液管的头抵住离心管壁在24%的胶体硅的表面加入上层溶液，然后将重悬组织液缓慢地加入这一层上。

⑫ 4℃下30700g离心8min，（使用JA-21匀浆棒，速度为19000转/分）。缓慢地加速和减速（45s内从0～500转/分然后到正常速度）。这样的离心操作可以将组织分成三部分（图4-26）。缓慢加速和减速是为了避免胶体硅梯度被打乱。

⑬ 将最上面梯度所收集的组织去除，这一层可能含有髓鞘成分。

⑭ 用一个可以调节的1ml的容量吸管在上两层胶体硅的交界处吸取组织，然后将其转移到一个10ml的聚碳酸酯离心管中。这一层主要是突触小体。

⑮ 收集40%和24%胶体硅交界处的组织，这一部分主要是非突触线粒体，将它加入另外一个10ml的聚碳酸酯离心管中。在这个带上收集所有的组织以使线粒体产量最大化。

⑯ 在收集到的突触小体和非突触线粒体中分别加入2ml和6ml的IM。

（3）从突触小体中分离突触线粒体

① 4℃下将重悬的非突触成分以16700g离心10min，（使用JA-21匀浆棒，速度为14000转/分）。线粒体将会比较松散地位于离心管的底部。小心去除上清液不要打乱底部的线粒体层。每管中加入0.5ml的10mg/ml的不含脂肪酸的BSA，轻轻搅动混合物，然后加入4.5ml IM。

② 4℃下6900g离心10min，（使用JA-21匀浆棒，速度为9000转/分）。这时会得到坚实的组织。转移上清液，去除离心管壁残留的溶液。向每管中加入0.1ml不含EGTA的分离培养基，并且重悬组织。收集各管中的线粒体悬液将其转移到一个

1.5ml的圆锥形微离心管中。

③ 进行功能测定（例如测定线粒体的呼吸功能和钙摄取能力）：将线粒体置于冰面上。在分离好样品的2～3h内线粒体功能的完整性还没有完全显现出来。

④ 代谢和酶测定或者免疫印迹分析：将分离得到的线粒体样本分成数整份在蛋白酶抑制剂存在的条件下于−80℃下保存。（按试剂公司的说明来操作）

（4）利用氮的空化现象从突触小体中分离得到突触线粒体：突触小体是在大脑组织同质化时形成的，此时突触结被剪切又被重新封装，将线粒体定位于突触小体内的突触中。由于只有神经元可以形成突触，这些线粒体是神经元特异性的，它们代表神经元线粒体相对一致的亚群。为了从突触体中获得突触的线粒体，有多种方法来破坏突触膜，如使用洋地黄皂苷、渗透性裂解液或者氮的空化作用。洋地黄皂苷通过结合膜上的胆固醇，使膜变得非常脆弱而将膜破坏。由于线粒体内膜含有很少甚至不含胆固醇，而外膜的胆固醇含量比质膜低，而使得线粒体对洋地黄皂苷的作用不明显，因而保留完整的呼吸功能。然而，洋地黄皂苷可以改变线粒体外膜的特性。类似地，使用高渗溶液也不可逆地影响到线粒体功能。运用高压氮减压破坏突触膜使得对线粒体的结构和功能的破坏最小。常用这种方法来从脑组织匀浆中获得总的线粒体（包括突触和非突触线粒体）。也用此方法从原代培养的神经元或星形胶质细胞中分离线粒体。

① 材料：破碎管（45ml；购自Parr Instrument，Cat No.4639）；搅拌棒；液氮罐。
② 步骤

a.向上述中收集的组织中加入2ml的IM。这会从12%的胶体硅溶液中分离出突触小体。合并两管中的样品。将有一个搅拌棒的细胞破碎管置于冰面上预冷。将突触体悬液转移到细胞破碎管中并连上氮罐。

b.缓慢增加管内的气压至1500psi以使罐中的氮气进入细胞破碎管中。用磁搅拌器将破碎管中的悬液搅拌15min。然后从连接空化室底部的阀门的管子中收集组织。见图4-30。

随着氮进入到溶液中，管内压力下降。15min以后，管内液体和气体室之间的压力达到平衡，约900psi。为了促进这个过程，要用搅拌棒搅拌管内的溶液。气压从900psi降到正常大气压使得悬液中形成了气泡。突触小体中膨胀的气泡破坏质膜从而将线粒体释放出来。气泡的密度与氮在溶液中的溶解量有关，这与气体室内达到平衡时的气压有关。

c.向两支10ml的聚碳酸酯离心管中每管加入4ml 24%的胶体硅。

d.将从氮空化管中收集的样品加到24%的胶体硅上面。

e. 4℃ 30700g离心10min，（使用JA-21匀浆棒，速度为19000转/分）。缓慢地加速和减速（45s内从0～500转/分然后到正常速度）。

f.弃去上清液留下管中松散的非突触线粒体。合并两管中的突触线粒体，加入

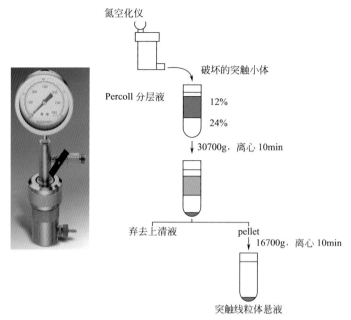

图 4-30　通过氮的空化作用分离突触小体中的线粒体

6ml 的 IM，轻柔混匀。

　　g. 4℃ 14000g 离心 10min，（使用 JA-21 匀浆棒，速度为 14000 转 / 分）。线粒体在离心管的底部就形成了疏松的沉淀。小心弃去上清液，向管里加入 0.5ml 10mg/ml 的不含脂肪酸的 BSA，轻柔搅匀，然后加入 4.5ml 的 IM。

　　h. 4℃下以 6900g 离心 10min，（使用 JA-21 匀浆棒，速度为 9000 转 / 分）。离心后形成坚实的突触线粒体沉淀。转移上清液，去除管壁上残留的分离培养基，然后加入 50μl 不含 EGTA 的 IM 溶液。

　　i. 进行功能测定：将线粒体置于冰面上。

　　j. 进行代谢和酶的测定或者蛋白质印迹法测定：将样品分成几等份。向其中加入蛋白酶抑制剂于 −80℃下保存数月。

　　当线粒体集中储存于冰上使线粒体蛋白质浓度为每毫升 25mg 时它的呼吸功能保存最完整。该蛋白质浓度下线粒体被保存于冰上时，2～3h 内其功能的完整性不受影响。

　　③ 试剂溶液

　　a. 每一步都使用去离子蒸馏水。

　　b. 牛血清蛋白（BSA）：将 10mg 不含脂肪酸的 BSA 溶解于 1ml 水中。−20℃下每份 1ml 可保存 6 个月。

　　c. 分离培养基（IM，pH 7.4）

　　将 225mmol/L 的蔗糖，75mmol/L 的甘露醇和 1mmol/L 的 EGTA 溶解于 5mmol/L

HEPEs溶液中。

4℃下用Tris碱将pH调整到7.4。不含EGTA的分离培养基（IM-EGTA）具有相同的组成。4℃下可最多保存1个月。

d.胶体硅溶液（100%）：将225mmol/L的蔗糖，75mmol/L的甘露醇和1mmol/L的EGTA，5mmol/L HEPEs溶液溶解于胶体硅中。4℃下用盐酸将pH调至7.4。4℃下可保存1个月。不同浓度的胶体硅试剂的准备如表4-6。

表4-6　Percoll分层液用于分离液的准备程序（50ml 总液体）

Percoll分层液终浓度/（V/V）	100% Percoll分层液/ml	分离液（IM, ml）
40%	20	30
24%	12	38
15%	7.5	42.5
Percoll分层液终浓度/（V/V）	50% Percoll分层液/ml	分离液（IM, ml）
40%	40	10
24%	24	26
15%	15	35

4.说明

（1）分离非突触线粒体：与其他可替代的介质如蔗糖和聚蔗糖相比，胶体硅的优点在于它的黏度使组织沉降快且使用的离心力小。与使用蔗糖相比，第二个优点是整个过程都可以保持等张。胶体硅梯度离心得到的是纯度相对较高的线粒体，仅仅掺杂一点突触小体和髓鞘。

（2）突触线粒体的分离：从用胶体硅梯度离心法分离非突触线粒体时得到的突触片段中分离得到突触线粒体。将胶体硅梯度离心法改良之后可用于从脑组织匀浆中分离纯化得到突触小体，进而分离突触线粒体。例如，由4种不同密度的胶体硅所组成的不连续梯度胶体硅用于分离海马中的突触体。用4步不连续胶体硅梯度，离心之后可以得到5种主要的亚细胞片段。这些片段包含许多不同直径和线粒体容量的突触小体。每个突触体片段都不同程度地掺杂有非突触线粒体。用聚蔗糖的不连续梯度可以分离出两种突触片段，因此表明突触线粒体有两种亚型。

（3）临界参数和存在的问题

为了分离得到有活跃呼吸功能的线粒体，要考虑以下几方面：

① 小鼠被断头后，1min内要迅速从颅骨中取出脑组织，并浸没于冷的分离培养基中。

② 在匀浆时，不要在上下方向上对匀浆棒施力。当垂直方向上产生摩擦力时，用手指或电钻旋转匀浆棒，而使匀浆更充分。不能过度匀浆。

③ 整个分离过程中，所以溶液都保存在冰上。

④ 确保分离培养基和胶体硅在4℃时都有合适的渗透压和pH。

⑤ 在制备不连续梯度时确保不同密度的胶体硅溶液之间有明显的分界。

⑥ 重悬线粒体颗粒时，不要将离心管上的沉淀刮除。

制备不连续梯度需要经常训练才能在不同浓度的胶体硅之间形成明显的分界。为了使不同密度的胶体硅溶液最低程度地混合，可以用输液泵缓慢、持续地将溶液加到离心管中已经有的溶液层上。本实验在正式分离之前，要花相当长的时间制备胶体硅梯度。

5. 预期结果

这种方法得到的非突触线粒体代谢活跃，展现良好的呼吸偶联，高纯度以及有很少的突触小体和髓鞘掺杂。从一个完整的前脑分离得到的突触外线粒体中获得的线粒体蛋白总量是2.5mg。突触线粒体蛋白含量是1mg。突触线粒体较多地被突触小体污染。呼吸功能表现为每毫克蛋白质每分钟耗氧量。线粒体在含有烟酰胺腺嘌呤二核苷酸（NAD）和黄素腺嘌呤二核苷酸（FAD）的基质中孵育，其耗氧量通过Clark-type氧电极来测量。如前所述，以苹果酸盐和谷氨酸盐作为代谢底物，从3个月大的小鼠脑中提取出的突触线粒体和非突触线粒体的ADP所介导的呼吸功能如表4-7所示。

表4-7　3月龄鼠脑非突触线粒体和突触线粒体呼吸率 [$nmolO_2/$ (min・mg蛋白)]

线粒体	阶段3	阶段4	呼吸控率（RCR）
非突触	251±11	32±5	7.8±1.1
突触	122±21	20±2.9	6.1±1.6

注：RCR=阶段3/阶段4。

非突触线粒体的呼吸功能（ADP存在时的耗氧量）如表中state3所示，和其他研究中用胶体硅梯度分离得到的结果相似。但是，state3在用胶体硅梯度离心得到的非突触和突触线粒体的呼吸功能明显降低。我们的实验中，非突触和突触线粒体的呼吸控制比率RCR没有明显不同。RCR通常作为线粒体膜完整性的指标。如state4显示，膜较完整的线粒体耗氧速度较慢，没有ATP产生并且RCR较高。因此无论是在分离步骤和试剂的使用方面RCR都比这四个要低。

6. 时间分配的考虑

在分离操作之前溶液的制备需要10～15min。分离脑组织和进行组织匀浆需要10min。在第一阶段的3次离心包括制作梯度在内的准备时间需要60～70min。因此，整个过程90min。从突触小体中分离纯化突触线粒体要45min。但是这个过程可以在突触小体和非突触线粒体分离以后，与非突触线粒体的分离纯化同时进行。

参考文献

Kristian, Tibor. Isolation of Mitochondria from the CNS. Current Protocols in Neuroscience, 52: 7.22.1-7.22.12.

（宋　悦　潘晓东）

第五章
分子影像技术检测神经变性疾病

　　分子影像（molecular imaging）通常是指在活体状态下运用影像学手段显示组织水平、细胞和亚细胞水平的特定分子或反映分子水平的变化，并对其生物学行为在影像方面进行定性和定量研究的学科。它有机地将遗传基因信息、生物化学与成像探针的理化性质进行综合，通过精密的图像信号采集和适当的图像后处理技术，显示活体组织在分子或细胞水平上的生物学过程。由于分子影像技术能够在疾病尚无解剖改变前，探查出疾病在细胞和分子水平的异常，所以，它在探索疾病的发生、发展、转归以及评价疗效的过程中，起到了连接分子生物学与临床医学的桥梁作用。

　　脑结构成像技术可显示正常头颅和脑组织的结构以及病变的直接或间接特征，不仅在临床实践中广泛应用，而且借助该技术研究脑结构损伤和认知功能缺陷之间的关系，为理解认知功能的脑结构基础提供了重要的研究手段。与静态的脑结构成像不同，脑功能成像技术可以动态地检测活体脑的生理活动，其中主要包括脑电图（electroencephalogram，EEG）、脑磁图（magnetoencephalography，MEG）、扩散光学成像（diffusion optical imaging，DOI）、事件相关光学信号成像（event-related optical signal，EROS），以及分子影像领域所涵盖的结合了脑结构和脑功能成像的光学成像（optical imaging，OI）、光声成像（photoacoustic tomography，PAT）、磁共振成像（MRI）、功能磁共振成像（functional magnetic resonance imaging，fMRI）、正电子发射断层扫描（position emission tomography，PET）、单光子发射计算机断层扫描（single photon emission computer tomography，SPECT）等。对于神经变性疾病，由于分子影像既能够在形态学基础上研究大脑等神经组织，又能够利用功能神经影像学在分子水平上开展研究，已经成为最为重要的神经变性疾病的检测手段之一，用途广泛。如何定位、定量或半定量地测量活体人脑内各种生物分子的分布和代谢；研究神经元活动引起的次级反应，如局部葡萄糖代谢和血流、血氧变化等；在正常状态下和局部损伤后，可利用功能神经影像学技术检查大脑的运动和认知活动，与配体结合后能够提供大脑内功能图像变化的精确位置分布；从整体水平上研究脑的功能和形态变化，克服了离体组织细胞和分子生物学研究的不足；使活体分子神经生物学和神经受体研究成为可能，结合尸检可得到更深入的研究结果。

本章将以临床和基础研究中最常用到的PET/CT和fMRI为例，较为详细地讨论利用脑功能成像研究认知神经科学问题的一些较为实用的技术细节，最后简要讨论现有脑功能成像技术的现状和发展展望。希望这种安排有助于读者对脑功能成像在认知神经科学中的应用有一个较为具体的认知。

第一节　PET/SPECT-CT显像探针的制备

放射性药物的研究已成为当前应用放射化学和核医学、分子生物学交叉领域最为活跃的一个分支，成为现代医学诊断和治疗疑难性疾病不可或缺且不可替代的高新技术手段。用放射性药物为化学探针，以活体内各类生物大分子（如基因、激素、抗体、受体）为靶目标，进行生物分子功能显像，将在疾病的定义、诊断、治疗和预后的评估等方面产生革命性变化。目前，利用放射性药物进行疾病诊断和治疗的核医学也面临着革命性转变：从器官/组织的功能显像发展到对细胞/分子水平上的变化进行探测。核素显像装置与其他显像方法的融合（如PET/CT、SPECT/CT等）大幅提高了诊断的精确性，为疾病的个性化治疗奠定了基础。近年来，放射性药物不仅可以为疾病的早期诊断和治疗提供灵敏的分子探针和治疗药物，而且在新药研发领域也发挥着越来越重要的作用。

1.放射性药物的分类

放射性药物（Radiopharmaceuticals）是分子或生物大分子中含有放射性核素、用于临床诊断或治疗的一类特殊药物，按用途分为体内放射性药物和体外放射性药物。体外放射性药物主要指放射性核素标记的放射免疫诊断试剂盒。体内放射性药物由载体（即普通药物）和放射性核素组成，将放射性核素连接到普通药物上（也称为放射性核素标记）即构成放射性药物。载体通常是小分子化合物或生物大分子，或某些特殊材料制成的微球或胶囊，利用它们定位于某一特定组织或器官，或参与某一代谢过程，将放射性核素运送到靶器官或靶组织。放射性核素随载体进入靶器官，利用其在衰变过程中发射出的射线进行脏器显像和功能测定，或利用其射线破坏病变组织达到治疗目的。根据放射性核素不同的核性质和化学行为，体内放射性药物又分为诊断用放射性药物和治疗用放射性药物。诊断用放射性核素一般发射光子或正电子，与SPECT或PET配合用于医学诊断。治疗用放射性核素发射有高电离能力的射线，例如α射线、β射线等，通过射线的电离作用杀伤病变细胞，达到治疗的目的。

2.放射性药物的制备

放射性药物的制备一般包括三个步骤：放射性核素生产、合成配体及放射性核素与配体的结合（配体的标记）。其中配体主要根据诊断和治疗的不同目的来设计，基本要求有：①具有明显浓集在靶器官或组织中的特性；②使用量在毫克级，无毒性作用、无致敏性、纯度高；③能提供一个官能团，便于放射性核素标记；④放射性核素标记后的产品，具有体内外的稳定性；⑤易于制成"药盒"，选择标记方法应简单、快速，标记后最好不要纯化。

放射性药物的制备方法一般包括化学合成法、生物合成法、同位素交换法、金属络合法等。其中采用自动化合成模块生产放射性药物与手动标记生产放射性药物相比具有许多优点，包括：模块自动化合成具有可靠的可重复性；模块自动化合成有能力安全地处理大剂量的放射性，能满足PET中心每日的生产和销售需要；放射性药物的生产遵从IQ/OQ/PQ法规；可由专门的被授权人员对合成模块进行定期维护；消除了放射性的手动操作，标记过程更加安全。

合成模块流程：以［^{18}F］FDG为例见图5-1。

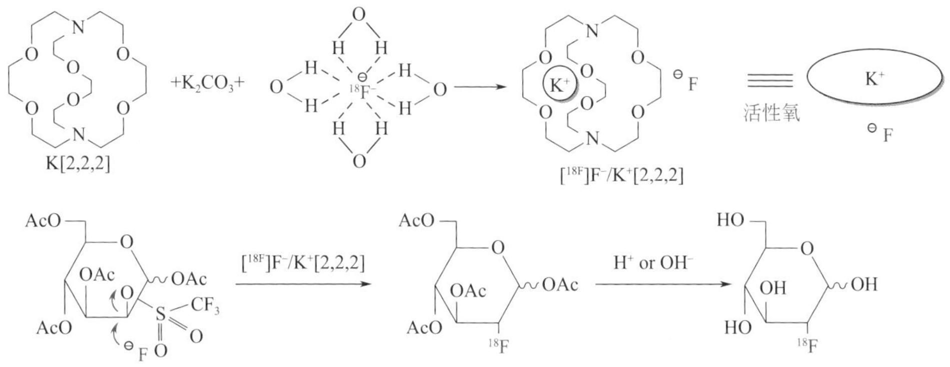

图5-1　［^{18}F］FDG的标记路线

引自：Zhu L, Ploessl K, Kung HF. PET/SPECT imaging agents for neurodegenerative diseases. Chem Soc Rev. 2014, 43(19): 6683-6691.

制备放射性药物的同时，要准备好显像所用的仪器和实验动物。如PET的日常校正、预热好CT等，将实验动物进行注射准备。

3.在显像前对探针进行质量控制

放射性药物与一般药物相比具有一定的特殊性：①具有放射性；②特定的物理半衰期和有效期；③计量单位和使用量；④放射性药物以放射性活度为计量单位，其中的化学量比普通药物低得多，如对于1mCi ^{99m}Tc标记的放射性药物，其化学量只有1.918×10^{-12}mol；⑤脱标及辐射自分解，放射性药物在储存过程中，标记的放射性核素会脱离放射性药物，结果造成药物的放射化学纯度和比活度改变。放射性药物在射线作用下也会造成自身结构或生物活性发生改变，从而导致放射性药物在体内的生物学行为发生改变，这种现象称为辐射自分解。放射性比活度越高，辐射自分解越明显。

因此，在显像前必须对探针进行质量控制。放射性药物的质量检验一般分为物理检验、化学检验和生物学检验三个方面。物理检验包括药物性状（色泽、澄清度、粒子等）的观察、放射性核素的鉴别和放射性核纯度、放射性活度等检测项目。化学检验包括溶液或注射液pH值的测定、放射化学纯度、化学纯度等项目的检验。生物学检验包括无菌、无热原（细菌内毒素）、生物分布以及生物活性等检测项目。

放射化学纯度是放射性药物常规检验项目中最重要的项目。常用的放射化学纯度测定法有纸色谱法、聚酰胺薄膜色谱法、快速硅胶薄层色谱法、高效液相色谱法以及电泳法等，对某些特殊理化性质的放射性药物也可采用其他分离分析方法，如过滤法、离心法等。

4. PET/SPECT-CT显像数据的分析

在PET/SPECT-CT的应用需要探测放射性核素的辐射粒子并作为测量数据记录下来。尤其在发展短寿命核素的时代，必须在短时间内收集和记录大量的数据，只有利用计算机技术能实现快速、及时地收集和存贮数据。当前应用的ECT装置中的计算机系统其数据收集速率可达到每秒 10^9 个以上。精准收集数据之后，数据的分析处理才有意义。

对收集到的原始数据只有用合适的数学方法分析才能得到有意义的结果，例如曲线拟合法，尤其在脏器功能测定中需要对放射性随时间变化过程作动态分析。

PET/SPECT-CT利用计算机来实现提高图像质量的。图像处理技术通过处理数据形成图像，包括进行场不均匀度校正、计数损失较正、数据平滑、对比度增强、图像重建、压缩等。图像处理技术中最常用的方法是平滑，就是用邻近各像素的加权平均值代替中心像素的原始值。最常用的平滑方法是用邻近9个像素进行平滑，称为9点平滑。通过平滑处理可以降低统计噪声，提高信噪比。图像处理技术发展很快，例如把多个心电周期中各个时相的计数分别积累起来，建立一系列图像，显示心脏的形态，并根据多个断层图像重建立体图像等，这些都已达到了实用阶段。

以上数据分析都是靠PET自带的数据处理软件完成的。对于PET操作及图像处理人员，通常在PET或microPET采集完数据之后，先通过、①调整图像的方位；②选择图像强度单位为%注射剂量/g（%ID）、标准摄取值（SUV）或体重标准摄取值（SUV-bw）；③选择成像颜色谱条带；④设置颜色谱带的最大最小摄取值以最佳信噪比展示显像结果；⑤选择观察断层等方法来得到一张初步的PET成像结果图。图像可以横轴位、冠状位及矢状位显示CT、PET/SPECT或者融合图像。如果判断该图像有利用价值，想进一步优化现象图，则选择适当的图像重建程序对图像进行重建，重建的方法有滤波反投影法（filtered-back projection，FBP）和有序子集最大期望值法（ordered subsets expectation maximization，OSEM）。重建后的结果同样用①～⑤的顺序来进一步调整，并用软件对兴趣区（ROI，region of interest）进行圈划，将实验组及对照组进行视觉分析（即肉眼判断），并将ROI摄取值进行定量分析［SUV、目标背景比（target to background ratio）、T/B］。

针对神经变性疾病，观察的组织主要是大脑、小脑以及脊髓。通过CT对动物骨骼的精确成像定位各个大脑区域。

举例说明，图5-2为注射［^{11}C］PIB后在30～60min内的平均动态扫描PET图像，呈现在磁共振成像模板上。从左到右，面板分别呈现出前图后部7mm、3mm、2mm和0mm后的冠状图像。由于使用临床级别的［^{11}C］PIB探针在Tg小鼠脑部PET图像中Aβ斑块仅被少量观察到，该小鼠模型的PET实验未证明显像剂量的放射标记化合物能特异性地结合大脑淀粉样蛋白。实验证明，为克服小鼠淀粉样斑块检测的不敏感性，利用高比活度的［^{11}C］PIB才能成功得到Tg小鼠脑淀粉样斑块的PET显像图。

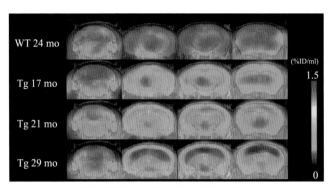

图5-2　microPET活体检测不同年龄阶段转基因小鼠（Transgenic，Tg）和对照组小鼠（wild type，WT）的Aβ淀粉样斑块沉积

引自：Mori T, Maeda J, Shimada H, et al. Molecular imaging of dementia. Psychogeriatrics. 2012, 12(2): 106-114.

5. PET/SPECT-CT在神经变性疾病方面的应用

PET在脑功能方面的应用主要集中在三个领域：①脑血容量和脑血流灌注，它反应脑血流和血脑屏障的破损情况和主要检测脑血流的通透性；②脑代谢，反映物质在大脑的利用；③神经受体分析，能定量地显示受体的数量和受体的分布。其中以代谢显像应用最为广泛。

首先介绍一下PET在脑代谢显像方面的应用。目前最为常用的示踪剂是［^{18}F］FDG，其基本原理与葡萄糖的代谢相似，能通过血液系统运输到相应的靶器官，通过血脑屏障进入脑组织内，进而进入脑细胞并参与部分步骤的葡萄糖代谢，经磷酸己糖激酶催化形成带负电的且活性极低的6-磷酸脱氧葡萄糖而滞留于脑细胞内，通过PET对滞留于脑细胞内的放射性信号采集、PET图像的分析，可以了解脑细胞的葡萄糖代谢状况，进而评价其脑细胞的活跃情况，这一方法对由于脑细胞受到损害而造成的代谢改变的病变非常敏感。此外现在还开发出了氧代谢显像剂和蛋白质代谢显像剂，其中有些^{11}C、^{18}F标记的氨基酸类显像剂已经应用于临床，在鉴别肿瘤方面取得了良好的效果。

PET在脑血流灌注和脑容量显像方面的应用：脑血流灌注和脑血容量的测定是反映脑功能的重要指标，但其敏感性和特异性较代谢显像低，其原因是血流改变影响一个区域而代谢只发生于细胞内。主要测量的指标是局部脑血容量（regional cerebral blood volume，rCBV）和局部脑血流量（rCBF），脑血流灌注储量（perfusion reserves，PR）现在也纳入了评价脑功能研究。PET脑血流灌注显像主要应用于脑血管疾病（CVD），常用的脑血流灌注显像剂主要是[^{15}O] H_2O，并常结合乙酰唑胺作为负荷药物，进一步提高对CVD检出的敏感性。在CVD早期一天到数天形态变化之前表现为病灶区低灌注，CBF减少，大脑氧摄取量增加，然后是脑血管扩张，CBV增加，这在短暂性脑缺血（TIA）和半暗区组织表现非常明显；脑缺血进一步发展，CBF会降低，患者出现症状，梗死和出血的患者所有指标均异常，图像表现为放射性缺损。同时利用药物负荷的方法提高对脑血管疾病检查的敏感性。

PET脑受体显像：脑受体显像被认为是打开脑功能秘密的钥匙，脑功能的完成就是利用脑神经释放的神经递质与受体结合来实现的，所以，关键是找出与神经递质相似的正电子标记的放射性药物。例如多巴胺是人们最感兴趣的神经递质，[^{18}F] LDOPA是成功标记的与多巴胺相似的神经递质，[^{18}F] LDOPAPET显像可直接或间接了解多巴胺的储存量和代谢活动，从而有助于诊断累及多巴胺系统脑功能活动疾病如帕金森病、亨廷顿病和精神分裂症等。^{11}C标记的甲基氧基芬太尼主要用于脑中阿片受体的定量显像。

PET/CT显像应用于痴呆的诊断：痴呆的早期临床诊断和各种类型痴呆的鉴别诊断以及与老年轻度认知功能减退的鉴别仍是困难的。研究发现，PET比临床诊断方法（包括血液学检查、神经心理测试、EEG和结构影像）能提前数年检测出阿尔茨海默病，其准确性在90%以上。而且[^{18}F] FDG PET显像可用于不同类型痴呆的鉴别诊断：血管性痴呆，表现为多发性非对称性代谢降低；Pick病痴呆，以额叶受损为特点；Wilson病痴呆，主要受损部位在豆状核；亨廷顿病痴呆，无论早期、晚期尾状核代谢始终降低。帕金森病伴发痴呆（Parkinson disease with dementia，PDD）除颞顶叶代谢降低外，纹状体糖代谢异常，初级视觉皮质区明显降低，侧枕叶中度降低，中颞叶相对保留。

针对阿尔茨海默病潜在患者的老年斑块等病理特征的PET影像也已被用于痴呆的病情评价。PET无创性检查人脑淀粉样沉积的原理是基于显像剂与淀粉样原纤维的作用反应。使用最广泛的示踪剂[^{11}C]-6-OH-BTA-1，也称为匹兹堡化合物B（PIB，Pittsburgh Compound-B），对Aβ肽聚合物具有高亲和力。一些^{18}F标记的淀粉样蛋白配体有更长的放射性半衰期，在临床中广泛应用。研究证明在探测淀粉蛋白灵敏度方面，高特异性放射示踪剂具有很多优点，如利用其发现Aβ-N$_3$-焦谷氨酸甲酯作为一种新的诊断和治疗的靶向。此外，人类和小鼠模型中针对Aβ和tau蛋白的主动免疫疗法，体现了免疫活性神经胶质细胞在保护神经元抵抗淀粉样蛋白毒性中的关键作用。转运蛋白放射性配体是tau蛋白触发毒性的生物标志物，通过显像淀粉样蛋白和tau蛋白来诊断有无伴随Aβ病理表现的tau病变，这一发现也是由PET来证实的。见图5-3。

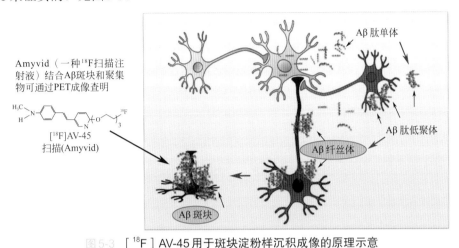

图5-3　[^{18}F]AV-45用于斑块淀粉样沉积成像的原理示意

引自：Zhu L, Ploessl K, Kung HF. PET/SPECT imaging agents for neurodegenerative diseases. Chem Soc Rev. 2014, 43(19): 6683-6691.

据报道，早期帕金森病患者表现出大脑皮质乙酰胆碱酯酶活性减退，且此减退在有痴呆表现并伴有Lewy小体的帕金森病患者中有更深远的意义。因此，通过PET和放射性标记的乙酰胆碱类似物来测量大脑的乙酰胆碱酯酶活性，以估计大脑类胆碱功能。

PET/CT显像应用于帕金森病（PD）和帕金森综合征：PD是由于黑质和锥体外系含色素的神经元的丢失引起，色素神经元的减少与多巴胺产量的减少、多巴胺贮存减少以及黑质纹状体系统功能失调有关，一般认为初期有多巴胺受体的上调，继而随疾病进展出现下调，最后PD可导致20%～30%的患者出现痴呆。MRI可以发现由于神经元的变性或铁剂沉积引起的黑质体积减小，但CT/MRI主要用于排除其他一些颅内疾病，MRI不能用于PD引起的痴呆和阿尔茨海默病的鉴别。PET不仅能够用于研究脑部代谢，而且可用于研究多巴胺递质受体系统，后者对PD的诊断和病理过程的判定都具有重要的价值。当采用定量计算时，PET结果可以准确评价PD的进展程度。[^{18}F] FDOPA PET显像用于评价PD突触前多巴胺功能，结果表明黑质纹状体多巴胺投射系统异常，在基底节活性降低，特别是具有"开关"现象的患者。[^{18}F] FDOPA也可用于检测四氢吡啶（1-methyl-4-phenyl-1,2,3,6-tetrahydropyridine，MPTP）和其他化合物引起的帕金森综合征患者的多巴胺旁路。近年采用[^{18}F]FPCIT行多巴胺转运蛋白显像发现，PD早期患肢对侧壳核后部示踪摄取减少，中后期则两侧受损。多巴胺受体显像在PD早期多为轻度增加或无明显改变，以后随病情加重而减少，提示调节功能减退。见图5-4。

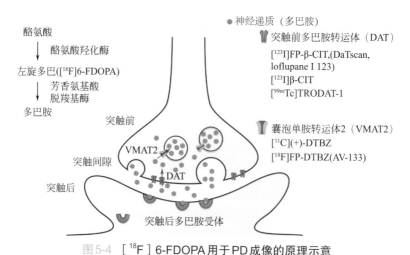

酪氨酸
↓ 酪氨酸羟化酶
左旋多巴([¹⁸F]6-FDOPA)
↓ 芳香氨基酸
脱羧基酶
多巴胺

● 神经递质（多巴胺）
▼ 突触前多巴胺转运体（DAT）
[¹²³I]FP-β-CIT,(DaTscan, loflupane I 123)
[¹²³I]β-CIT
[⁹⁹ᵐTc]TRODAT-1

▼ 囊泡单胺转运体2（VMAT2）
[¹¹C](+)-DTBZ
[¹⁸F]FP-DTBZ(AV-133)

突触前
VMAT2
突触间隙
DAT
突触后
突触后多巴胺受体

图 5-4　[¹⁸F] 6-FDOPA 用于 PD 成像的原理示意
引自：Zhu L, Ploessl K, Kung HF. PET/SPECT imaging agents for neurodegenerative diseases.
Chem Soc Rev. 2014, 43(19): 6683-6691.

第二节　fMRI 成像技术的原理及其实验设计与数据处理

为了使读者能够直观地了解脑功能成像的实验过程，本节精选了 http://afni.nimh.
nih.gov/afni、http://www.pstnet.com/products/e-prime/ 网站的部分图片进行讲解。

fMRI 实质就是在磁共振成像的基础上获取大脑活动的功能图像，以获取被试
对所给语言、图形、声音等刺激材料进行加工时产生的 fMRI 信号并加以分析，以
确定这些刺激材料与对应脑区的关系，从而分析其脑机制。

一、fMRI 实验设计

脑功能成像实验设计有一定的特殊性，研究者除了需要掌握诸如多任务设计和
多因素设计等一般设计方法外，还必须考虑任务呈现方式的设计。

fMRI 的任务呈现方式有两种基本设计，即组块设计（blocked design）和事件
相关设计（event-related design）（图 5-5、图 5-6）。组块设计就是将实验任务分为几
个组，每组包含有同一类型的实验材料若干，每组重复连续给予被试刺激，由被试
做出反应完成任务。事件相关脑功能成像（ER-fMRI）则一次只给一个刺激，经过
一段时间间隔再进行下，一次相同或不同的刺激。它的核心是基于单次刺激或行为
事件所引发的血氧反应。他们认为事件相关较组块设计有如下优点：一是它具有随
机化的优点；二是可以对被试和实验任务作选择性处理；三是可提供脑局部活动的
反应特点。应该说事件相关设计的应用前景相当看好。在 Block 设计中，一般要求
一组刺激的时间要等同于控制所呈现的时间，而且每个实验序列内，Block 的数量

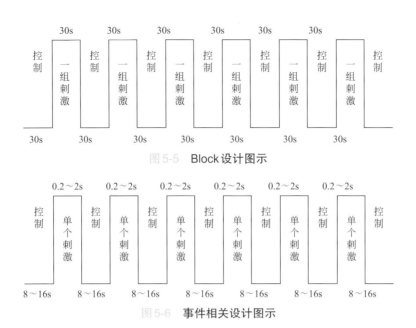

图 5-5　Block 设计图示

图 5-6　事件相关设计图示

不宜太多，否则会影响实验的效果。在事件相关设计中，刺激之间的间隔时间一般要求随机化，但是间隔一般不能太短，否则影响在前一刺激结束的短时间内大脑恢复不到"初始状态"。每个刺激材料的呈现时间也要尽可能的短，以让被试的大脑在尽快完成任务后恢复至初始状态。实验中的控制任务就是用来恢复大脑初始状态的任务，不要求被试反应并要在开始实验前嘱咐被试，在出现控制任务时放松休息，不要再想实验，只要注意屏幕的提示即可。fMRI 实验的控制任务一般都使用十字符号放置于屏幕的中央。刺激任务就是我们在实验中要考察的对象，在早期的 fMRI 实验中，有单一实验材料单一任务的设计，但是在近期的 fMRI 实验中，有可能是一种刺激做不同的任务，也可能是不同刺激做相同的任务。总之，在最近的 fMRI 实验中一般都要求有两种以上的刺激或者任务，这样才能比较任务之间的差异，得出不同语言刺激材料或者任务激活的脑区。这些实验材料或者实验任务，在 Block 设计中，相同的要放入一个 Block 中，在事件相关设计中，不同的实验任务或者实验材料，可以随机放置在任意的时间序列中。选择 Block 设计还是事件相关设计，没有统一标准，要视具体实验而定。这些设计在具体实验的时候需要用软件加以实现。现在一般常见的软件有 DMDX、E-Prime 等，其中 E-Prime 软件的编写比较直观，非常适合 fMRI 实验。图 5-7 就是 E-Prime 软件的工作界面截图。

在使用 E-Prime 软件编制刺激程序的时候，可以根据需要设定刺激的间隔时间，还可以设定随机程序，让刺激材料随机出现。同时这个软件还支持声音、图片以及视频刺激程序的编制。在使用这个软件进行 fMRI 实验的时候，被试进行实验任务的反馈信息不要呈现在屏幕上，但是要设定软件的记录程序，把被试的反应时间和正确率记录下来，以供行为分析和 fMRI 实验数据的处理用。

第五章　分子影像技术检测神经变性疾病

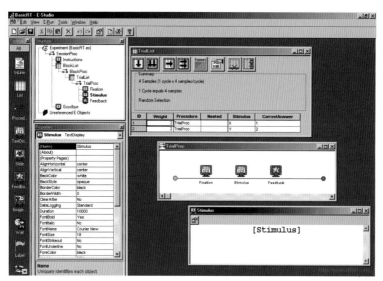

图 5-7　E-prime主控制面板截图

二、实验设备

fMRI实验除了需要磁场强度在1.5T以上的磁共振扫描系统外（需要配备脑功能成像软件，一般都是EPI扫描序列），还需要的设备如下：呈现刺激材料的计算机（装备E-Prime或者其他刺激呈现软件）、LCD投影机和反光镜（如果有条件可配备fMRI实验专用视觉呈现设备）、反应按键盒、音频设备、装备SPM或者AFNI等fMRI图像分析软件的计算机等。

三、实验数据处理

在脑功能成像研究中，数据处理是一个非常重要的环节。除非需要处理一些特殊的数据，一般实验室可以直接利用一些成型的软件包。fMRI实验所采集的大脑图像包括解剖像和功能像两种，要分别对这两种图像进行处理。常用的fMRI实验数据处理软件有SPM（Statistical Parametric Mapping）、AFNI（Analysis of Functional NeuroImages）等。具体的处理步骤一般分为预处理和统计分析两个部分。预处理包括三维重建、空间标准化、时间与空间平滑等。统计分析是通过相关分析、反卷积运算来获取局部脑功能活动的统计参数图。下面以AFNI软件为例介绍处理的全部过程。AFNI软件要基于Linux平台运行。图5-8是这一软件面板的截图。

1.解剖像的处理

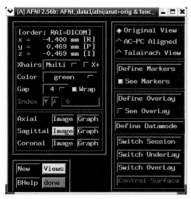

图 5-8　AFNI软件主控制面板截图

解剖像的处理比较简单，因为解剖像所起的

作用就是定位。因此，主要就是将采集到的解剖像进行3D重建并加以标准化就可以了。在AFNI软件中，3D重建主要通过"to 3d"命令加上扫描时的图像采集参数进行转换，然后在AFNI软件的控制窗口中选择合适的参数就可以实现。图像标准化则通过空间标准化来进行，主要是通过前联合上缘、后缘、后联合下缘（具体位置如图5-9）以及大脑同一平面的两个任意点这五个位置进行空间定位，将采集到的三维图像转换为Talairach-Tournoux坐标。

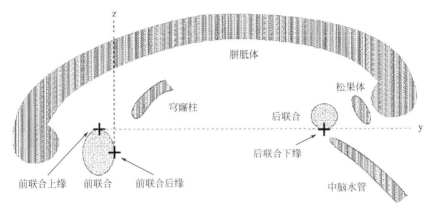

图5-9　空间标准化位置示意

2.功能像的处理

功能像的处理一般要经过：头动校正、空间标准化、空间平滑和时间平滑、去线性漂移、生成统计参数激活图、计算激活体积、统计激活脑区坐标、比较不同任务的激活脑区等。头动校正的面板如图5-10，选择"2D Registration"与"3D Registration"各做一次校正，其中弹出的对话框中的"Base"栏内填一个比较稳定的时间点。为了提高信噪比，减少无关因素的干扰，我们要使用"3D merge"命令对数据的功能图像进行高斯平滑，全高半宽（FWHM）的大小选择一般为3～5，选择参数越大，平滑效果越好，信号损失也越大（图5-11是平滑后的功能像截图）。时间平滑选择"3D Tshift"和"3D Tsmooth"命令，去线性漂移使用"3D Tcat"命令。在以上这些处理步骤完成之后要进行功能图像的后期处理，主要是使用"3D Calc"

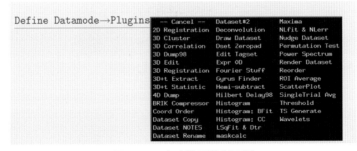

图5-10　头动校正控制面板

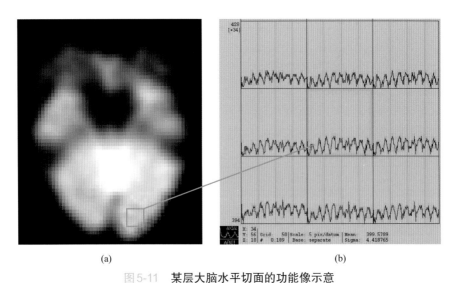

(a)   (b)

图5-11　某层大脑水平切面的功能像示意

（b）是（a）中方框及其附近位置的功能激活曲线，表明这个脑区在这一实验中的激活情况

命令进行平均激活图的计算，使用"3D Clust"命令进行激活体积的计算，以及通过相关分析以及反卷积分析（3D Deconvolve）来比较不同任务激活脑区的差异。

　　以上这些处理都完成以后，我们只要将功能像与解剖像叠加在一起，就可以得出比较准确的激活脑区的定位图。点击AFNI主面板上的"Define Overlay"会弹出图像阈值控制面板（图5-12），通过下面对功能图像色彩以及阈值的控制面板对具体任务的激活脑区的图像进行调节。

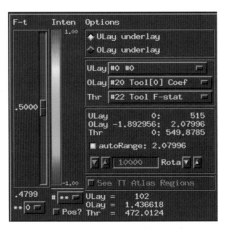

图5-12　色彩及阈值控制面板

　　SPM是统计参数图（statistical parametric mapping）的缩写，是脑功能成像实验中比较常见的一种数据处理软件。SPM和AFNI最大的不同在于SPM的源代码不具有开放性，而AFNI基于LINUX的设计给了研究者进一步改进的空间。SPM处理的基本步骤和AFNI基本相同，但是每个步骤的具体实现和AFNI有很大的不同，SPM

中使用的标准坐标系统是MNI坐标，而AFNI是Talairach坐标，在处理过程中，SPM按照设定的程序直接将不同被试的大脑转换为标准脑，而AFNI在进行标准化转换过程中，必须使用人工操作，将人脑的三维结构图像和与功能像使用了相同层厚以及间距和观察视野的水平解剖像先行对齐，再做转换，这能保证将三维像和功能像在标准化过程中产生的误差减少到最小的程度，尽管也有局限性。但是从软件的操控性和直观性来看，SPM比AFNI具有优势。

四、fMRI实验相关的准备

1.实验前

实验方案要根据实验目的和fMRI实验的可操作性来确定。一般要经过课题组内语言学、心理学及神经科学以及影像学等方面研究者的讨论后确定。实验方案的语言材料要经过严格的筛选，听觉语言刺激在音节上，视觉语言刺激在字形上、频率上要基本匹配。同时实验方案最好要预先做神经心理行为学实验，通过软件分析行为学实验的结果来进一步确定实验的可行性。

2.实验中

在实验方案确定以后，除场强在1.5T以上并且装备EPI扫描序列的磁共振设备外，还需要一台装备有E-Prime或者其他可编制刺激程序软件的电脑。按实验设计编制刺激程序，同时准备投影设备和电源以及实验情况记录表格、被试情况记录表格、实验知情同意书以及实验后的调查问卷。在这些准备就绪之后，可以在磁共振设备中设置参数，并被试练习实验，嘱咐被试实验中的注意事项。以上各项工作完成后将被试放入磁共振设备并开始实验。

3.实验后

在实验完成之后，就是处理数据，准备一台性能较好的电脑，装备AFNI、SPM或者其他处理软件，按照一定的方法进行实验数据的录入处理，得出大脑激活图，并分析激活脑区的具体坐标和感兴趣脑区的激活体积，比较不同实验材料或者不同实验任务激活脑区的不同，并取图撰写实验报告。图5-13就是fMRI实验后得到的大脑激活图像，这是大脑水平面的连续截图，其中的L表示右边为左脑，图中的颜色棒表示激活强弱，Z表示所截取的脑图在T-T三维坐标中的Z轴（上下轴）位置。

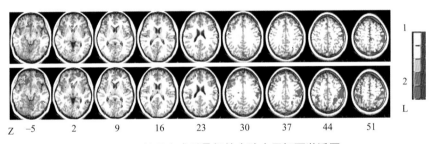

图5-13　处理完成后叠假的大脑水平切面激活图

第五章　分子影像技术检测神经变性疾病

五、小结

在人体（活体）内，以生物分子为靶目标，用放射性标记物为化学探针，研究体内靶分子如抗原、基因、蛋白等的生理、生化、病理、药理等基本过程，在分子水平上了解疾病的形成过程，从而为真正意义上的疾病的早期诊断、治疗和术后的检测和评估以及相关药物的筛选等提供精确的信息。由于受体的含量极微，如脑内各类受体一般均在$10^{-13}\sim10^{-9}$mol/g，CT、fNMR等其他手段无法实现对早老性痴呆、帕金森病（PD）等中枢神经系统（CNS）疾病的早期诊断。因此，需要大力发展CNS受体的分子探针。其中，由于PET显像所用的正电子核素中，^{11}C、^{13}N、^{15}O是组成人体生命的基本元素，^{18}F是氢类似物，这些标记化合物的代谢过程能真正反映机体生理、生化功能的变化，是生命科学研究领域的适用的放射性核素。由于放射性药物是核医学得以发展的重要基础。加强诊断治疗双功能放射性药物的研究，深入、系统开展受体分子显像剂的研究。根据各种分子影像技术的优势和特点，发展有临床应用前景的多模式多功能复合分子探针，综合各种分子影像技术的优势，把诊断和治疗技术提升到细胞和分子水平，实现人体内部生理和病理过程的快速、无损和实时成像，为真正意义上的早诊断、早治疗提供新概念、新方法和新手段，为预防医学、转化医学、精准医学的实现提供可能的途径。

参考文献

[1] Mori T1, Maeda J, Shimada H, et al. Molecμlar imaging of dementia. Psychogeriatrics, 2012, 12(2): 106-114.

[2] Lin Zhu, Karl Ploess, Hank F. Kung. PET/SPECT imaging agents for neurodegenerative diseases. Chem. Soc. Rev, 2014, 43(19): 6683-6691.

[3] Ame tamey SM, Honer M, Schubiger PA. Molecular imaging with PET[J]. Chem Rev, 2008, 108(5): 1501-1516.

[4] Bayele H K, Chiti A, Colina R, et al. Isotopic biomarker discovery and application in translational medicine [J]. Drug Discover Today, 2010, 15(4):127-137.

[5] Diana Van Lancker Sidtis. Does functional neuroimaging solve the questions of neurolinguistics.Brain and Language. 2006, 98(3):276-290.

[6] W, Mitterhauser M. Basics and principlesof radiopharmaceuticals for PET/CT[J]. Eur Jradiology, 2010, 73(3): 461-469.

[7] Li Z, Conti PS. Radiopharmaceutical chemistry for positron emission tomography [J]. Adv Drug Delivery reviews, 2002, 62(1): 1031-1051.

[8] Liu H, Ren G, Miao Z, et al. Molecular optical imaging with radio active probes[J]. Plos One, 2010, 5(3):e9470.

[9] Hu Z, Liang J, Yang W, et al. Ex perimental Cerenkov luminescence tomography of the mousemodel with SPECT imaging validation [J]. OpticsExpress, 2010, 18(24): 24441-24450.

[10] 赵喜平编著.磁共振成像系统的原理及其应用 [M].科学出版社，2000.

（李子婧　张　康　楚　楚）

第六章
神经变性疾病患者临床神经评估、样本保存和数据库建设

第一节　神经变性疾病临床登记和数据库建立和实施

在大数据时代，规范的临床登记和数据库建立无疑是临床科研的必经之路和最为重要的实现载体。数据库建立后通过数据挖掘有利于观察研究疾病演变规律、转归、结局，对寻找预测疾病发生风险、疗效评估、随访回馈以及发现遗传和生物标记物均具有十分重要的作用。当今学科要发展，除本专业需要精通外，还要与边缘学科进行整合和交集，与其他相关联的团队进行合作、取长补短，真正"多快好省"地促进本学科的发展，同时实现基础向临床的真正转化。

痴呆和认知障碍相关的神经变性疾病的临床数据库，不仅包含了社会人口学特征、流行特征、可能的暴露危险因子的集合，更具特色的是汇集了多维度的神经心理量表的评估信息、神经遗传学信息、神经生化实验和多模式神经影像的信息。因此，痴呆和认知障碍等神经变性疾病的临床科研的实施过程，涉及了多学科的参与，如神经影像科、实验室、检验科等各团队之间彼此分工合作，其中不乏临床和基础研究的交集、转化和延伸的研究。本节以阿尔茨海默病（AD）或帕金森病（PD）相关的痴呆和认知障碍相关数据库建立为例，介绍相关临床实验流程和相关程序。

一、临床研究目标的确立

建立临床登记数据库之前首先需要有明确的临床科研目标。比如，研究目标可以是建立痴呆研究平台和完善痴呆资源库；也可以明确地区痴呆类型的患病情况和特殊家系的分布特点，或者是明确地区家族性阿尔茨海默病（Familial Alzheimer's Disease，FAD）致病基因以及不同基因突变导致的 FAD 的临床表型；建立地区 AD 型痴呆队列研究，以发现 AD 型痴呆发生和发展规律，明确有早期诊断价值和病情进展监测的分子和神经影像标记物等。此外，建立好的临床登记数据库可以利用队列人群开展临床药物试验研究，实现多中心药物临床试验或新药创制等多种用途。

二、研究方案的确立

研究方案需要作出具体的流程和规划分析，比如要研究PD引起的认知功能损害可以通过列举如下的实验流程来实现（图6-1）。

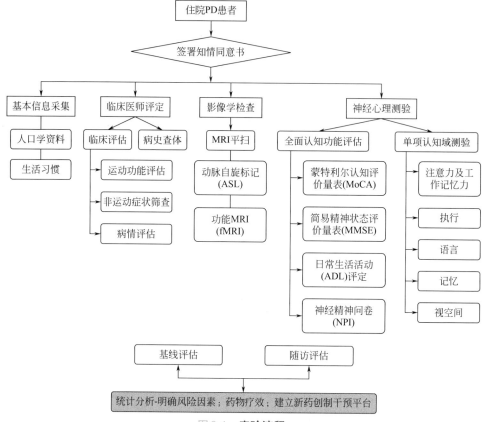

图6-1　**实验流程**

试验方案设计需注意以下事项：

（1）临床试验方案由研究者或申办者拟订，如果涉及药物验证等相关内容，则应符合"药物临床试验质量管理规范（GCP）"要求。研究者和申办者应在已制订的方案上签名并签署日期。

（2）临床试验设计的基本原则

① 代表性：受试者样本符合总体规律。

② 重复：结果经得起重复验证。

③ 随机：受试者随机分配入组。

④ 对照与盲法：避免条件误差与主观因素。

（3）试验方案的基本格式

① 封页：包括题目、申办者和临床试验机构的名称与地址，拟订日期。

② 正文。

③ 封底：各参与的临床试验机构与主要研究者、申办者的名称与联系方式。

④ 主要参考文献。

（4）临床试验方案设计主要内容（参考国家GCP手册第四章第十七条）。

① 试验题目。

② 试验目的、背景，临床前研究中有临床意义的发现和与该试验有关的临床试验结果、已知对人体的可能危险与受益，及试验药物存在人种差异的可能。

③ 申办者的名称和地址，试验的场所，研究者姓名、资格和地址。

④ 试验设计的类型，随机化分组方法及设盲的水平。

⑤ 受试者的入选标准、排除标准和剔除标准，选择受试者的步骤，受试者分配的方法。

⑥ 根据统计学原理计算要达到试验预期目的所需的病例数。

⑦ 试验用药品的剂型、剂量、给药途径、给药方法、给药次数、疗程和有关合并用药的规定，以及对包装和标签的说明。

⑧ 拟进行临床和实验室检查的项目、测定的次数和药动学分析等。

⑨ 试验用药品的登记与使用记录、递送、分发方式及储存条件。

⑩ 临床观察、随访和保证受试者依从性的措施。

⑪ 中止临床试验的标准，结束临床试验的规定。

⑫ 疗效评定标准，包括评定参数的方法、观察时间、记录和分析。

⑬ 受试者的编码、随机数字表及病例报告表的保存手续。

⑭ 不良事件的记录要求和严重不良事件的报告方法、处理措施、随访的方式、时间和转归。

⑮ 试验用药品编码的建立和保存，揭盲方法和紧急情况下破盲的规定。

⑯ 统计分析计划，统计分析数据集的定义和选择。

⑰ 数据管理和数据可溯源性的规定。

⑱ 临床试验的质量控制和质量保证。

⑲ 试验相关的论理学。

⑳ 临床试验预期的进度和完成日期。

㉑ 试验结束后随访和医疗措施。

㉒ 各方承担的职责及其他有关规定。

㉓ 参考文献。

三、组织机构的建立

1.项目委员会

项目委员会由项目负责人、各分中心负责人及秘书组成。

项目委员会的主要职责：

（1）制订研究的宗旨和目标。

（2）制订并规范各类临床诊断标准、治疗指南、制订临床研究目的和流程。

（3）制订并批准各类质控标准，组织每个周期的质控检查，审查并批准质控委员会年度报告。

（4）组织并评价项目进展情况，公布项目的科技论文发表情况和主要成果。

（5）促进与加强各分中心的交流与合作。

（6）定期组织专家研讨会和项目评估会，成果总结会。

2.专家委员会

专家委员会是项目组聘请在某学科领域具有极高造诣的学术顾问，对项目的顶层设计的，学术性和科学性进行指导和建议。

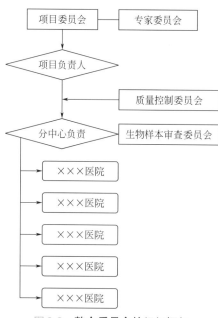

图6-2　整个委员会的组织框架

3.质量控制委员会

质量控制委员会是项目委员会领导下的负责整个项目质量控制的机构，由牵头单位和各分中心的质控员组成。质控小组负责研究各种标准和指南性文件的执行，检验各中心的一致性，每年进行数据质量检查，向项目委员会提交质量报告并对不足之处提出修改建议。经项目委员会批准，发布年度质控报告。

4.生物样本审查委员会

生物样本审查委员会负责执行生物标本取材、运输、储存和分析使用的指导规范，并定期检查生物标本的收集情况和使用情况，向专家委员会建议批准或者不予批准分中心的标本数据。

整个委员会的组织框架如图6-2。

四、病例报告表（CRF）的建立

1.病例报告表的设计规范

病例报告表（case report form，CRF）是按临床试验方案规定所设计的一种文件，是用以记录每例受试者在临床试验过程中主要临床资料的表格，是研究者记录试验数据的重要载体。每项临床试验开始前均应预先按临床试验方案设计CRF。设计科学的CRF是保证正确、完整、及时、合法记录试验数据的关键。CRF由临床试验负责单位研究者、申办单位在临床试验开始前设计，并由各参研单位研究者共同讨论完善。

CRF符合"科学性"和"易操作性"，并便于使用（填写、监查）。设计时应考虑以下内容：①临床试验流程；②研究人员的填写；③数据录入和分析；④监查员审核。CRF应能收集试验方案要求的用于评价安全性和有效性资料的数据。不应收集与试验方案无关和（或）研究无关的数据。凡发现有遗漏或多余的数据应注明理由。为保护受试者隐私，设计病例报告表时应规定受试者姓名的填写方法，不应填写受试者全名，仅填写名字的拼音首写字母。应有每次随访结束后最后审核页上研究者签名和签署日期的位置。CRF应完整、准确、简明、清晰，填写简便，文字准确，计量单位正确，专业术语规范，填写项目排序及流程图符合逻辑。

2.病例报告表的格式与内容

病例报告表的格式因试验研究的目的和类别而异，但基本要求相似。

（1）封面

① 标题、研究类型。

② 页眉：临床研究单位、研究负责人（签名）、填表人、填表日期、研究起止日期、申办单位。

③ 页脚：注明病例报告表一式三联或两联的保存单位（各页同）。

（2）填表注意事项。

（3）试验流程表。

（4）受试者一般资料，含联系方式。

（5）受试者入选标准是否符合纳入标准及不符合任一条排除标准。

（6）各次临床及实验室检查访视表。

（7）各次发药及药物回收记录 包括已发放药物标签粘贴处。

（8）不良事件观察表。

（9）严重不良事件报告表。

（10）疗效及不良反应判断总表。

（11）主要研究者申明、申办单位监查员申明。

（12）附页：附加说明前述表格中未能记录的内容。

（13）检查单及其他检查复印件或原件粘贴页。

（14）封底。

3.研究对象

在CRF中纳入和排除标准的制定十分重要，需要细致商定，该步骤关系到临床实验和数据库后续的拓展和使用范围。

例如，确定痴呆的纳入标准，即符合一种或多种认知功能障碍：①记忆力障碍（顺行和逆行性记忆障碍）；②一种或几种其他认知功能缺陷，如失语、失用、失认、操作和执行功能障碍；同时认知功能缺陷的程度严重影响和干扰了社会和职业功能和日常生活。认知功能缺陷是相对于先前的功能水平显示出的下降而言，认知功能缺陷呈进行性恶化，至少需要6个月病程。

排除标准：神志障碍；认知功能缺陷出现在谵妄状态。附注说明：若与谵妄并存，于谵妄恢复和消失后认知功能障碍仍持续存在。

进一步地，如果是家族性阿尔茨海默病，则需要加上定义：家族中有连续两代或两代以上的成员罹患阿尔茨海默病，可追溯的家族成员中有三个或三个以上患者、发病年龄早于60岁。可见这些"入排"标准的建立需要很细致的定义，通常可以参考国际公认的一些标准，如美国精神障碍诊断与统计手册第五版（DSM-5）。

社会人口学资料、可能风险暴露因素、临床观察指标等确立需要根据研究目的、临床专业知识和临床问题、专家咨询和文献查阅回顾、结合最新基础研究进展等加以确定。该部分的设计内容牵涉到数据库今后的应用拓展和研究深度。

4.知情同意书的设计

知情同意（Informed Consent），指向受试者告知一项试验的各方面情况后，受试者自愿确认其同意参加该项临床试验的过程，须以签名和注明日期的知情同意书作为文件证明。知情同意书主要内容包括：①研究项目简介；②观察内容；③受益与风险；④权利与义务。

知情同意书的设计要求：①文字应通俗易懂，不使用过分技术性的语言；②疗效描述时不宜使用过分乐观的表述；③风险的表述尽量客观，对不良反应的叙述应尽量完整、详细；④试验内容和步骤应有较完整的描述。知情同意书模板如下：

知情同意书

尊敬的患者：

您将被邀请接受一项关于×××药物作用及可能的神经保护机制的临床研究。请您仔细阅读下列信息，然后决定是否参加本研究。如有不清楚的问题，可以向研究者咨询×××××××影响患者的功能活动。我们的研究希望通过相关指标的检测和评价，采取××××技术评估×××的形态特征，对采用×××手段进行对比分析，探讨×××之间的关系，寻找××××内在机制，以期发现××××的客观依据。为今后×××防治提供依据。

本研究由××××××医院临床试验伦理委员会批准进行，对入选的人群详细记录年龄、性别、起病年龄、病程、分期等资料，进行全面的××××××功能评价，筛查××××××检查以及神经电生理检查等，为临床诊断提供依据。如果您同意参加本研究，在接受评价或治疗前，医师将对您进行检查，以决定您是否能够参加该实验，一旦您通过这些检查，您将接受相应的进一步检查（××××××检查、神经电生理）等。

获益：参加本研究，您将通过系统的检查评估获益，在研究期间您有权知道自己的检查情况，有权在任何时候询问问题，并得到医生的详细解答。试验结束后，对于愿意进一步随访观察和治疗的患者，本项研究可提供进一步的后续服务，但需患者负担治疗费用。

风险：临床检测和评定包括××××××、神经电生理等，所有评价方法都是安全可靠的，对您的身体均无近期和远期不良影响。

医疗记录的公开和保密：

有关您身份的记录都是保密的，只有您的医师清楚。您的临床资料将被记录在病例报告表上，您的姓名不会出现在任何研究报告和公开出版物中。在必要情况下只有研究者、监查员、伦理委员会、医政管理部门有权查阅您所有的实验记录资料，而其他人均无权接触。

您是否参加本研究完全出于自愿，您可以不参加此项研究或者在任何时间退出本研究，而不需要说明任何原因。

知情同意签署页

志愿者意见：我们对×××××的相关临床研究已经了解。我的医师已就该项研究的方法和作用以及可能存在的不良反应，向我作了详细解释，对我询问的所有问题也给予了解答。如果我不参加本研究或中途退出，将不会影响我的医疗保障，也不会受到任何歧视和报复，而且也不会影响到我任何合法的权利。在此，我自愿参加本项研究。

受试者签名：_____ _____年___月___日

研究者签名：_____ _____年___月___日

5.临床实验的附件清单

（1）伦理委员会批准件。

（2）对受试者介绍的研究信息及知情同意书。

（3）主要研究人员的姓名、单位、在研究中的职位及其简历。

（4）临床试验研究方案及方案的修改。

（5）病例报告表（CRF）样本。

（6）总随机表。

（7）试验用药检验报告书及阳性对照药说明书（如果做药物试验）。

（8）试验药物包括多个批号时，每个受试者使用的药物批号登记表（如果做药物试验）。

（9）生物利用度及药动学研究则需附各种生物样本实测数据，受试者个体的药-时曲线（如果做药物试验）。

（10）严重不良事件的病例报告。

（11）统计分析报告。

（12）主要参考文献复印件。

（王燕萍　潘晓东）

第二节　神经变性疾病患者血液、脑脊液组织样本的保存和处理

由于我国国情所限，中国神经变性疾病患者的生物标本多限于血液、脑脊液等有限的几种。即便如此，大多数相关研究工作仍是自发的、零散的，常存在管理方面不得当、使用无序、低水平重复和浪费现象严重。因此，本节将简要介绍神经变

性疾病生物样本采集工作的基本流程、实验室管理小技巧和标本保存及处理措施。

人体组织样本的保存和处理原则：所有神经变性疾病的标本均属于可能造成生物危害的物品，保存及处理需要设置专用场地、仪器和储存设备或区间避免对研究者造成侵害，同时也避免标本间的以及标本对实验用品的污染。

一、血液及血液成分的处理和保存

1.血标本的处理

（1）采血管及EP管标注：标注编号与资料编号一致。见图6-3。血标本的采集和处理流程见图6-4。

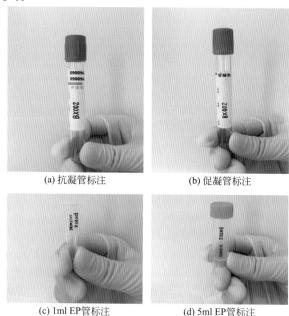

(a) 抗凝管标注　　　　　　　(b) 促凝管标注

(c) 1ml EP管标注　　　　　　(d) 5ml EP管标注

图6-3　采血管EP管

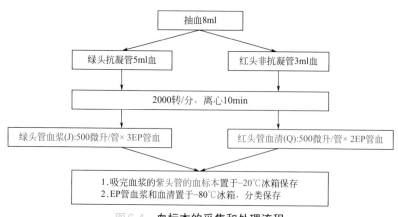

图6-4　血标本的采集和处理流程

（2）注意事项

① 如果离心后血浆（或血清）少（图6-5），可酌情减少吸取管数，目的是不要吸到白细胞层（或血细胞）（即血浆或血清吸取后管子液面至少保留在白细胞或血细胞层上方5mm）。EP管存储上清液见图6-6。

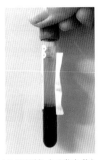

(a) 抗凝管（正常血浆）　(b) 抗凝管（少量血浆）

图6-5　抗凝管正常血浆与少量血浆的对比

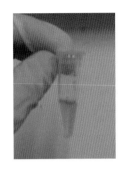

图6-6　EP管存储上清液（500μl）

② 吸每一管血标本的上清都要更换移液管。

③ 抗凝管不可置于-80℃冰箱保存，以免抗凝管冻裂。

2.血标本的保存

设置专门的处理和存放区域，避免对研究者及试剂的污染。

（1）全血保存：采集患者外周血标本3～5ml，置于EDTA抗凝管中，分装入冻存管（1～2ml/管），贴上写有样本身份信息的标签后，送入-80℃冰箱长期保存。

（2）白细胞的提取和保存：留取抗凝血3～5ml，加入约1/3体积的4℃预冷的1×红细胞裂解液，混匀，2000转/分离心1min，沉淀白细胞，弃去上清液，可重复上述操作1次。加入1×PBS 1ml重悬白细胞，送入-80℃冰箱长期保存。

（3）血清、血浆的提取和保存：留取抗凝血和不抗凝血3～5ml，3000转/分离心10min，取上清液分装入冻存管（每管0.5～1ml），贴上写有样本身份信息的标签。短期保存送入-20℃冰箱，可维持蛋白活性的保存时限为1～2个月；长期保存须送入-80℃冰箱。

二、脑脊液的处理和保存

1.流程见图6-7。

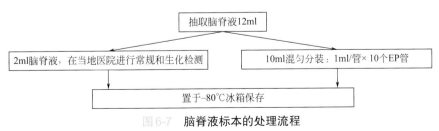

图6-7　脑脊液标本的处理流程

2.脑脊液标本的保存

脑脊液采集后立即装入无菌带垫圈的冻存管中，分装入冻存管（每管0.5～1ml），贴上写有样本身份信息的标签。短期保存送入−20℃冰箱，可维持蛋白活性的保存时限为1～2个月；长期保存须送入−80℃冰箱。

三、标本DNA的提取和保存

全血或白细胞标本中的基因组DNA的提取方法有很多。经典提取法具有DNA纯度高，蛋白杂质少的特点，尤其是该方法提取的DNA链片段较大，适合后续分子生物学实验而受到各个大型遗传实验室的推崇。

现以Qiagen DNA提取试剂盒（Flexi Gene kits）为例介绍提取全血标本的基因组DNA。

步骤如下：

（1）细胞解冻：将全血标本从−80℃超低温冰箱取出，放置于−20℃低温冰箱24h，再转入4℃冰箱放置24h解冻。

（2）取400μl血样于标记的EP管中，再吸取1.0ml细胞裂解液，加入对应的EP管中，上下颠倒混合数次，直至无血凝块出现，16400转/分，离心8min。

（3）小心倾倒上清液，吸水纸沥干60s后加入蛋白变性缓冲液/蛋白酶K溶液200μl，震荡混匀，直到无细胞团出现。

（4）短暂离心后，置于65℃水浴箱，水浴20min。

（5）短暂离心后，加入200μl异丙醇，上下快速颠倒3～5min，可见絮状DNA沉淀。

（6）16400转/分，离心8min，小心倾倒上清液，吸水纸沥干60s，可见管底有白色DNA沉淀。

（7）加入200μl 70%乙醇，小心弹起片状沉淀，浸泡10min，16400转/分，离心8min。

（8）小心倾倒上清液，吸水纸沥干，静置10min，待酒精挥发干净，然后加入110μl灭菌超纯水或AE，65℃水浴20min，置于摇床上过夜16～18h。

（9）电泳测浓度后，−80℃长久保存DNA。

附表6-1　标本保存详细记录

标本编号	姓名	血（个）	血浆J（管）	血清Q（管）	脑脊液（管）
合计					

附表6-2　　关于使用组织样本开展科学研究的知情同意书

一、组织样本在科学研究中的重要作用

1.您或您的亲属可能患有神经变性疾病，我们将取一部分组织样本进行必要的临床检测并告知您结果，这些检测结果对于准确诊断和指导治疗十分重要。

2.首先在争得您同意的情况下，我们会将这些剩余的组织样本保存起来并进一步用于科学研究，以协助病因的探索、发病的机制、疾病的诊断或是疾病的治疗等方面的研究。这些研究将会对神经变性疾病或其他相关疾病作更深入的了解并为有效治疗提供科学依据。请阅读"组织标本是如何用于科学研究的问答"这些信息将有助于您对组织样本在科学研究中的意义有更多的了解。

3.不论您是否被确诊为神经变性疾病，您提供的组织样本对于科学研究是有帮助的。因为这些研究有助于解决人类面临的健康问题。

4.我们将严密保存相关结果，研究报告可能不会部分或全部告知您本人或您就诊的医生。

二、需要考虑的问题

1.我们将尊重您的选择，不论您是否同意保存剩余的组织样本，都不会影响对您的治疗。

2.您可以现在就可以做出决定，同意保留您的组织样本并用于科学研究，也可以随时改变您的决定，请与我们保持联系并及时告知您的想法。

3.如果我们得到不同意继续使用的告知，我们将不再使用您的任何组织样本。

4.研究人员可能会依据研究工作的需要进一步向您了解有关的健康状况的信息，但是您的姓名、地址、电话或者其他的能够证明您身份的信息是保密的。

5.在有些情况下，您的部分组织可能会用于家族性或遗传性疾病的研究，即使您的组织样本用于这一类研究，其结果也不会存入您的健康档案。

6.您提供的组织样本可能用于临床研究或科学研究，但是目前您可能不能直接获得利益。

7.除非科学研究有必要，我们不会对您或您家人的标本用于亲缘关系的鉴定。

三、利益与风险

1.这是一项临床和科学研究工作，以推动科学和技术的进步为主要目的。您可能不能直接获得经济效益或福利。

2.组织标本是开展科学研究的重要资源，对人类认识神经变性疾病的发病规律，探索有效的预防和治疗方法具有不可替代的作用。

3.对您自己而言，最大的风险就是泄漏您的健康信息，但将这些健康信息透露给别人的机会是很小的。

4.我们确保不会公布您的身份并且将对您产生心理伤害和社会伤害的机会降到最低。我们有预防措施以保护您的身份不被泄漏。您提供的组织样本和您的临床资料将会用一个编号表示，代表您的组织样本和临床资料。与您的姓名和编号联系的基本项目将以电子档案的形式保存到计算机中，只有授权人才可以看到您的相关信息，研究人员和其他采集及收集临床资料的工作人员都不会知道您的身份。

5.我们有责任保护您的隐私，但是有一些不可预测的因素有可能导致部分信息被某些人用于识别您的身份，一般说来这种可能性非常小。

6.由于您与您的子女、父母、兄弟姐妹和其他家庭成员的遗传学特征相似，这些对他们来说同样存在患同样疾病的风险。基于隐私的保护和避免不必要的家庭恐慌或纠纷，我们不会将所得的结果告知本人或监护人以外的任何人，包括任何亲属。

四、根据您的考虑做出选择

请您仔细阅读下面各项并做出选择，在同意和不同意处标注。不论您作何种选择都不会影响您的治疗。如果有什么疑问请与您的医生和护士咨询或与我们的伦理委员会联系。我们将尊重您的选择，不论您是否同意保存剩余的组织样本，都不会影响对您的治疗。

我的组织样本可以用于肿瘤预防和诊治等方面的科学研究。

A□同意；B□不同意

我的组织样本可以用于其他危害健康的疾病的科学研究。

A□同意；B□不同意

我的临床资料信息可以与我提供的组织标本相联系。

A □同意；B □不同意

回答上述问题后请您签署姓名和日期。

患者签名：　　　　　　　　　　日期：

医生/护士签名：　　　　　　　　日期：

（辛佳蔚　潘晓东）

第三节　神经心理认知障碍测试诊断系统

本节介绍本团队自主研发的认知障碍测试诊断系统。该系统能够满足神经变性疾病认知障碍相关疾病所用到的神经心理疾病的认知测试、数据采集（包括详细的人口统计学资料、生物标记物、影像学数据）、随访等需求

本套认知测试系统具有如下特色。

① 临床实践应用与科研探索并举：既可以在临床上应用于患者神经心理认知水平的测试，也可以用于临床科学研究。

② 实现患者单独自由测试：使用window8系统触控一体界面操作，机器自带指导语、无需医生在场，患者可以在家属陪同下完成测试，节约医生的人力资源，并且有很好的神经心理测评的一致性。

③ 实现不同语言版本的测试，包括普通话、闽南语、福州话、粤语等。

④ 实现断点再续测试：分时间段测试、断电等均可延续上一次未完成的测试内容。

⑤ 实现多台机器平行测试：通过局域网、连接并自动保存于服务器。

⑥ 医生端数据管理便捷，可以集中时间统一查看并评阅测试结果，自动生成报告。

⑦ 可以实现多点网络测试，集中管理数据，实现大数据集合。

⑧ 数据统计分析整合统计软件，同时可以收集生物标记物、多模式神经影像（fMRI、DTI、3D-ASL）数，进行多维度、全方位数据分析等，可以实现后续建立的大数据的挖掘分析。

一、医生端系统

1.登录

进入医生登录界面，填写正确的用户名和密码后点击"登录"进入测试系统医生端。

医生若是在使用测试诊断系统过程中出现数据库连接异常，可以在系统主界面的菜单栏里进行MySQL数据库连接配置，点击"系统设置"→"数据库连

接"→"连接测试"→"保存配置"→"退出配置"。

2.系统参数配置

用户可根据现实客观需要对系统的参数进行配置，但有权限设定，管理员可进行系统级和用户级参数进行配置操作，而一般医生只能对用户级参数进行配置操作。在主界面菜单栏点击"系统设置"→"参数设置"进入界面。

（1）添加操作：用户在将参数名、参数值填写完成后，可选择参数级别（管理员可选系统级或者用户级，一般医生只能选择用户级），然后点击"添加"即可。

（2）删除操作：用户点击参数信息列表中想要删除的参数列后，再点击"删除"即可，一般医生只能删除用户级参数。

（3）修改操作：用户点击参数信息列表中想要修改的参数列后，参数信息会自动显示在基本信息框中，用户在信息框中修改信息后，点击"修改"即可。

二、用户管理

角色管理

系统管理员可对使用该测试诊断系统的用户进行管理，在主界面菜单栏点击"用户管理"→"角色管理"进入界面。

（1）添加操作：管理员在将医生号、姓名填写完成后，可选择医生职称和系统角色，然后点击"添加"即可。

（2）删除操作：管理员点击用户信息列表中想要删除的用户列后，再点击"删除"即可。

（3）修改操作：管理员点击用户信息列表中想要修改的用户列后，用户信息会自动显示在下方信息控件中，用户在修改信息后，点击"修改"即可。

（4）密码重置：若用户密码丢失可联系管理员进行密码重置，重置后密码为系统默认密码。密码重置成功后，在用户登录系统时，系统会强制进行密码修改，密码重置只会重置用户的登录密码，不会更改用户的协助密码。

三、临床病例登记

1.新建患者

医生在患者初次就诊时进行新建患者操作来登记患者的基本信息，点击"新建病例"→"新建患者"进入后的界面如图6-8所示。

（1）患者的基本信息：按照患者提供的真实信息填写，出生日期的填写格式为"××××-××-××"，电话和联系人电话至多可填写两个，但中间需要空格。

（2）案例的基本信息：按照患者的真实信息填写即可。

（3）案例量表的选择：从左边可选量表源中选择适合患者的量表后，点击"移动"按钮即可，操作界面如图6-9所示。

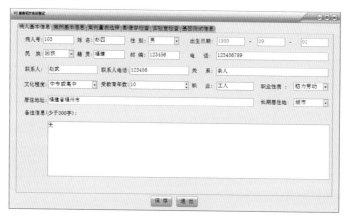

图6-8　新建患者

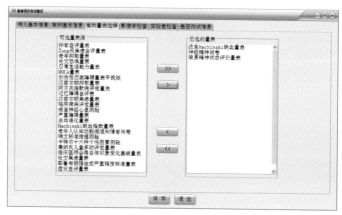

图6-9　案例量表的选择

（4）影像学检查：根据患者检查结果填写，点击"浏览"可上传多张影像学检查图片，选择图片后点击"打开"即可，如图6-10所示。

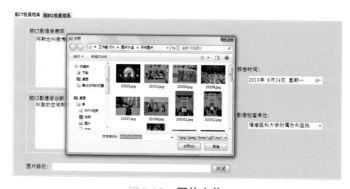

图6-10　图片上传

上传的图片路径会显示在图片路径框中，可重复多次浏览选择，系统会自动记忆最后一次浏览打开的图片。如图6-11所示。

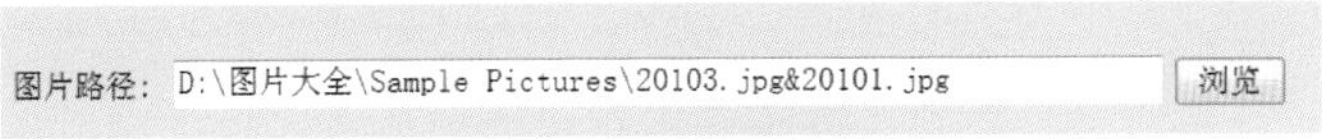

图片路径：D:\图片大全\Sample Pictures\20103.jpg&20101.jpg 浏览

图 6-11　图片路径

（5）实验室检查：按照患者真实信息填写即可。

（6）基因测试信息：医生可对基因测试信息进行添加、删除、修改、查看操作。

① 添加：医生填写完基因信息后，点击"添加"即可。

② 删除：选中基因测试信息列表中要删除的基因信息后，点击"删除"即可。

③ 修改：选中基因测试信息列表中要修改的基因信息。该基因信息会自动显示在上方信息框中，在信息框中修改信息后，点击"修改"即可。

④ 查看：在基因测试信息列表中点击某行的"查看"按钮就可以查看该记录下的上传的图片，如图 6-12 所示。

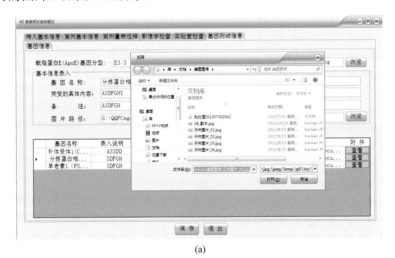

(a)

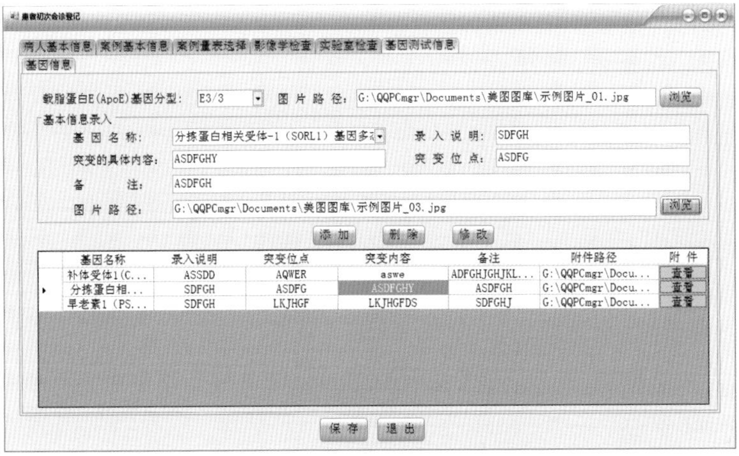

(b)

图 6-12　基因测试信息

2.新建案例

医生在患者复诊时进行新建案例操作来登记案例基本信息，点击"新建病例"→"新建案例"后进入原始患者记录查询界面，填入患者以前记录在册的病人ID号、案例号、门诊号、住院号中任意一个都可以进行案例新建。

在进入新建案例界面以后，患者的基本信息是系统直接从原始记录中读取的，其他信息登记与新建患者相同。

四、案例管理

1.案例查询

医生在需要进行案例查询时，在主界面点击"案例管理"→"案例查询"即可进入案例查询界面，如图6-13所示。

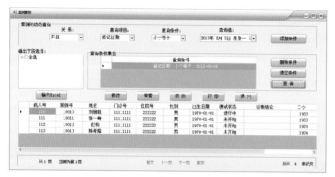

图6-13　案例查询界面

医生在没有添加查询条件时点击"查询"能够查询出当前登录医生接诊记录在册的所有案例记录，同时案例查询界面可进行案例的动态复合条件查询，选择不同的查询项目和查询条件以及查询关系动态组合成复合查询条件，添加条件成功后点击"查询"即可，具体操作步骤如下：

（1）添加复合条件：医生在案例动态查询栏的查询项目和查询条件下拉选项中选择，根据不同的下拉值键入查询值，如图6-14所示。

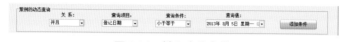

图6-14　键入查询条件

（2）点击"添加条件"将要查询的条件添加到查询条件集合栏中，医生可添加多条查询条件，如图6-15所示。

在添加查询条件集合时，还可以对添加的条件进行删除单个查询条件或者清空整个查询条件集合。

（3）点击"查询"就可以查询出符合查询条件集合里的所有案例记录，如图6-16所示。

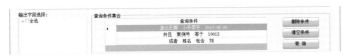

图6-15　添加查询条件

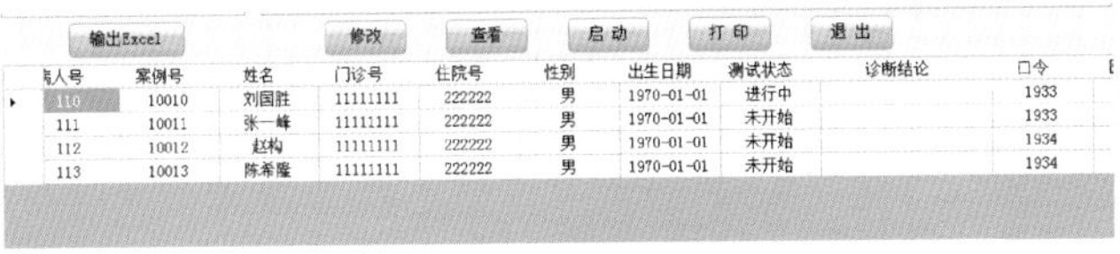

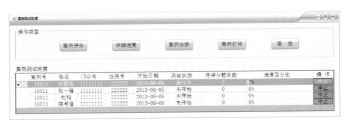

图6-16　查询记录

医生对查询出来的记录可进行案例修改、案例查看、案例启动、案例打印、Excel输出等操作。

2.案例进度监控及量表评估

（1）案例详细测试进度：医生在进度监控界面可对自己接诊的案例测试情况进行实时监控，如图6-17所示。

图6-17　进度监控

选中某条案例记录后，点击"详细进度"进入案例详细进度界面可查看该案例各个量表的测试情况，包括得分、测试结论、待评分题目数、测试进度等，如图6-18所示。

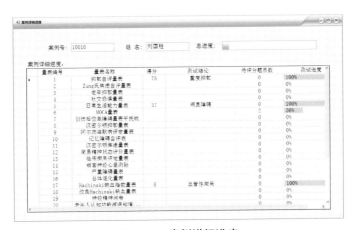

图6-18　案例详细进度

第六章　神经变性疾病患者临床神经评估、样本保存和数据库建设

（2）案例量表结果评估：医生单击选中案例测试进度列表的案例记录行后，点击"案例评分"进入案例评分界面，如图6-19所示。

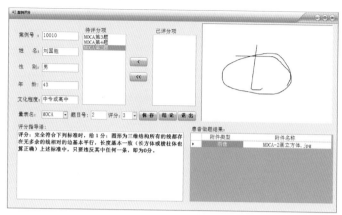

图6-19　案例评分

如图6-19所示，医生在待评分项下选择任意一条记录后，界面会自动显示该案例待评分题目的所有信息，然后在患者做题结果栏中双击任意一条记录，患者做题结果会自己显示在上方供医生浏览，根据左边的评分指导语医生可对量表各个题目进行多次评分，点击"保存"后数据库将保存最新一次的评分记录。

在案例某个量表评分结束后点击界面上的"结论"按钮进入量表诊断界面，如图6-20所示。

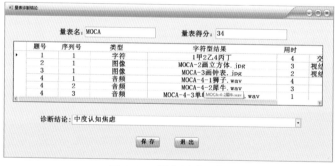

图6-20　量表测试评估

如果测试量表为症状自评量表（SCL-90）或者标准型瑞文测验（SPM），点击进入结论界面还可以查看测试结果的图形分析，如图6-21所示。

3.案例诊断

医生在接诊的案例测试完成并进行案例量表评分后，在案例进度监控界面选中某条案例记录后，点击"案例诊断"进入案例综合诊断，其中诊断结论可从下拉菜单中选择，也可以手动编辑。此外医生可根据案例的个人情况对备注信息进行编辑，如图6-22所示。

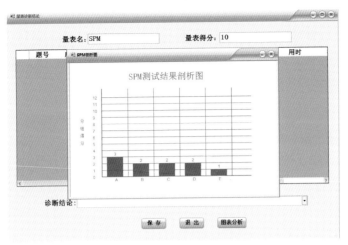

图6-21　SPM量表的图像分析

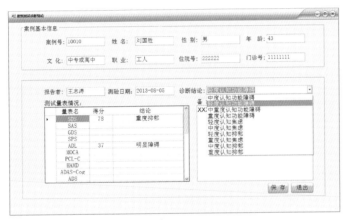

图6-22　案例诊断

4.案例修改与查看

医生在登记案例基本信息以后，如果需要对案例基本信息进行小部分的修改，医生除了可以在案例查询界面对其进行修改外，在主界面也可以进行案例修改操作，点击"案例管理"→"案例修改"进入患者的原始记录查询界面，填入患者记录在册的病人ID号、案例号、门诊号、住院号中任意一个都可以进行案例修改。

在进入案例修改界面以后，患者的基本信息是系统直接从原始记录中读取的，将需要修改的信息直接填写在对应处后点击界面的保存信息按钮即可。案例修改时的信息登记操作与新建案例或新建患者操作相同。应注意的是，案例量表选择界面的修改，当用户所选案例已经进行了量表测试，即测试状态非"未开始"时，案例选择的量表不能再修改。

与案例修改一样，医生在登记患者的基本信息以后，如果需要查看案例基本信息，医生除了可以在案例查询界面对其进行查看外，在主界面也可以进行案例修改操作，点击"案例管理"→"案例查看"进入患者的原始记录查询界面，填入患者记录在册的病人ID号、案例号、门诊号、住院号中任意一个都可以进行案例查看，在进入案例查看界面后，患者的所有信息是系统直接实时从数据库读取，医生只能进行查看并不能进行任何信息的修改操作。

五、统计打印

1.案例测试结果打印

医生在主界面点击统计结果打印可进入Word打印界面，同时在案例查询界面或案例进度监控界面也可进行统计结果打印，打印界面如图6-23所示。

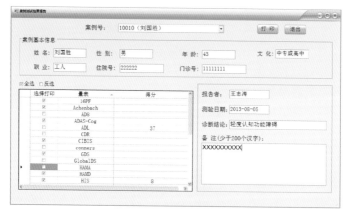

图6-23　统计打印

其中，医生可在案例号下拉框中选择想要打印的案例，可以对需要打印的量表进行总体选择（全选或反选），也可以点击量表信息栏中某条记录进行单项选中或撤销选中，此外可以编辑诊断结论和备注信息，点击"打印"之后，所有信息将会更新到数据库中，打印结果输出界面如图6-24所示。

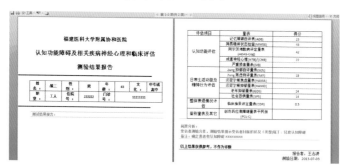

图6-24　打印结果Word输出

2.人口统计学资料

医生在需要进行案例的人口学统计时，在主界面点击"统计打印"→"人口学统计"即可进入案例查询界面，如图6-25所示。

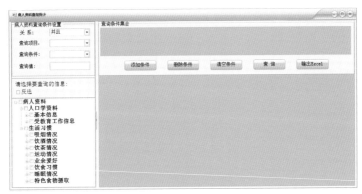

图 6-25　案例人口学统计

医生在没有添加查询条件时点击"查询"能够查询出当前登录医生接诊记录在册的所有案例人口学记录，同时案例查询界面可进行案例的动态复合条件查询，选择不同的查询项目和查询条件以及查询关系动态组合成复合查询条件，添加条件成功后点击"查询"即可，具体操作参照案例查询步骤。

六、量表管理

管理员根据各个量表的每个题目的实际情况进行测试量表的题目详细情况录入，点击主界面菜单栏的量表管理进入录入界面，如图 6-26 所示。

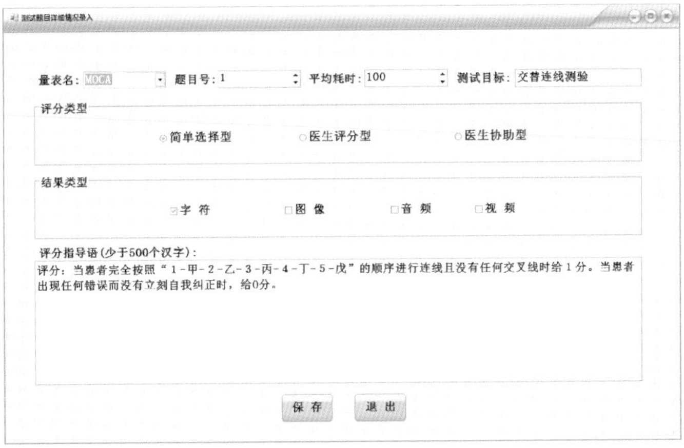

图 6-26　题目管理

其中所有测试量表题目分为三种，每种的录入情况如下：

第一种：简单选择型，如 ADL、抑郁自评量表（SDS）等，录入时评分类型选"简单选择型"，结果类型选择"字符"，评分指导语根据每个题目的测试要求和评分规则填写。

第二种：医生评分型，如临床痴呆评定量表（CDR）、老年抑郁量表（GDS）等，录入时评分类型选择"医生评分型"，结果根据实际情况填写，评分指导语根据每个题目的测试要求和评分规则填写。

第三种：医生协助型，如MoCA、老年性痴呆评定量表认知分量表（ADAS-Cog）、NTB等，录入时评分类型选择"医生协助型"，结果根据实际情况填写，评分指导语根据每个题目的测试要求和评分规则填写。

注意：医生在临床测试过程中若遇到需要医生协助测试才能完成的量表题目可通知管理员更改题目评分类型，如MoCA的第一题是患者自己测试，计算机自动评分，但进过临床测试以后发现需要医生协助测试才能完成，那么管理员将MoCA第一题的评分类型改为"医生协助型"即可。

（余尔涵　潘晓东）

第七章
神经生物学常用分析及作图软件的应用

第一节　Image J 神经生物分析软件的应用

　　Image J神经生物分析软件是一个基于Java的公共的图像处理软件。它是由美国国立卫生研究院（National Institutes of Health，NIH）研发的。该生物处理软件全球免费使用，并且阶段性更新。可运行于Windows、Mac OS X和Linux等多种平台。Image J神经生物分析软件能够显示、编辑、分析、处理、保存、打印8位/16位/32位的图片，支持TIFF、PNG、GIF、JPEG、BMP、DICOM、FITS等多种格式。Image J神经生物分析软件支持图像栈（stack）功能，即在一个窗口里可以层叠多个图像。它是多线程运行的，因此一些比较耗时的操作，如图像文件的读取，可以和其他操作同时进行。

　　用户可以运用Image J神经生物分析软件在选定区域内计算面积和统计像素值。它可以测量距离和角度，创建密度直方图和剖面图。支持标准图像处理功能，如对比操纵、锐化、平滑、边缘检测和中值滤波等。Image J神经生物分析软件可以进行几何转换如缩放、旋转和翻转。图片可以最大放大至32∶1和缩小至1∶32。只要内存足够大，程序可以同时支持任意数量的图片。

　　Image J神经生物分析软件设计一个开放的体系结构，通过Java插件提供了可扩展性。自定义采集、分析和处理插件可以使用Image J神经生物分析软件开发建成的编辑器和Java编译器。用户编写的插件可以解决几乎所有的图像处理或分析问题。

一、Image J神经生物分析软件的基本功能

1. Image J神经生物分析软件的用途
（1）图像的区域和像素统计及长度、角度的计算。
（2）光密度或灰度，如免疫组织化学或者原位杂交目的区域的光密度分析。
（3）共聚焦图像中两种目标蛋白的共定位分析。
（4）免疫荧光图像分析：计数兴趣区大小、阳性点密度、数量、面积。

（5）神经元或者胶质细胞突起的分级计数分析。

（6）卷积、Sholl分析、谐波分析。

2. Image J神经生物分析软件的界面介绍

见图7-1。

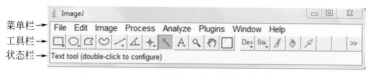

菜单栏→
工具栏→
状态栏→

图7-1　Image J神经生物分析软件的界面

基本界面分为：菜单栏、工具栏和状态栏。

（1）菜单栏从左至右分别是文件、编辑、图形、处理、分析、插件、窗口、帮助。

① File（文件）：该菜单下的打开、关闭、保存等功能都是常用的功能。比较特殊的一个功能是恢复功能（Revert）（图7-2），可以直接回到上次保存过的状态。由于编辑菜单里的取消功能（Undo）只能回退一步，所以恢复功能会有较大的帮助。

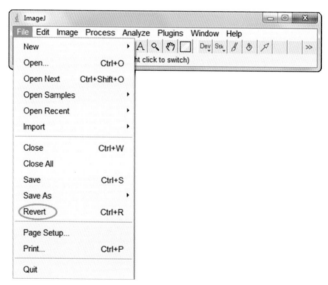

图7-2　菜单栏

② Edit（编辑）："Draw"功能的使用。"Edit"→"Draw"（or Ctrl+D），可以将键入到图片的文本固定并永久保留下来。

③ Image（图像）："Type"可改变图片格式，如由彩色变为灰度，可选择8位或者16位。

④ Process（处理）："Process"→"Noise"，可以清除噪点，使图像背景减弱，利于凸显目的区域，此外，其子菜单中还有增加噪点的功能。

⑤ Analyze（分析）："Analyse" → "Measure"（or Ctrl+M），可以测量运用直线选择工具、角度工具、点工具得出的数值。

（2）工具栏：见图7-3。

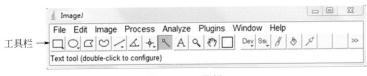

图7-3　**工具栏**

工具栏从左至右分别是4种区域选择工具、直线选择工具、角度工具、点工具、魔棒、文字、放大镜、拖手、颜色吸管、动作宏、菜单宏、绘图工具等。

① 直线工具：点击右键选择线的类型——直线（图7-4）、分段或任意形状的线，双击该按钮可以改变直线的宽度。选择分析测量"Analyse" → "Measure"（or Ctrl+M）可以记录线的长度，使用"Edit" → "Draw"（or Ctrl+D）可以使直线永久保留。

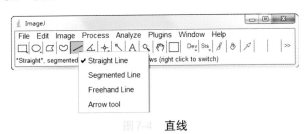

图7-4　**直线**

② 角度工具：点击"角度"按钮后可以画相交的直线，可以测量形成的角度，在状态栏可显示，选择"Analyze" → "Measure"（or Ctrl+M），在结果窗口中显示角度。

③ 点工具：当自动测量（Auto-Measure）开启（默认是开启状态）时，可以在状态栏显示图标所在位置的坐标和亮度，也可点击某点，选择"Analyze" → "Measure"（or Ctrl+M），可以在结果窗口显示上述指标。如果是RGB图，显示红色、绿色和蓝色的亮度（0 ~ 255）；如果是灰度图片，根据选择"Image" → "Type" → 8位（8-bit）或16位（16-bit）。二者数值范围有所不同，8位最大值255，16位为65535。

④ 魔棒：魔棒工具，点击之后可以选择目标的边界勾勒出其形状。

⑤ 文字：双击文字按钮可以选择字体和大小。单击按钮并按住左键拖出文本框，文字颜色可以使用颜色吸管。点击"Edit" → "Draw"（or Ctrl+D），可以永久保留文本。

⑥ 放大镜：左键放大，右键缩小。

⑦ 拖手工具：当图片很大超过显示器窗口时，可以使用拖手工具将感兴趣的区域移到显示窗口中央。按住空格键可以暂时用鼠标左键来拖动图像。

⑧ 颜色吸管：可以设置前景的画笔或文字的颜色。可以左键图片某处选择该

处的颜色，也可以双击按钮显示颜色窗口来选择颜色。

3. Image J神经生物分析软件的基本用法

（1）图片编辑与分析（注意：编辑图像之前最好保留原始图片，复制副本之后，对副本进行编辑）

① 取消（Undo）：点击"Edit"→"Undo"，撤销操作，返回上一步。

② 恢复（Revert）：点击"File"→"Revert"，恢复到上次保存后的状态，与"Undo"相比能回到更前面的操作。

③ 裁剪（Crop）：点击"Image"→"Crop"，方框选择工具选定目的区域后进行裁剪。

④ 清除界外（Clear Outside）：点击"Edit"→"Clear Outside"，将选择区域以外的图形清除。"Edit"→"Clear"是清除选择区域内部。

⑤ 改变亮度对比度（Brightness and Contrast）：点击"Image"→"Adjust"→"Brightness/Contrast"。根据需要运用此功能，可以使整张图片的亮度提高，图片的对比度增强，使图片的展现效果更好。另外一个"Process"→"Enhance Contrast"是自动改变对比度，运用简单，但是很容易将图片原始情况改变，所以要谨慎使用。

⑥ 清除噪点：点击"Process"→"Noise"→"Despeckle"或者点击"Process"→"Filters"→"Median"。此外，"Process"→"Noise"选项里面还有添加噪点的选项。

⑦ 旋转：点击"Image"→"Transform"→"Rotate"。

⑧ 转化成灰度图：点击"Image"→"Type"→"8-bit"（8位）或"16-bit"（16位）。

⑨ 阈值（Thresholding）：假设要计算细胞数量，可以根据细胞核的数目来确定。先把图片变成灰度图，然后设置阈值使得高于某个值的部分凸显出来。操作为："Image"→"Type"→"8-bit"；"Image"→"Adjust"→"Threshold"；根据计数需要通过拖动标杆来设置"Threshold"的具体值，最后选择"Apply"即可。红色的区域最后变成黑色，其他区域变成白色，整个图片变成二元图（只有黑白两色）。还可自动设置阈值：点击"Process"→"Binary"→"Make Binary"。

（2）测量和计数

① 设置刻度：在标尺或其他已知长度的两点画一条直线，"Analyze"→"Set Scale"，在设置标尺（Set Scale）窗口里会显示直线的像素长度，键入实际中的长度以及单位。这样就会在像素和实际长度间建立联系。选择"Global"，表示其他图片也将应用该标尺。

② 设置测量指标："Analyze"→"Set Measurements"，可以选择需要测量的指标。如面积，灰度值等。

③ 测量两点间的距离：在两点间画直线，状态栏会显示相对于水平线的角度和长度。进入"Analyze"→"Measure"（or Ctrl+M），在结果栏中显示，并可复制到excel中。

④ 测量特定区域：使用区域选择工具画出特定区域（也可用魔棒选择），然后测量点击"Analyze"→"Measure"，测量内容根据测量指标确定。

⑤ 计数微粒：将图片转化成8-bit灰度图，然后根据上述设置阈值（Threshold），然后进入"Analyze"→"Analyze Particles"，键入微粒大小的下限和上限，并且选择显示轮廓（Show Outlines）和显示结果（Display Results）。点击"OK"，被计数的微粒将显示轮廓和编号。每个微粒的结果在结果窗口中被显示。

（3）保存文件：存成TIFF的要比JPEG的画质和图片信息损失要少很多（"File"→"Save As"→"TIFF"）。

二、Image J 神经生物分析软件分析免疫荧光定量技术

1. Image J 神经生物分析软件分析免疫荧光法定量技术

现代高水平的杂志要求都有定量的数据资料，以实现图片信息的统计定量计算，通过Image J 神经生物分析软件可以很便捷地实现这个过程。本部分以脊髓小胶质细胞组织荧光染色为例加以介绍。

（1）计数脊髓灰质部分胶质细胞突起的分级数：胶质细胞突起的分级可以很好地反映细胞的激活情况，被大量的高质量的SCI研究论文所采用。

如图7-5所示为小鼠脊髓免疫荧光化学染色，激光共聚焦拍显微镜（Zeiss）摄获取的图片（20×），图中红色标记的是小胶质细胞的特异性抗体Iba-1。欲计数其小胶质细胞（microglia）的分级数目，操作步骤如下：

图7-5　小鼠脊髓免疫荧光化学染色

① 点击"File"→"Open"，选择欲计数的图片导入。见图7-6。

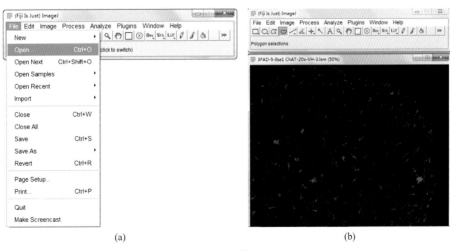

(a)　　　　　　　　　　　　　(b)

图7-6　导入

② 选择工具栏中的"♡"按钮，按照感兴趣区（ROI）选择如图7-7所示的脊髓灰质部分。

③ 将所选部分抠出：点击"Image"→"Crop"，如图7-8所示。

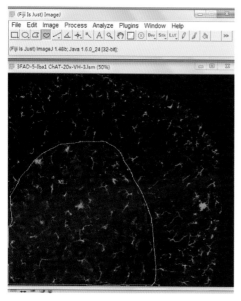

图7-7　感兴趣区

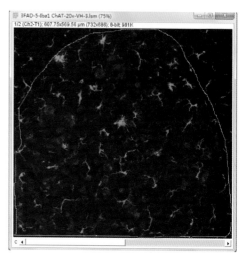

图7-8　抠出部分

④ 设置标尺：点击"Analyze"→"Set Scale"。根据激光共聚焦显微镜得出的结果图的信息，设置相关数据，求得"Scale"（标尺），如图7-9所示。

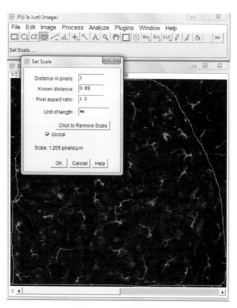

图7-9　设置标尺

⑤ 设定阈值：点击"Image"→"Adjust"→"Threshold"，如图7-10。

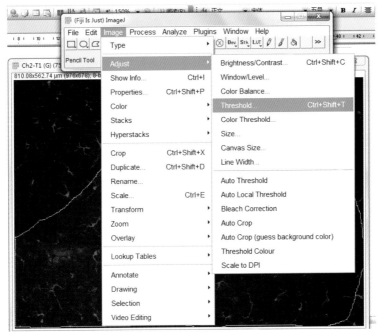

图7-10　设定阈值

　　阈值的设置根据目的区域内去除背景染色，保留计数细胞，通过拉动按钮进行设置，设置完成后单击"Apply"后出现如图7-11所示界面。

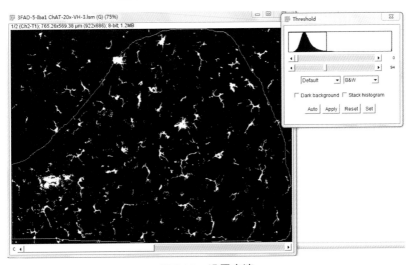

图7-11　设置申请

⑥ 点击"Apply"→"Analyze"→"Tool"→"Fractal Box Counter"，计数胶质细胞突起分级数。见图7-12。

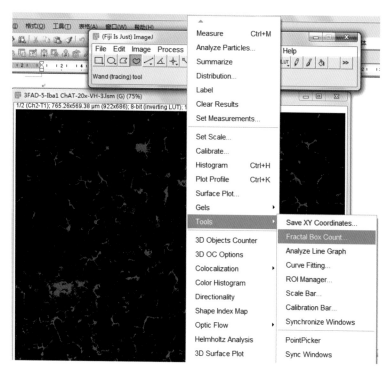

图7-12　计数胶质细胞突起分级数

⑦ 结果如图7-13所示。

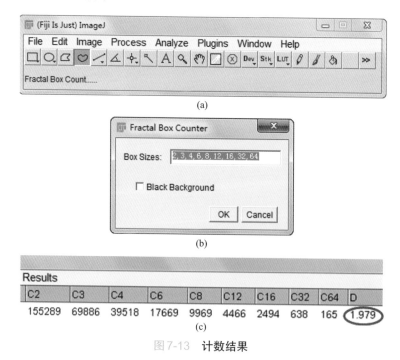

(a)

(b)

Results									
C2	C3	C4	C6	C8	C12	C16	C32	C64	D
155289	69886	39518	17669	9969	4466	2494	638	165	1.979

(c)

图7-13　计数结果

即胶质细胞分级数为1.979。

（2）计数阳性目的细胞的面积

如图7-14所示，计数ChAT阳性神经细胞的面积。操作如下：

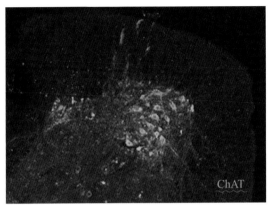

图7-14　ChAT阳性神经细胞

① 导入图片：点击"File"→"Open"。导入欲要分析的图片，"Image"→"Stacks"→"Stack to Images"，得到含有ChAT神经细胞的图片，如图7-15。

② 设置标尺：点击"Analyze"→"Set Scale"。根据激光共聚焦显微镜得出的结果图的信息，设置相关数据，求得"Scale"，如图7-16所示。

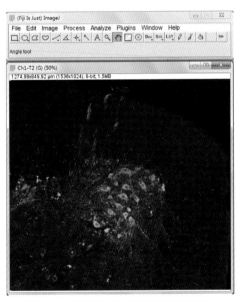

图7-15　导入的ChAT阳性神经细胞

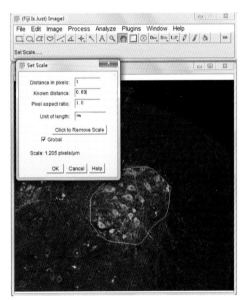

图7-16　设置标尺

③ 放大图片：点击工具栏的 ，按住鼠标左键，将图片放大，便于圈出每个细胞计算面积，用手型工具 拖动图片，如图7-17所示。

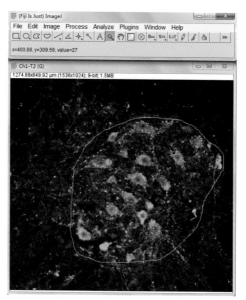

图7-17　放大图片并拖动

④ 计算面积：点击"Analyze"→"Tools"→"ROI manager"，用随意曲线勾画出所有的ChAT神经细胞的轮廓，并逐一添加到"ROI manager"，如图7-18所示。

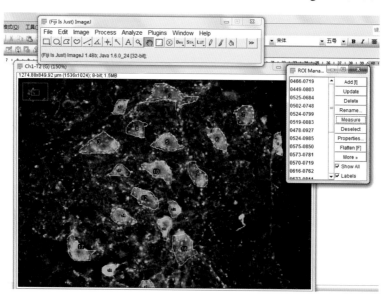

图7-18　勾出所有的ChAT神经细胞

将所有的细胞框出以后，点击"ROI manager"中的"measure"即可完成计算，同样的方法计算实验组。

⑤ 结果如图7-19。

Area和perimeter数据可供参考。

	A	B	C	D	E	F	G	H	I
1		Area	Mean	Min	Max	Perim.	IntDen	%Area	RawIntDen
2	1	848.725	117.878	51	255	137.657	100046.2	100	145226
3	2	347.894	116.147	32	255	88.424	40406.74	100	58654
4	3	823.924	110.686	40	255	141.994	91196.58	100	132380
5	4	356.161	103.772	34	241	80.172	36959.49	100	53650
6	5	592.454	122.003	30	252	103.473	72281.46	100	104923
7	6	283.138	109.594	24	255	76.606	31030.12	100	45043
8	7	696.478	129.766	37	254	115.191	90378.86	100	131193
9	8	658.588	102.833	29	255	102.918	67724.38	100	98308
10	9	303.805	146.057	14	255	80.886	44372.74	100	64411
11	10	565.587	120.406	2	255	98.626	68099.83	100	98853
12	11	642.055	109.267	27	255	103.215	70155.51	100	101837
13	12	648.944	120.514	31	255	102.576	78206.68	100	113524
14	13	597.276	125.531	43	255	105.764	74976.43	100	108835
15	14	395.429	158.106	33	255	82.141	62519.74	100	90753
16	15	321.027	138.365	30	255	73.207	44418.89	100	64478
17	16	956.193	118.247	35	255	133.592	113067.1	100	164127
18	17	768.123	138.301	25	255	121.913	106232.5	100	154206
19	18	268.671	195.997	42	255	65.763	52658.83	100	76439

图 7-19　ChAT 神经细胞面积结果

2. Image J 神经生物分析软件分析蛋白印迹法结果图-条带灰度值分析

（1）导入欲分析的结果图：点击"File"→"Open"。

（2）变换成为灰度图：点击"Image"→"Type"→"8-bit"。见图7-20。

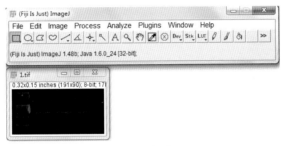

图7-20　灰度图

（3）校正：点击"Analyze"→"Calibrate"→"Uncalibrated OD"→"OK"，出现校正后图形。见图7-21。

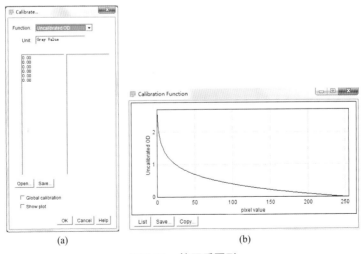

(a)　　　　　　　　(b)

图7-21　校正后图形

第七章　神经生物学常用分析及作图软件的应用

（4）选择条带：用工具栏中的 ▢ 先选择第一个条带，然后点击"Analyze"→"Gels"→"Select First lane"，此时该条带自动编号为1（图7-22）鼠标左键拖动此框到第二个条带，点击"Analyze"→"Gels"→"Select Next lane"，依次类似于此操作至全部标记为方框（图7-23）。点击"Analyze"→"Gels"→"Plot lanes"，则出现如图7-24。

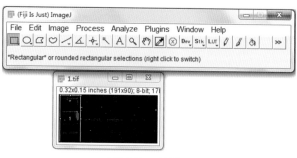

图7-22　条带1

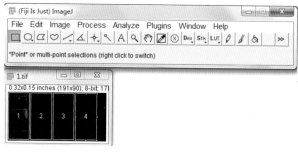

图7-23　全部标记为方框

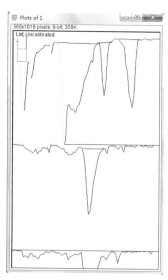

图7-24　条带灰度曲线图

用直线将峰间空隙封闭，用魔棒点击封闭区域，即得到条带灰度值。如图7-25。

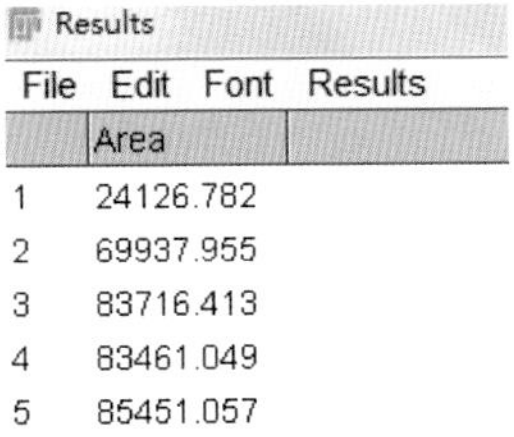

图7-25　条带灰度值

（潘晓东　宋　悦　王燕萍）

第二节　Graphpad Prism 6.0作图和统计应用

Graphpad Prism 6.0是一款集生物统计、曲线拟合以及科学绘图于一体的综合性方案的强大组合软件。使用者可以直接输入原始数据，自动进行基本的统计分析，同时产生高质量的科学图表，可以帮助科学工作者组织、分析和展示他们的科学研究结果。

本节通过几个实例介绍如何用Graphpad Prism 6.0制作6种基本类型的统计图。实际运用中需要根据研究结果的不同数据类型及数据分布资料运行统计并制作图表。

一、折线图

折线图是统计图中很常见的一类图，适用于连续分布型资料，可以显示一事物随另一事物而变动/变化的情况，比如显示在相等时间间隔下某一变量的变化趋势。在折线图中，类别数据沿水平轴均匀分布，所有值数据沿垂直轴均匀分布，每个数据点都有一个相应的X值和Y值。用Graphpad Prism 6.0做折线图时数据表类型一般选择XY图（XY graphs）。根据表7-1的原始数据做相应的XY线图。

表7-1　某药物单体T4对快速老化痴呆鼠（SAMP8）认知功能的影响
（Morris Maze，隐藏平台潜伏期）（单位：s）

天数	SAMP8（T4 0.25μg/kg）				SAMP8（T4 1.0g/kg）			SAMP8（T4 4.0μg/kg）		
1	32.75	54.25	56	33.75	47	38.5	51.5	36.75	46.5	
2	48	44.5	35.5	40.25	46.5	31.25	36	52.75	20.75	46.2
3	36.25	46.75	34	23.5	41.5	38.25	25.75	40.25	51	39.25
4	32.75	32	35	15.75	13.5	49.25	22.25	37.5	38	

（1）打开Graphpad Prism 6.0软件，点击"File"→"New"→"New Project File"创建一新的项目文件，选择XY表图（XY table & graphs），根据原始数据选择合适的样本量，点击" Create "创建新的XY数据文件。本示例中我们将样本

数设为4。见图7-26。

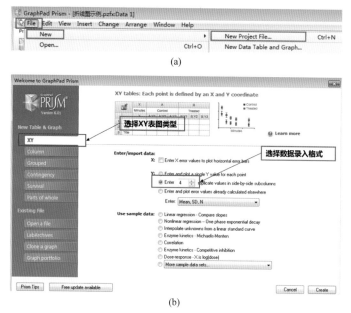

(a)

(b)

图7-26　创建新的XY数据文件

（2）将原始数据（表7-1）粘贴或导入到"Data"分栏中。

（3）点击"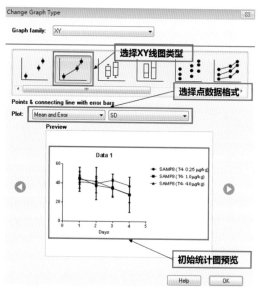 Graphs"按钮Graphpad Prism 6.0软件自动计算出均值和误差值，选择所需要的XY线图类型，本示例中选择以"均数±标准差"表示点数据，并生成初始统计图。见图7-27。

图7-27　设置XY线图类型、点数据格式

（4）双击初始统计图中任一数据点（或误差条或连接线），进入XY线图格式调整框，为各组选择合适的且易于区分彼此的不同的数据标志、误差条以及连接线格式（包括形状、大小、颜色、粗细等）。见图7-28。

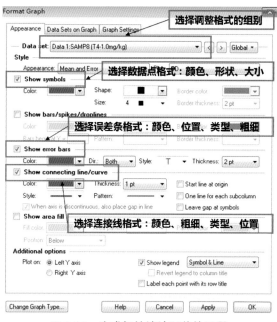

图7-28　生成初始统计图前的设置

（5）双击初始统计图中任一坐标，进入XY线图坐标轴格式调整框，选择合适的XY线图形状、大小、位置，坐标轴粗细、颜色以及边框类型等（图7-29），得到最终的折线图（图7-30）。

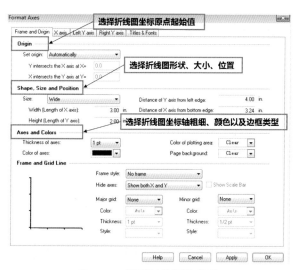

图7-29　设置折线图的参数

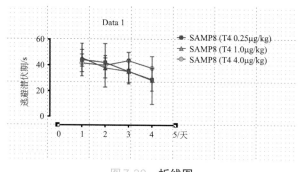

图7-30　折线图

二、直条图

直条图也称柱状图、长条图或条状图，包括单式直条图和复式直条图。它是以相同宽度长条的不同长短来表示数量资料的多少（单式直条图）或者在同一张图表中用不同颜色或阴影的条形表示研究对象中的各组（复式直条图），可以很直观地表示出不同组别之间的数值差异，和折线图不同的一点是它的X轴对应的是组别而不是数值。直条图可纵向排列，亦可横向或用多维方式排列表达。

1.单式直条图

根据表7-2的原始数据做相应的单式直条图。

表7-2　某药物单体T4对快速老化痴呆鼠（SAMP8）认知功能的影响
（Y-Maze，自发交替率）（单位：%）

组别	SAMP8+T4 [0.25mg/（kg·d）]				SAMP8+T4 [1.0mg/（kg·d）]				SAMP8+T4 [4.0mg/（kg·d）]			
变动/%	66.58	68.12	63.59	67.18	49.01	48.26	48.35	47.53	36.26	37.34	39.08	38.32

（1）打开Graphpad Prism 6.0软件，点击"File"→"New"→"New Project File"创建一新的项目文件，选列表图（Column table & graphs），点击" Create "，创建新的列表数据文件。见图7-31。

（2）将原始数据（表7-2）粘贴或导入到"Data"分栏中。

（3）点击" Graphs "按钮，选择所需的单式直条图类型，选择"均数±标准差"表示点数据，生成初始统计图。见图7-32。

（4）双击初始统计图中任一直条（或误差条），进入单式直条图格式调整框，为各组选择合适的且易于区分彼此的不同的直条（填充颜色和格式、直条边框颜色和粗细）、误差条（类型、位置、颜色、粗细等）。见图7-33。

（5）点击" Analyze "，进入统计分析对话框（图7-34），选择合适的统计方法进行统计分析（图7-35），在" Results "子目录查询统计分析结果（图7-36）。

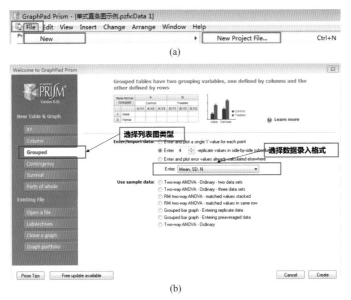

(a)

(b)

图 7-31 创建新的列表数据文件

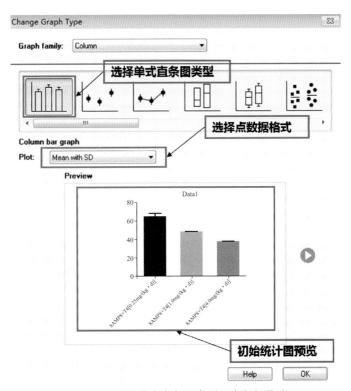

图 7-32 设置单式直条图类型、点数据格式

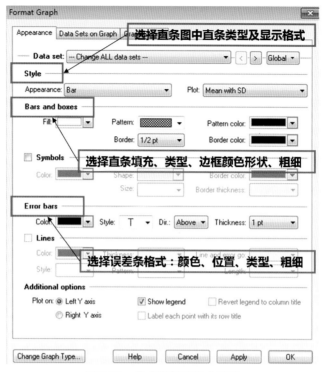

图 7-33　单式直条图格式设置

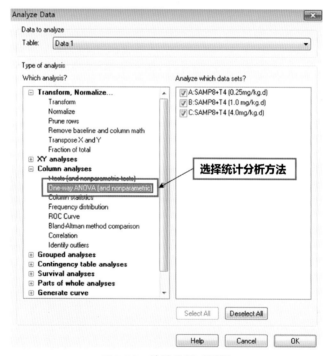

图 7-34　统计分析对话框

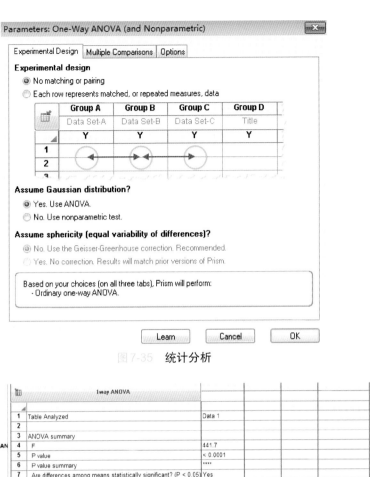

图 7-35　统计分析

	1way ANOVA					
1	Table Analyzed	Data 1				
2						
3	ANOVA summary					
4	F	441.7				
5	P value	< 0.0001				
6	P value summary	****				
7	Are differences among means statistically significant? (P < 0.05)	Yes				
8	R square	0.9899				
9						
10	Brown-Forsythe test					
11	F (DFn, DFd)	0.9912 (2, 9)				
12	P value	0.4083				
13	P value summary	ns				
14	Significantly different standard deviations? (P < 0.05)	No				
15						
16	Bartlett's test					
17	Bartlett's statistic (corrected)	3.082				
18	P value	0.2142				
19	P value summary	ns				
20	Significantly different standard deviations? (P < 0.05)	No				
21						
22	ANOVA table	SS	DF	MS	F (DFn, DFd)	P value
23	Treatment (between columns)	1676	2	837.9	F (2, 9) = 441.7	P < 0.0001

图 7-36　统计分析结果截图

（6）双击初始统计图中任一坐标轴，进入直条图坐标轴格式调整框，选择合适的直条图形状、大小、位置，坐标轴粗细、颜色以及边框类型等，点击"　"添加 P 值条，双击"P 值条"进入 P 值条格式调整框，调整 P 值条粗细、颜色、类型（图 7-37），点击"**T**"添加备注信息，得到最终的单式直条图（图 7-38）。

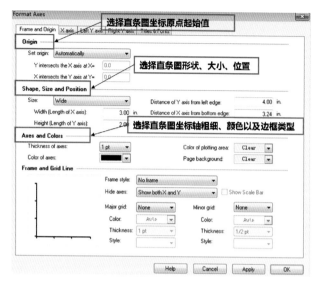

图 7-37　P 值条格式调整框

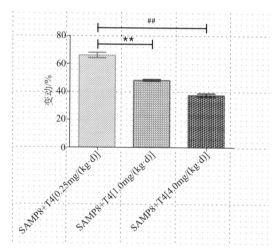

图 7-38　单式直条图

2. 复式直条图

根据表 7-3 的原始数据做相应的复式直条图。

表 7-3　某药物单体 T4 对快速老化痴呆鼠（SAMP8）认知功能的影响
（Y-Maze，自发交替率）（单位：%）

组别 变动	SAMP8+T4 [0.25mg/（kg·d）]				SAMP8+T4 [1.0mg/（kg·d）]				SAMP8+T4 [4.0mg/（kg·d）]			
第1天	66.5	68.1	63.5	67.1	49.0	48.2	48.3	47.5	36.2	37.3	39.0	38.3
第2天	54.3	52.1	53.0	50.6	40.0	43.2	39.5	41.8	31.6	30.6	31.0	29.4

（1）打开 Graphpad Prism 6.0 软件，点击 "File" → "New" → "New Project

File"创建一新的项目文件，选组群表图（Grouped table & graphs），点击 Create 创建新的列表数据文件。见图7-39。

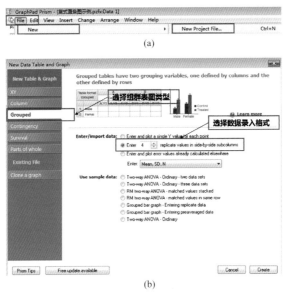

图7-39　创建复式直条图的列表数据文件

（2）将原始数据（表7-3）粘贴在"Data"分栏中。

（3）点击" Graphs "按钮，选择所需要的复式直条图类型，选择"均数±标准差"表示点数据，生成初始统计图。见图7-40。

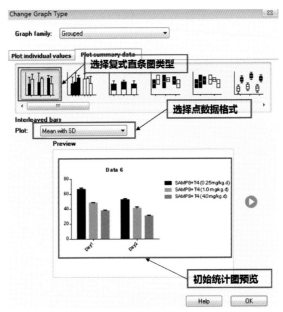

图7-40　复式直条图类型

（4）双击初始统计图中任一直条（或误差条），进入复式直条图格式调整框，为各组选择合适的且易于区分彼此的不同的直条图（填充颜色和格式、直条边框颜色和粗细）、误差条（类型、位置、颜色、粗细等）。见图7-41。

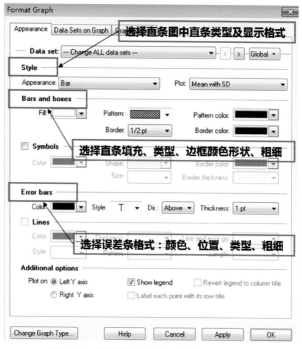

图7-41　设置复式直条图格式、误差条

（5）点击"▤Analyze"，进入统计分析方法对话框（图7-42），选择合适的统计

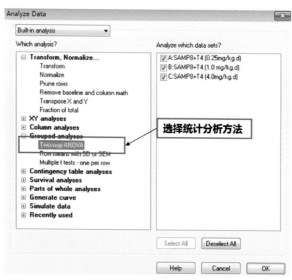

图7-42　复式直条图统计分析方法对话框

方法进行统计分析（图7-43），在"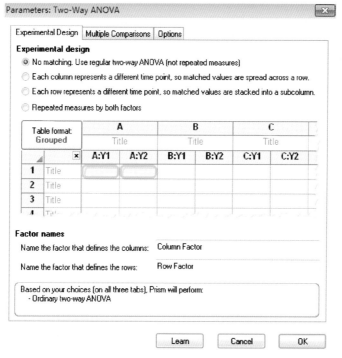 Results "子目录查询统计分析结果（图7-44）。

图7-43　复式直条图统计分析

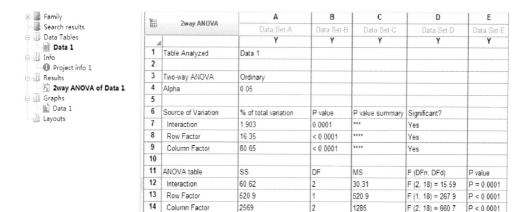

图7-44　复式直条图统计结果截图

　　（6）双击初始统计图中任一坐标轴，进入直条图坐标轴格式调整框，选择合适的直条图形状、大小、位置，坐标轴粗细、颜色以及边框类型等（图7-45），得到最终的复式直条图（图7-46）。

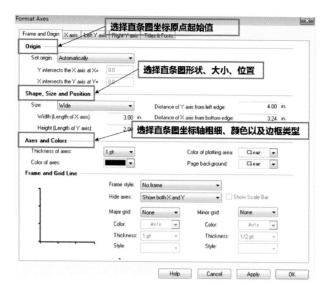

图 7-45　直条图坐标轴格式调整

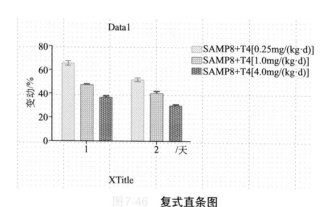

图 7-46　复式直条图

三、生存曲线图

生存曲线图是以观察（随访）时间为横轴，生存率为纵轴，将各个时间点所对应的生存率连接在一起的曲线图。生存曲线是一条下降的曲线，分析时应注意曲线的高度和下降的坡度。平缓的生存曲线表示高生存率或较长生存期，陡峭的生存曲线表示低生存率或较短生存期。

（1）打开 Graphpad Prism 6.0 软件，点击"File"→"New"→"New Project File"创建一新的项目文件，选生存表图（Survival table & graphs），点击"` Create `"创建新的生存数据文件。见图 7-47。

（2）将原始数据粘贴在"Data"分栏中。图 7-48 中第一列（X 轴）：是研究对象的随访观察时间。单位可以是日、月、年等。第 n 列（Group A-n）：是第一组患者对应的生存或死亡的情况，0 代表生存，1 代表死亡。

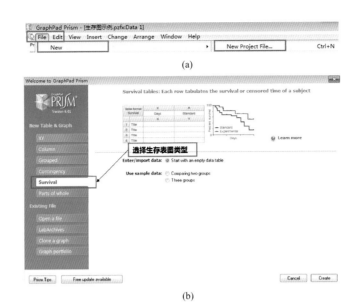

(a)

(b)

图7-47　创建新的生存数据文件

Table format Survival	X Days	Group A SAMR1	Group B SAMP8 (Veicle)	Group C SAMP8 (T4-0.25 μg/kg)	Group D SAMP8 (T4-1.0μg/kg)	Group E SAMP8 (T4-4.0ug/kg)
	X	Y	Y	Y	Y	Y
1 Title	330.000000	0				
2 Title	330.000000	0				
3 Title	330.000000	0				
4 Title	330.000000	0				
5 Title	330.000000	0				
6 Title	330.000000	0				
7 Title	330.000000	0				
8 Title	330.000000	0				
9 Title	330.000000	0				
10 Title	330.000000	0				
11 Title	330.000000	0				
12 Title	330.000000	0				
13 Title	330.000000		0			
14 Title	330.000000		0			
15 Title	330.000000		0			
16 Title	212.000000		1			
17 Title	194.000000		1			
18 Title	330.000000		0			
19 Title	330.000000		0			
20 Title	261.000000		1			
21 Title	295.000000		0			
22 Title	330.000000		0			
23 Title	285.000000		1			
24 Title	218.000000			1		
25 Title	330.000000			0		
26 Title	330.000000			0		
27 Title	210.000000			1		
28 Title	202.000000			1		
29 Title	197.000000			1		
30 Title	278.000000			1		
31 Title	211.000000			1		
32 Title	251.000000			1		
33 Title	330.000000			0		
34 Title	330.000000			0		
35 Title	330.000000			0		
36 Title	256.000000			1		
37 Title	330.000000				0	
38 Title	268.000000				1	
39 Title	206.000000				1	
40 Title	250.000000				1	
41 Title	234.000000				1	
42 Title	330.000000				0	
43 Title	330.000000				0	
44 Title	330.000000				0	
45 Title	330.000000				0	
46 Title	330.000000				0	
47 Title	287.000000					1
48 Title	225.000000					1
49 Title	294.000000					1
50 Title	330.000000					0
51 Title	261.000000					1
52 Title	248.000000					1
53 Title	267.000000					1
54 Title	330.000000					0
55 Title	330.000000					0
56 Title	330.000000					0

图7-48　原始的生成数据截图

第七章　神经生物学常用分析及作图软件的应用

（3）点击"▥ Graphs"按钮，选择所需要的生存曲线图类型（图7-49），生成初始统计图。

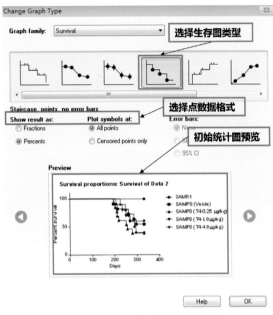

图7-49　设置生存曲线图类型

（4）双击初始统计图中任一数据点（或曲线），进入生存曲线图格式调整框，为各组选择合适的且易于区分彼此的不同的数据点类型（颜色、形状、大小）、曲线（颜色、类型、粗细）。见图7-50。

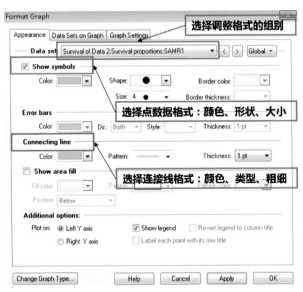

图7-50　设置生存曲线图格式点数据格式

（5）双击初始统计图中任一坐标轴，进入生存曲线图坐标轴格式调整框（图7-51），选择合适的生存曲线图形状、大小、位置，坐标轴粗细、颜色以及边框类型等，根据数据类型选择合适的坐标轴原点，得到最终的生存曲线图（图7-52）。

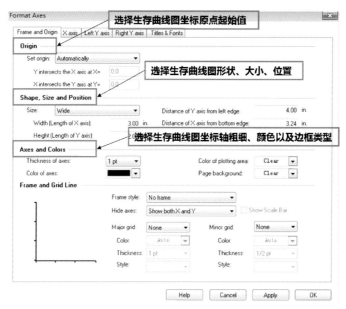

图7-51　生存曲线图坐标轴格式调整框

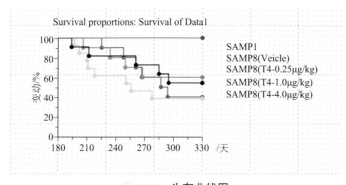

图7-52　生存曲线图

四、散点图

散点图是将样本数据点绘制在二维平面或三维空间上，根据数据点的分布特征，选择合适的函数对数据点进行拟合，直观地显示研究变量之间的统计关系以及强弱程度，表示因变量随自变量而变化的大致趋势，是相关分析过程中常用的一种直观的分析方法。

根据表7-4的原始数据做相应的相关分析散点图。

表7-4　某认知研究人群MoCA分数和小脑静息态MRI种子激活信号的关系

MoCA分数	小脑	MoCA分数	小脑
23	0.1531975	15	−0.01799399
23	0.3256177	11	−0.09262571
16	−0.1519274	26	0.03399789
22	−0.04250919	27	0.09389453
21	0.06331004	26	0.2127048
23	0.169356	26	0.1692317
18	−0.136983	28	0.2656619
28	0.4210455	16	0.04972658
10	−0.1478647	23	0.09696323
11	0.00412598	28	0.2109817
22	0.08318987		

（1）打开Graphpad Prism 6.0软件，点击"File"→"New"→"New Project File"
创建一新的项目文件，选XY表图（Survival table & graphs），点击" Create "创建
新的XY表图文件。见图7-53。

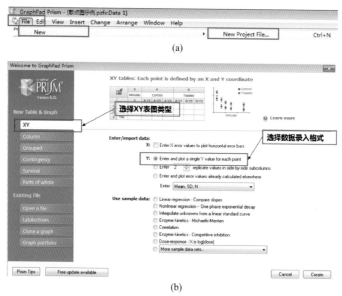

(a)

(b)

图7-53　创建新的散点图文件

（2）将原始数据粘贴在"Data"分栏中。

（3）点击" Graphs "按钮，选择所需要的散点图类型，生成初始统计图。见
图7-54。

（4）点击" Analyze "，进入统计分析对话框（图7-55），选择合适的统计方法

进行统计分析（图7-56），在"⏸ Results"子目录就能看到统计分析结果（图7-57）。

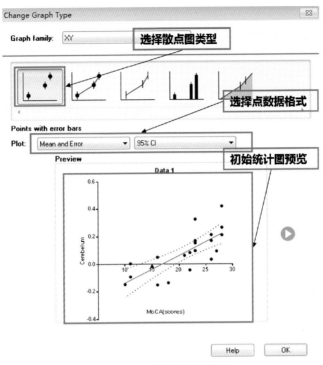

图 7-54　设置散点图类型

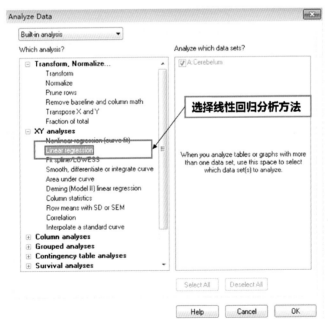

图 7-55　散点图的统计分析对话框

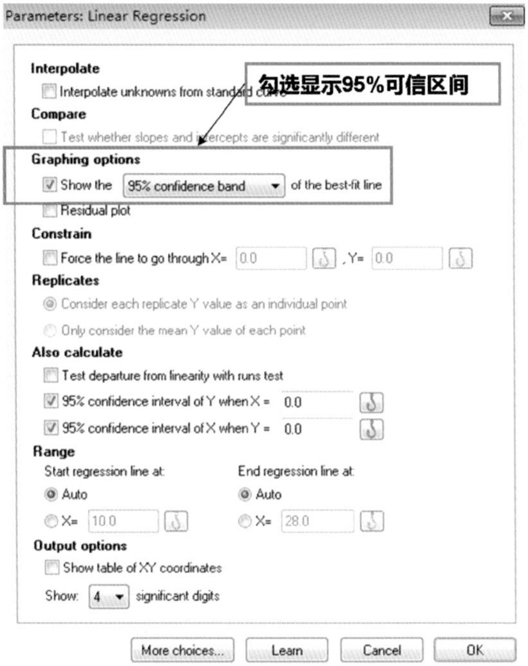

图7-56　散点图的统计方法设置

Linear reg. Tabular results	A Cerebelum Y
1 Best-fit values	
2　Slope	0.01999 ± 0.003969
3　Y-intercept when X=0.0	-0.3378 ± 0.08678
4　X-intercept when Y=0.0	16.90
5　1/slope	50.02
6 95% Confidence Intervals	
7　Slope	0.01169 to 0.02830
8　Y-intercept when X=0.0	-0.5194 to -0.1562
9　X-intercept when Y=0.0	12.65 to 19.38
10 Goodness of Fit	
11　R square	0.5718
12　Sy.x	0.1044
13 Is slope significantly non-zero?	
14　F	25.37
15　DFn, DFd	1.000, 19.00
16　P value	< 0.0001
17　Deviation from zero?	Significant
18 Data	
19　Number of X values	21
20　Maximum number of Y replicates	1
21　Total number of values	21
22　Number of missing values	0
23	
24 Equation	Y = 0.01999*X - 0.3378

图7-57　散点图的统计分析结果截图

实用神经变性疾病生物学实验方法与技术

（5）双击初始相关分析图中任一点数据（或曲线），进入相关分析图点数据格式调整框和曲线格式调整框，选择合适的点数据格式（颜色、类型、大小）、拟合曲线和误差格式（颜色、分布、类型、粗细）。见图7-58、图7-59。

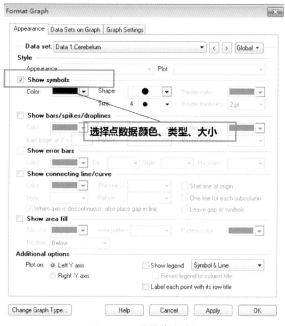

图7-58　设置点数据

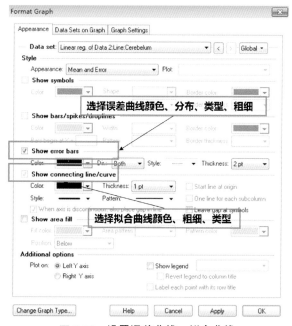

图7-59　设置误差曲线、拟合曲线

（6）双击初始相关分析图中任一坐标轴，进入相关分析图坐标轴格式调整框，选择合适的相关分析图形状、大小、位置，坐标轴粗细、颜色以及边框类型等（图7-60），根据数据分布选择合适的坐标轴原点，点击"**T**"添加R值和P值，得到最终的相关分析图（图7-61）。

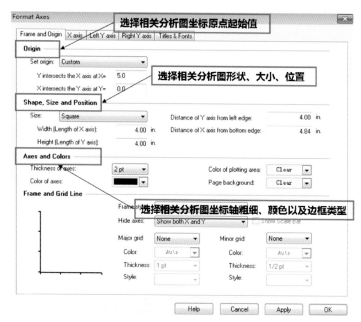

图7-60 散点图坐标轴格式调整

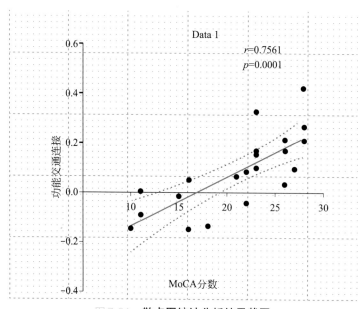

图7-61 散点图统计分析结果截图

五、饼图

饼图常用于显示一系列数据中各项的大小与各项总和的比例，饼图中每个数据系列具有唯一的颜色或图案，以扇面作为数据标记的图形表示，饼图中的点数据显示为整个饼图的百分比。在饼图中可以绘制一个或多个数据系列。根据表7-5的原始数据做相应的饼图。

表7-5　帕金森病轻度认知功能障碍患者（n=145）不同亚型的分布情况

PD-MCI亚型	例数（n）	PD-MCI亚型	例数（n）
遗忘型单域MCI	27	非遗忘型单域MCI	69
遗忘型多域MCI	35	非遗忘型多域MCI	14

（1）打开Graphpad Prism 6.0软件，点击"File"→"New"→"New Project File"创建一新的项目文件，选XY表图（Survival table & graphs），点击" Create "创建新的XY表图文件。见图7-62。

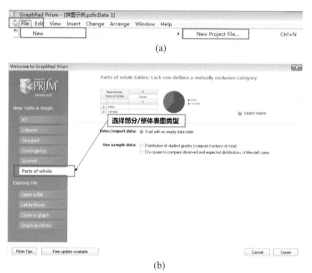

(a)

(b)

图 7-62　**创建新的饼图文件**

（2）将原始数据粘贴在"Data"分栏中（Graphpad Prism 6.0只识别列表A中的数据）。见图7-63。

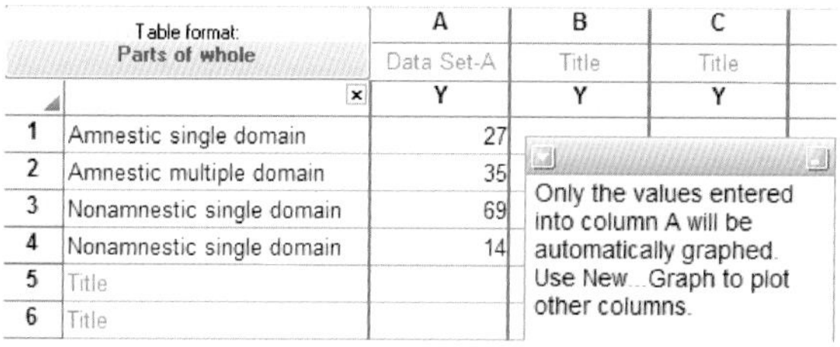

图 7-63　**饼图原始数据截图**

（3）点击"⊞ Graphs"按钮，选择所需要的饼图类型，生成初始统计图。见图7-64。

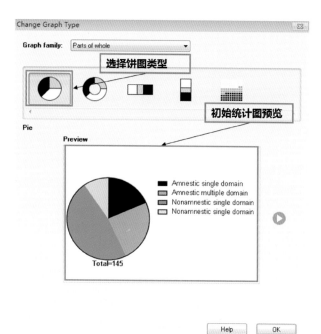

图 7-64　选择饼图类型

（4）点击"▤ Analyze"，进入统计分析对话框（图7-65），选择合适的统计方法进行统计分析（图7-66），在"⊞ Results"子目录查询统计分析结果（图7-67）。

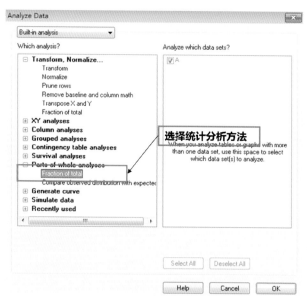

图 7-65　饼图的统计分析对话框

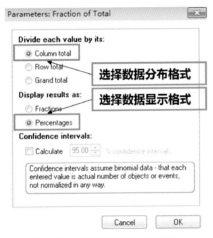

图 7-66　饼图统计分析设置

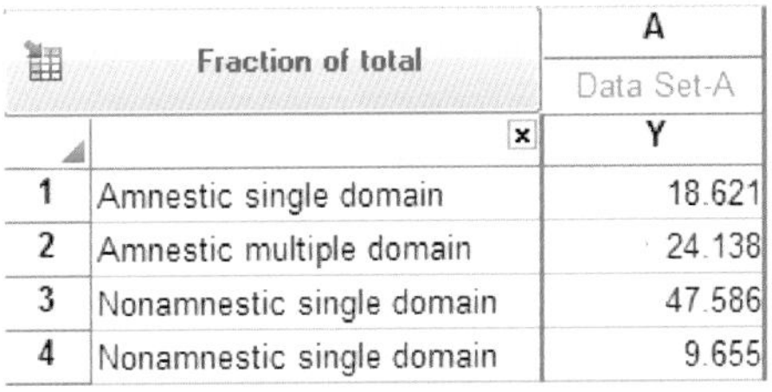

	Fraction of total	A
		Data Set-A
	✕	Y
1	Amnestic single domain	18.621
2	Amnestic multiple domain	24.138
3	Nonamnestic single domain	47.586
4	Nonamnestic single domain	9.655

图 7-67　饼图统计分析结果表格截图

（5）双击初始统计图中任一扇形图，进入饼图格式调整框，为各组选择合适的且易于区分不同的扇形类型（颜色、大小及数据标识）、扇形边框（颜色、粗细）。见图7-68。点击"**T**"添加各扇形相应的统计数值，得到最终的饼图（图7-69）。

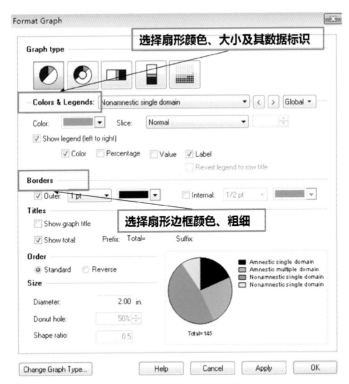

图 7-68　饼图格式调整框

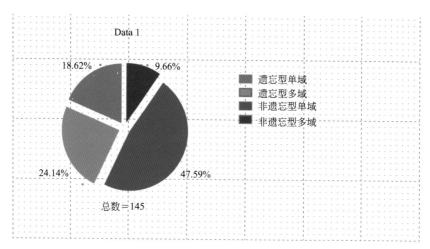

图 7-69　饼图

（6）排版布局：点击"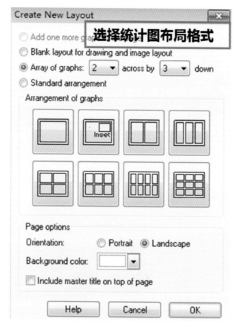 Layouts "创建新的布局图（图7-70），双击相应区域逐一添加统计图（图7-71 ～图7-73）。

图 7-70　创建新的布局图

（7）图像输出：点击""输出为发表论文所需的 TIF 图。另一种输出方式可以点击" P "或" W "直接导入 Powerpoint 或 Word 文件中，并且导入的图像同时含有 Graphpad Prism 6.0 统计数据，只要双击便可重新回到可编辑图标或数据的 Prism 中。见图7-74。

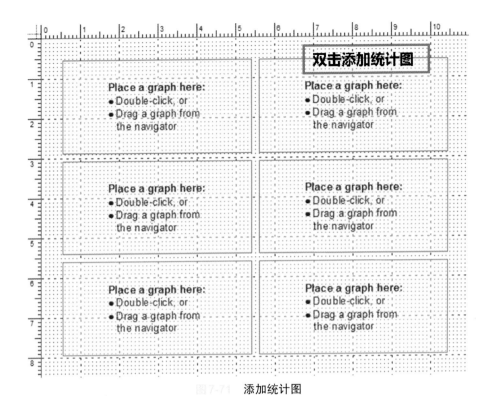

图7-71　添加统计图

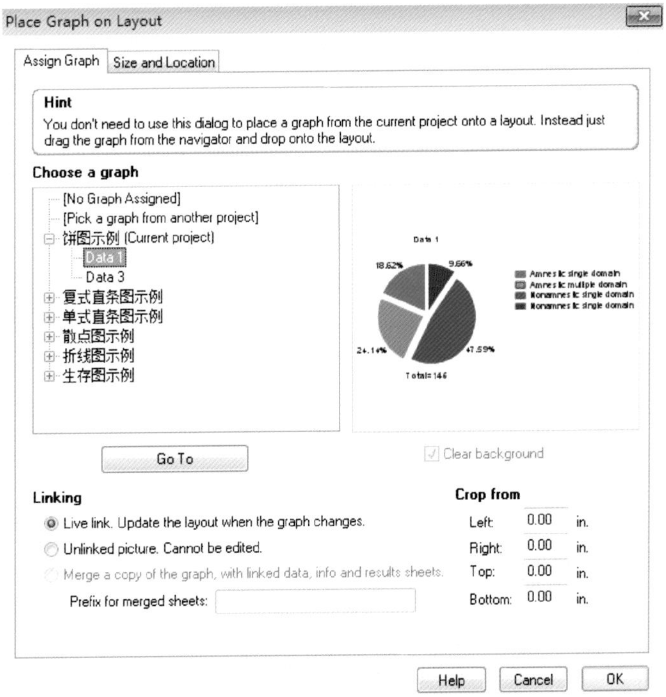

图7-72　布局图的格式设置

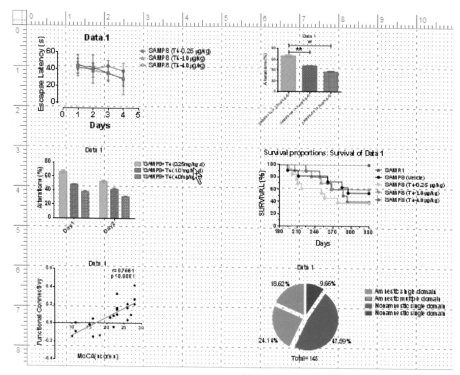

图 7-73　布局图

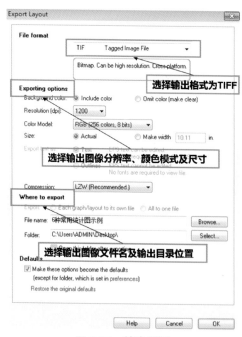

图 7-74　输出设置

（詹周伟　林丽珍）

Logistic回归又称Logistic回归分析，在临床流行病学中应用较多，常用的情形是探索某疾病的危险因素，根据危险因素预测某疾病发生的概率。Cox风险模型是做生存分析的一个半参数模型，目的是找出影响生存的危险因素有哪些，在医学中也常用于痴呆等神经变性疾病的预后分析。统计分析Kaplan-Meier曲线是对生存资料进行分析的方法。

一、Logistic回归分析和ROC工作曲线的制订

Logistic回归属于概率型非线性回归，是在相关分析的基础上研究具有相关关系的两个变量或者多个变量之间的因果关系。基本思想是通过确立自变量和因变量间的关系模型，并判断二者间的联系紧密程度，最终达到从一个或多个已知变量来预测另一个未知变量的目的。

Logistic回归的应用范围如下：

① 危险因素分析：Logistic回归可以计算优势比，以探讨病因和筛选危险因素。

② 控制混杂因素影响：非研究因素对研究因素的混杂作用常用于各种医学基础和临床研究过程。Logistic回归能够快速地得到优势比的估计值和可信区间，尤其适用于混杂因素和分层较多而样本量偏少的研究。

③ 预测分析：非条件Logistic回归可用于预测。例如，拟探讨某类痴呆发生的危险因素，可以选择两组人群：一组是痴呆组；另一组是非痴呆组，两组人群暴露不同的生活方式。这里的因变量就是是否痴呆，即"是"或"否"，为两分类变量，自变量可以包括很多，例如年龄、性别、饮食习惯、感染等。自变量既可以是连续的，也可以是分类的。通过Logistic回归分析，就可以了解到底哪些因素是痴呆的危险因素。

SPSS操作方法及结果解读（以SPSS19.0中文版，二元Logistic回归分析为例）

某医师研究对一组脑静脉窦血栓患者进行研究，通过统计分析发现了有脑实质病灶组和无脑实质病灶组在脱水状态、癫痫、运动障碍、精神症状和上矢状窦血栓差别有统计学意义，需要预测发生脑实质病灶的危险因素。

1. 数据输入

在"变量视图"中设置6个变量："脑实质病灶"，数值型，取值（0=无病灶、1=有病灶）；"脱水"，数值型，取值（0=无脱水、1=有脱水）；"癫痫"，数值型，取值（0=无癫痫、1=有癫痫）；"运动障碍"，数值型，取值（0=无运动障碍、1=有

运动障碍）；"精神症状"，数值型，取值（0=无精神症状、1=有精神症状）；"上矢状窦血栓"，数值型，取值（0=无上矢状窦血栓、1=有上矢状窦血栓）。（图 7-75、图 7-76）。

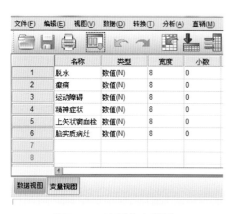

图 7-75　变量命名截图

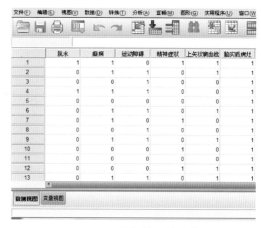

图 7-76　数据输入格式截图

2.统计分析

（1）一次点击主菜单"分析"→"回归"→"二元 Logistic 回归"，打开"二元 Logistic 回归"主对话框。如图 7-77 所示，设置主对话框。单击箭头，将变量"脑实质病灶"作为因变量置入"因变量"列表框，变量"脱水、癫痫、运动障碍、精神症状、上矢状窦血栓"作为协变量置入"协变量"列表框。

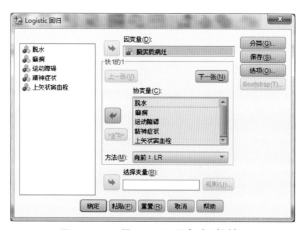

图 7-77　二元 Logistic 回归主对话框

二元 Logistic 回归主对话框选项说明如下：

① 方法：筛选变量方法。

② 进入：强行引入法或全回归法，全部变量一次进入模型。

③ 向前（条件）：向前逐步选择法（条件似然比），将变量剔除模型的依据是

条件参数估计的似然比统计量的概率值。

④ 向前（LR）：向前逐步选择法（似然比），将变量剔除模型的依据是最大偏似然估计所得的似然比统计量的概率值。

⑤ 向前（Wald）：向前逐步选择法（Wald），将变量剔除模型的依据是 Wald 统计量的概率值。

⑥ 向后（条件）：向后逐步选择法（条件似然比），将变量剔除模型的依据是条件参数估计的似然比统计量的概率值。

⑦ 向后（LR）：向后逐步选择法（似然比），将变量剔除模型的依据是最大偏似然估计所得的似然比统计量的概率值。

⑧ 向后（Wald）：向后逐步选择法（条件似然比），将变量剔除模型的依据是条件参数估计的似然比统计量的概率值。

⑨ 保存：保存中间计算结果供以后分析。

（2）设置子对话框：如图7-78设置子对话框，采用系统默认的值。

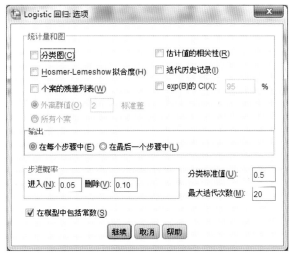

图7-78　二元Logistic回归子对话框

二元Logistic回归子对话框选项说明如下：

① 统计量和图

a. 分类图：绘制因变量实际分类和模型预测分类间关系的示意图。

b. Hosmer-Lemeshow拟合度：计算Hosmer-Lemeshow拟合度。

c. 个案的残差列表：列出两个标准差之外的异常值，列出所有个体的残差值。

d. 估计值的相关性：计算模型中参数估计值的相关系数矩阵。

e. 迭代历史记录：输出模型迭代过程中每一步迭代后的参数估计值和对数似然比值。

② 输出：显示逐步法变量筛选过程。

a.在每个步骤中：每一步都显示。

b.在最后一个步骤中：只显示最后一步。

③ 步进概率：逐步法的检验水准，剔除水准必须大于或等于进入水准。

a.进入：默认0.05。

b.剔除：默认0.10。

④ 分类标准值：设置系统划分挂观察单位类别的界值，大于界值的观察单位归于一组，反之归于另一组，其值范围为0.01～0.99，系统默认0.5。

⑤ 最大迭代步数：系统默认最大的迭代步数为20。

3.输出结果解释

（1）案例处理汇总情况：见表7-6，包括选择多少例参加分析，多少例缺失等。

表7-6 案例处理汇总

未加权的案例①		N	百分比
选定案例	包括在分析中	41	100.0
	缺失案例	0	0.0
	总计	41	100.0
未选定的案例		0	0.0
总计		41	100.0

① 如果权重有效，请参见分类表以获得案例总数。

（2）因变量编码：见表7-7，无脑实质病灶为0，有脑实质病灶为1。

表7-7 因变量编码情况

初始值	内部值	初始值	内部值
无脑实质病灶	0	有脑实质病灶	1

（3）分类表：见表7-8，从这里开始进行模型拟合，当模型不包括任何自变量时，全部观察对象被预测为有脑实质病灶，总的预测准确率为51.2%。

表7-8 分类表情况①

步骤	已观测		已预测		
			脑实质病灶		百分比校正
			无脑实质病灶	有脑实质病灶	
步骤0	脑实质病灶	无脑实质病灶	0	20	0.0
		有脑实质病灶	0	21	100.0
	总计百分比				51.2

① 模型中包括常量。切割值为0.500。

（4）方程中的变量及其检验情况：见表7-9，因刚开始自变量还没有入选，只有常数。

表7-9 方程中的变量及其检验情况

步骤		回归系数（β）	标准误（S.E）	Wald统计量（Wals）	自由度（df）	P值（Sig.）	优势比［Exp(β)］
步骤0	常量	0.049	0.312	0.024	1	0.876	1.050

（5）不在方程中的变量及其检验情况：见表7-10，通过P值可以看出下一步将入选哪一个变量（首先入选P值最小的变量）。

表7-10 不在方程中的变量及其检验情况

—			得分/分	df	Sig.
步骤0	变量	脱水	6.694	1	0.010
		癫痫	7.842	1	0.005
		运动障碍	9.478	1	0.002
		精神症状	5.236	1	0.022
		上矢状窦血栓	4.630	1	0.031
	总统计量		23.261	5	0.000

（6）块1模型引入自变量后，对模型总的检验情况：见表7-11，显示进行了3次，一次选入3个变量。

表7-11 模型系数的综合检验情况

步骤		卡方	df	Sig.
步骤1	步骤	10.682	1	0.001
	块	10.682	1	0.001
	模型	10.682	1	0.001
步骤2	步骤	8.525	1	0.004
	块	19.207	2	0.000
	模型	19.207	2	0.000
步骤3	步骤	8.435	1	0.004
	块	27.642	3	0.000
	模型	27.642	3	0.000

（7）模型汇总：见表7-12，输出每一步用于上述统计推断及拟合优度检验。

表7-12 模型汇总情况

步骤	−2 对数似然值	Cox & Snell R 方	Nagelkerke R 方
1	46.131[①]	0.229	0.306
2	37.607[①]	0.374	0.499
3	29.172[②]	0.490	0.654

① 因为参数估计的更改范围小于0.001，所以估计在迭代次数5处终止。

② 因为参数估计的更改范围小于0.001，所以估计在迭代次数6处终止。

（8）分类表：见表7-13所示，显示每一步模型对因变量的分类预测情况，预测分类准确率从第一步70.7%上升至第三步82.9%。

表7-13　每一步模型对因变量的分类预测情况①

步骤	已观测		已预测		
			脑实质病灶		百分比校正
			无脑实质病灶	有脑实质病灶	
步骤1	脑实质病灶	无脑实质病灶	19	1	95.0
		有脑实质病灶	11	10	47.6
	总计百分比				70.7
步骤2	脑实质病灶	无脑实质病灶	15	5	75.0
		有脑实质病灶	3	18	85.7
	总计百分比				80.5
步骤3	脑实质病灶	无脑实质病灶	14	6	70.0
		有脑实质病灶	1	20	95.2
	总计百分比				82.9

① 切割值为0.500。

（9）Logistic回归入选模型的变量表：见表7-14以最后一步作为最终结果，本例最终入选运动障碍，精神症状和上矢状窦血栓这3个变量。表中分别记录了各变量及常数的系数值、回归系数（β）、标准误（S.E）、Wald统计量（Wals）、自由度（df）、P值（Sig.）及优势比［Exp（β）］。

表7-14　Logistic回归入选模型的变量

步骤		β	S.E	Wals	df	Sig.	Exp（β）
步骤1①	运动障碍	2.849	1.115	6.528	1	0.011	17.273
	常量	−0.547	0.379	2.081	1	0.149	0.579
步骤2②	运动障碍	3.617	1.223	8.740	1	0.003	37.214
	上矢状窦血栓	−2.333	0.871	7.170	1	0.007	0.097
	常量	0.708	0.610	1.348	1	0.246	2.030
步骤3③	运动障碍	4.411	1.472	8.982	1	0.003	82.334
	精神症状	3.562	1.509	5.574	1	0.018	35.232
	上矢状窦血栓	−3.019	1.197	6.362	1	0.012	0.049
	常量	0.264	0.661	0.160	1	0.689	1.303

① 在步骤1中输入的变量：运动障碍。

② 在步骤2中输入的变量：上矢状窦血栓。

③ 在步骤3中输入的变量：精神症状。

4.受试者工作曲线

（1）保存研究对象的预测概率：依次点击主菜单"分析"→"回归"→"二元

Logistic回归"，打开"二元Logistic回归"主对话框里的"保存"子对话框。如图7-79所示点击"概率"后点击"继续"，并进行二元Logistic回归。统计结束后，如图7-80所见，"数据视图"增加了一列概率数据。

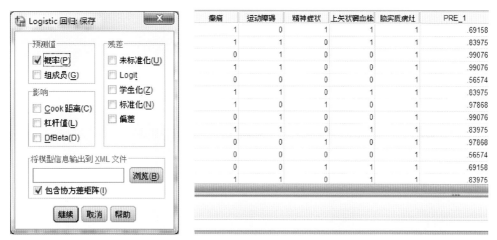

图7-79　保存子对话框　　　　图7-80　二元Logistic回归分析后"数据视图"结果截图

（2）ROC曲线分析：依次点击主菜单"分析"→"ROC曲线图"，打开"ROC曲线"主对话框。如图7-81，将"脑实质病灶"置入状态变量，将"预测概率"置入检验变量。点击"确定"。

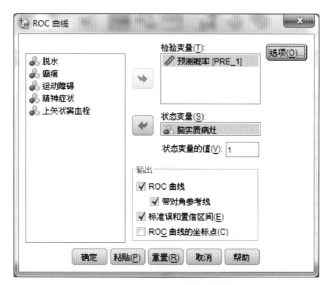

图7-81　ROC曲线主对话框

5.结果分析

（1）ROC工作曲线：图7-82即为ROC曲线，预测效果最佳时，曲线应该从左下角垂直上升至顶，然后水平向右延伸至右上角。

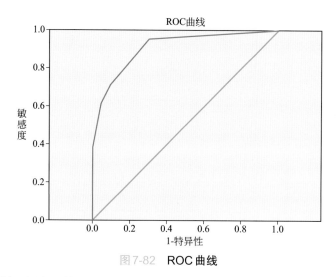

图7-82 ROC曲线

（2）模型拟合效果检验：如表7-15，对ROC曲线下面积计算结果，可见曲线下面积为0.908，95%可信区间为0.818～0.999。

表7-15 ROC曲线下面积（检验结果变量：预测概率）

面积	标准误①	渐进 Sig.②	渐近 95% 置信区间	
			下限	上限
0.908	0.046	0.000	0.818	0.999

① 在非参数假设下。

② 零假设：实面积=0.5。

注：检验结果变量：预测概率在正的和负的实际状态组之间至少有一个结。统计量可能会出现偏差。

二、Cox回归分析

SPSS操作方法及结果解读（本部分以SPSS19.0中文版，Cox回归分析为例）

某医师研究对一组严重的神经变性病患者进行研究，探讨新的治疗方法和传统治疗方法对这些患者生存时间的影响。

1.数据输入

在"变量视图"中设置5个变量："性别"，数值型，取值（0=女、1=男）；"年龄"，数值型；"治疗方式"，数值型，取值（0=传统治疗方法、1=新的治疗方法）；"病人的生存时间"，数值型；"病人的结局"，数值型，取值（0=死亡、1=截尾）。见图7-83、图7-84。

2.统计分析

（1）一次点击主菜单"分析"→"生存函数"→"Cox回归"，打开"Cox回归"主对话框。如图7-85所示，设置主对话框。单击箭头，将变量"病人的生存时

	序号	性别	年龄	治疗方式	病人的生存时间	病人的结局
1	1	1	39	0	70	1
2	2	0	42	1	67	1
3	3	0	42	1	66	1
4	4	1	42	0	87	1
5	5	1	51	0	85	1
6	6	0	55	1	82	1
7	7	0	35	1	7	0
8	8	0	47	1	18	1
9	9	0	49	0	120	1
10	10	0	43	1	120	1
11	11	1	48	1	15	0
12	12	0	44	1	4	0
13	13	0	54	0	52	1
14	14	1	57	1	51	1
15	15	0	58	1	35	0
16	16	1	43	0	103	1

图7-83　数据输入格式截图

排序	名称	类型	宽度	小数	标签	值
1	序号	数值(N)	8	0		无
2	性别	数值(N)	8	0		{0, 女}...
3	年龄	数值(N)	8	0	岁	无
4	治疗方式	数值(N)	8	0		{0, 新治疗方...
5	病人的生存...	数值(N)	8	0	月	无
6	病人的结局	数值(N)	8	0		{0, 死亡}...

图7-84　变量命名截图

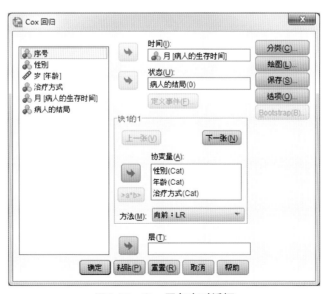

图7-85　Cox回归主对话框

第七章　神经生物学常用分析及作图软件的应用

239

间"置入"时间"列表框，变量"病人的结局"置入"状态"列表框，将"性别，年龄，治疗方式"，作为协变量置入"状态"列表框，方法选择"向前LR"。

（2）设置"Cox回归"的各项子对话框

① 如图7-86，将"状态"列表框下的"为状态变量定义事件"子对话框中的"单值"设为"0"。

② 如图7-87，点击"分类"子对话框，将需要分析的协变量置入"分类协变量"列表框中。

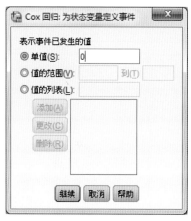

图7-86　为状态变量定义事件设置图

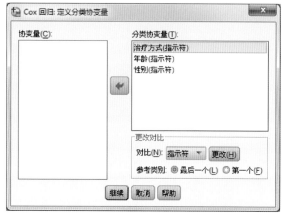

图7-87　"分类"子对话框设置图

③ 如图7-88，点击"绘图"子对话框，选择"生存曲线"，主要探讨的主要变量是"治疗方式"，将该变量置入"单线"框中，进行生存曲线分析。

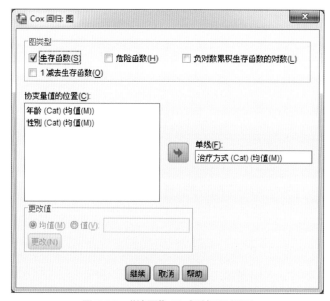

图7-88　"绘图"子对话框设置图

④ 如图7-89，点击"选项"子对话框，选择"CL用于Exp（β）"，在"显示模型信息"栏中，选择"在最后一个步骤中"。

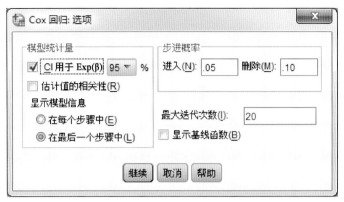

图7-89 "选项"子对话框设置图

3. 输出结果解释

案例处理汇总情况，见表7-16，包括选择多少例参加分析、多少例删失等。拟合模型的检验情况见表7-17，这里可以看出在0.5的显著水平下，只有"治疗方式"有统计学差异，OR值为0.178，95%可信区间（CI）为（0.061，0.522）。图7-90为总体的生存函数，即累积生存率函数。图7-91这是在控制了其他变量后，新治疗方法组和传统治疗方法组的生存函数对比，可以看出，新治疗方法患者的生存情况优于传统治疗方法的患者。

表7-16 案例处理摘要

	项目	N	百分比
分析中可用的安全	事件①	25	40.3%
	删失	37	59.7%
	合计	62	100.0%
删除的安全	带有缺失值的案例	0	0.0%
	带有负时间的案例	0	0.0%
	层中的最早事件之前删失的案例	0	0.0%
	合计	0	0.0%
合计		62	100.0%

① 因变量：月。

表7-17 拟合模型的检验情况表

步骤	β	SE	Wals	df	Sig.	Exp（β）	95.0% CI用于Exp（β） 下部	上部
步骤1 治疗方式	−1.725	0.548	9.901	1	0.002	0.178	0.061	0.552

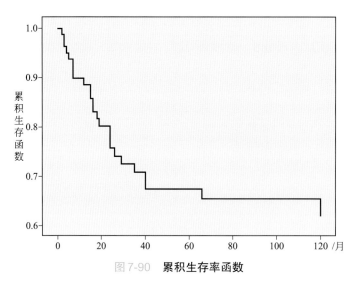

图 7-90　累积生存率函数

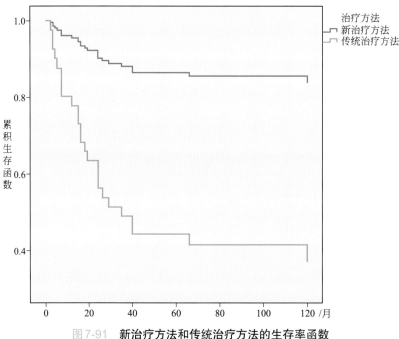

图 7-91　新治疗方法和传统治疗方法的生存率函数

三、Kaplan–Meier 曲线分析

对两组数据进行生存时间的比较使用统计分析Kaplan–Meier 曲线分析。SPSS 操作方法及结果解读（以SPSS19.0中文版，Kaplan-Meier曲线分析为例）。

某医师研究对一组严重的神经变性病患者进行研究，探讨新的治疗方法和传统治疗方法对这些患者生存时间的影响。

1. 数据输入

在“变量视图”中设置5个变量：“治疗方式”，数值型，取值（0=传统治疗方法、1=新的治疗方法）；“病人的生存时间”，数值型；“病人的结局”，数值型，取值（0=死亡、1=试验结束时仍存活）。见图7-92、图7-93。

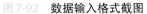

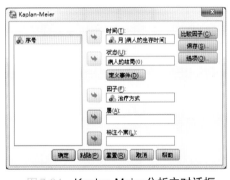

排序	序号	治疗方式	病人的生存时间	病人的结局
1	1	0	70	1
2	2	1	67	1
3	3	1	66	1
4	4	0	87	1
5	5	0	85	1
6	6	1	82	1
7	7	1	7	0
8	8	1	18	0
9	9	0	120	1
10	10	1	120	1
11	11	1	15	0

图7-92　数据输入格式截图

文件(F)　编辑(E)　视图(V)　数据(D)　转换(T)　分析(A)　直销(M)　图形(G)

	名称	类型	宽度	小数	标签	值	
1	序号	数值(N)	8	0		无	无
2	治疗方式	数值(N)	8	0		{0, 新治疗方...	无
3	病人的生存...	数值(N)	8	0	月	无	无
4	病人的结局	数值(N)	8	0		{0, 死亡}...	无

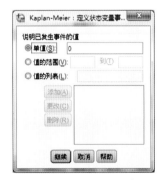

图7-93　变量命名截图

2. 统计分析

（1）一次点击主菜单“分析”→“生存函数”→“Kaplan-Meier”，打开“Kaplan-Meier”主对话框。如图7-94所示，设置主对话框。单击箭头，将变量“病人的生存时间”置入“时间”列表框，变量“病人的结局”置入“状态”列表框，将“治疗方式”置入“因子”列表框。

（2）设置“Kaplan-Meier”的各项子对话框

① 如图7-95，将“状态”列表框下的“为状态变量定义事件”子对话框中的“单值”设为“0”。

图7-94　Kaplan-Meier分析主对话框

图7-95　为状态变量定义事件设置图

② 如图7-96，点击“比较因子水平”子对话框，如图设置。

③ 如图7-97，点击“选项”子对话框，如图设置。

3. 输出结果解释

案例处理汇总情况，见表7-18，包括选择多少例参加分析，多少例删失等。表7-19显示两组患者生存表的均值和中位数以及各自的可信区间。图7-98为两组患者

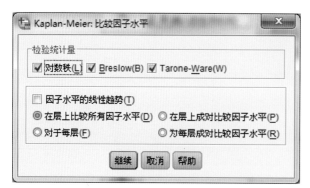

| 图 7-96 "比较因子水平"子对话框设置图 | 图 7-97 "选项"子对话框设置图 |

的生存函数。表 7-20 显示假设检验结果，经过统计三种统计量结果基本一致，均 $P < 0.001$，认为新的治疗方法能提供生存率。

表 7-18 案例处理摘要

治疗方法	总数	事件数	删失	
			N	百分比
新治疗方法	26	4	22	84.6%
传统治疗方法	36	21	15	41.7%
整体	62	25	37	59.7%

表 7-19 生存表的均值和中位数

治疗方法	均值①				中位数			
	估计	标准误	95% 置信区间		估计	标准误	95% 置信区间	
			下限	上限			下限	上限
新治疗方法	110.503	6.150	98.449	122.558				
传统治疗方法	59.417	8.644	42.474	76.359	26.000	8.000	10.320	41.680
整体	80.791	6.492	68.067	93.516				

① 如果估计值已删失，那么它将限制为最长的生存时间。

表 7-20 两组患者生存时间比较

项目	卡方	df	Sig.
Log Rank（Mantel-Cox）	12.702	1	0.000
Breslow（Generalized Wilcoxon）	14.401	1	0.000
Tarone-Ware	13.867	1	0.000

注：为治疗方法的不同水平检验生存分布等同性。

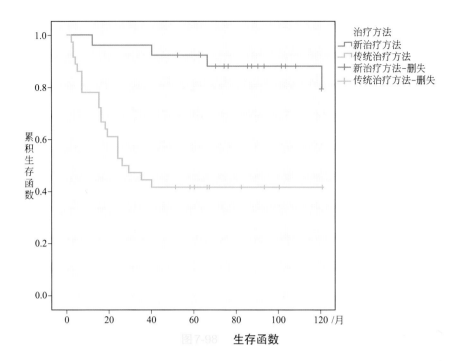

图 7-98   生存函数

第四节　EndNote×7的应用

　　EndNote 是由 Thomson Corporation 下属的 Thomson ResearchSoft 开发的一款用于海量文献管理和批量参考文献管理的工具软件。它可以在进行文献管理的同时加入文本、图像、表格和方程式等内容及链接等信息，并且能够与 Microsoft Word、WPS 等常用办公软件完美衔接，轻松地进行引用文献的插入和格式编排。

　　EndNote 的操作界面简易明了，且文献搜索功能强大，在文献的检索、管理以及论文写作过程中为用户提供了强大帮助。下面仅就 EndNote×7 的基本功能进行简单介绍。

一、文献管理

　　EndNote 可以用于在建立个人数据库并与他人共享数据库资源，为文献的收集、查找以及文献的查重、分组、分析等进一步管理工作提供了极大的便利。同时，我们运用 EndNote 软件还可以轻松、准确地查阅相关文献记录所链接的 PDF 文件、图片及表格等资源。

二、论文撰写

　　另一方面，EndNote 的优越性能在论文撰写中也可以等到充分的体现。利用

EndNote在管理和编辑方面的强大功能，在论文撰写时可以轻松实现参考文献的引用、插入及格式编辑。

1.文献数据库的建立及编辑

建立数据库，即是将不同来源的相关资料放到一个文件中，将其汇聚成一个数据库文件，同时剔除其中无用的、重复的文献信息，以便进一步分析，这是文献管理及应用的基础。

EndNote数据库称为Reference Library，以"*.enl"格式存储，其中的数据存储于同名文件夹*.Data中。本文所举例子中的Library包括单记录图书馆"EndNote×7示例.enl"（如 ）和数据文件夹"EndNote×7示例.Data"（如 ）。

EndNote文献数据库的建立及编辑步骤如下：

（1）新建一个"*.enl"文件：点击"File"→"New"，新建一个空白图书馆"EndNote×7示例.enl"。见图7-99。

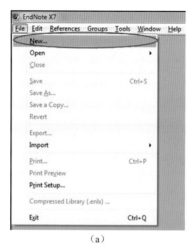

（a）

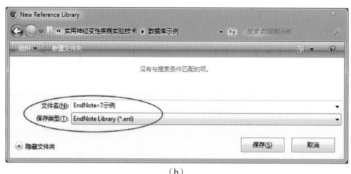

（b）

图7-99　新建一个"*.enl"文件

（2）打开一个"*.enl"文件：点击"File"→"Open"→"Open Library"可以打开一个已建立的"*.enl"数据库。见图7-100。

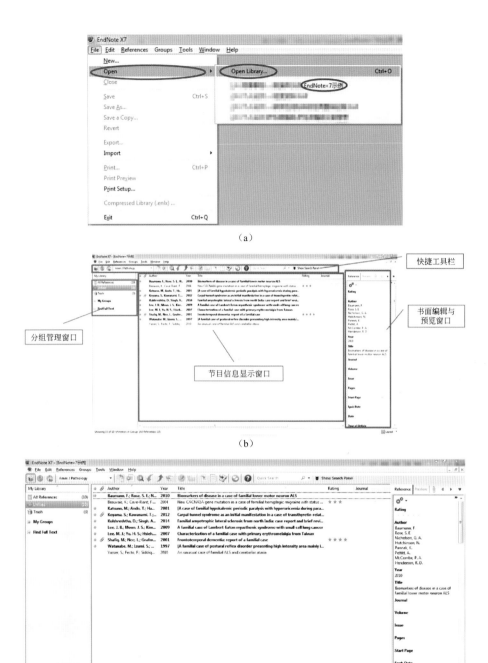

（a）

（b）

（c）

打开一个"*.enl"文件

（3）新建及手动添加新记录

方法一：点击"Reference"→"New Reference"，然后手动添加新记录。见图7-101。

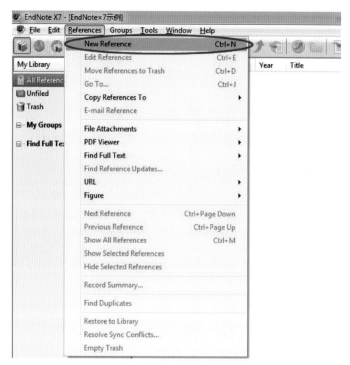

图 7-101　　New Reference 对话框一

方法二：在工具栏中点击 按钮，然后手动添加新记录。见图 7-102。

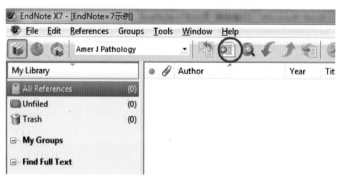

图 7-102　　New Reference 对话框二

记录界面图 7-103 所示，一般包括 "Author、Year、Title、Journal、Volume、Issue、Pages、Keywords、Abstract" 等条目。

① Author：每个作者列一行，格式可以是 "Ghosh，P.S." 或标准全名等。原则是姓置首，则后面必须跟逗号，若按照西方姓名规范置尾，则不必加逗号。逗号后应有空格。如果是中文名字，一般不需要添逗号区分姓和名。

在 EndNote 中，编辑状态下，用红色显示的人名表示当前 Library 中该名字是第一次出现，若该人名先前记录中出现过，则黑色表示，如图 7-103 所示。

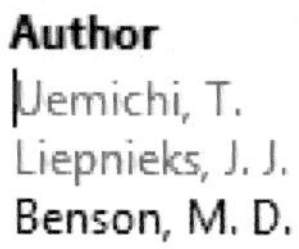

Author

Uemichi, T.
Liepnieks, J. J.
Benson, M. D.

图 7-103　编辑状态下载图

②　Year、Title、Journal、Volume、Issue、Pages：这些条项照抄引用文献的显示即可。

如果有全文 PDF 或 Image 文件，可点击"🗎Attached PDFs"界面后点击"🖇"按钮后链接相关 PDF 或 Image 文件；如文献来源为网络数据库，可在"URL"条目中可标注其出处。见图 7-104。

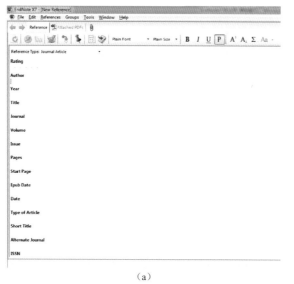

（a）

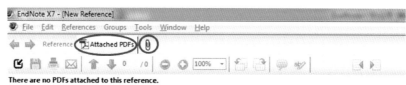

（b）

图 7-104　PDF 或 Image 文件对话框

2. 编辑记录

点击"Reference"→"Edit Reference"，然后手动编辑记录。见图 7-105。

3. 复制记录

方法一：如需将一条记录复制到另一个文献图书馆时，应先选定需复制的文献记录，点击"Reference"→"Copy References to"后，选择相应的目标文献图书馆即可。见图 7-106。

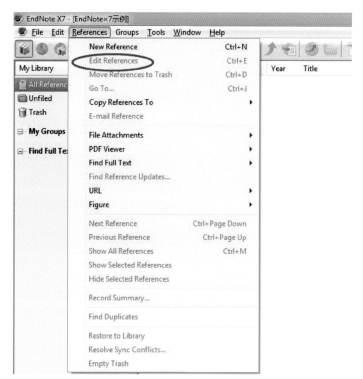

图7-105　Edit References对话框

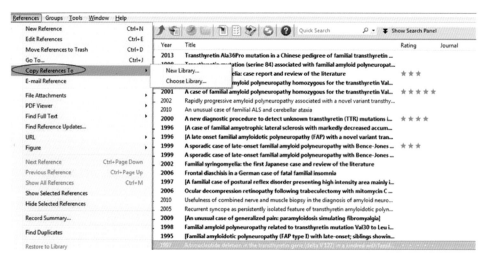

图7-106　复制记录

　　方法二：在窗口选中需复制的记录，按快捷键"Ctrl+C"或单击右键后选择"Copy"，再打开目标文献图书馆的enl文件，按快捷键"Ctrl+V"或单击右键后选择"Paste"即可将它复制进去。此法与Microsoft Word、WPS等办公软件相关操作方法类似。

4. 删除记录

方法一：在窗口选中需删除的记录，单击右键后选择“Move References to Trash”即可。删除的记录可在“Trash”中找到。见图7-107。

Record Summary...
New Reference
Edit References
Move References to Trash
Add References To

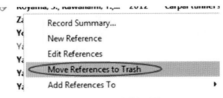

图7-107 删除记录

方法二：按住“Ctrl”键并在窗口选中需删除的一条或多条记录后，再按“Del”键即可。

5. 文献批量导入

由于手工编辑数据库相当的费时、费力，所以EndNote系列软件为用户提供了强大的在线数据库Citation导出功能。以医学专业为例，其主要使用的数据库，如PubMed、Ovid、CNKI、万方、维普等数据库均提供了EndNote导出功能，为用户提供了极大的便利。下面以PubMed、Ovid、CNKI几个常用的医学类数据库为例，简要介绍文献批量导入的操作步骤。

（1）导入PubMed检索数据

① 根据检索策略在PubMed上检索后，勾选需要导出的检索结果（注意：一次最多只能导出200条记录）。见图7-108。

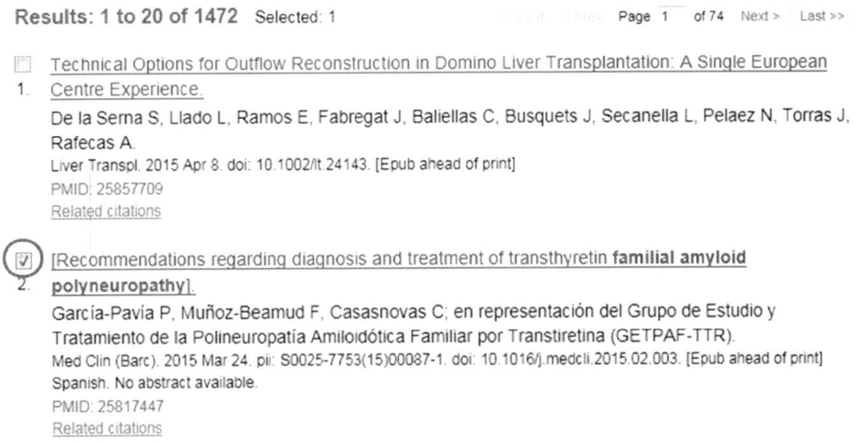
Results: 1 to 20 of 1472 Selected: 1
Page 1 of 74 Next > Last >>
1. Technical Options for Outflow Reconstruction in Domino Liver Transplantation: A Single European Centre Experience.
De la Serna S, Llado L, Ramos E, Fabregat J, Baliellas C, Busquets J, Secanella L, Pelaez N, Torras J, Rafecas A.
Liver Transpl. 2015 Apr 8. doi: 10.1002/lt.24143. [Epub ahead of print]
PMID: 25857709
Related citations
2. [Recommendations regarding diagnosis and treatment of transthyretin familial amyloid polyneuropathy].
García-Pavía P, Muñoz-Beamud F, Casasnovas C; en representación del Grupo de Estudio y Tratamiento de la Polineuropatía Amiloidótica Familiar por Transtiretina (GETPAF-TTR).
Med Clin (Barc). 2015 Mar 24. pii: S0025-7753(15)00087-1. doi: 10.1016/j.medcli.2015.02.003. [Epub ahead of print]
Spanish. No abstract available.
PMID: 25817447
Related citations

图7-108 需要导出的检索结果界面

② 点击搜索结果显示页面右上角的“Send to”，在弹出的对话框中“Choose Destination”选项卡中选择“File”，“Download”选项卡中选择“Format”及“Sort by”格式后（注：本文以“Format”为“MEDLINE”及“Sort by”为“Title”格式为例），

点击"Create File"按钮，即可在目标文件夹中生成一个"🖼"的".txt"文件。见图7-109。

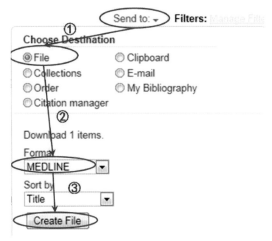

图7-109　生成".txt"文件的设置

③ 打开"EndNote×7示例.enl"文件，点击快捷工具栏上的"Import 🖼"按钮，后在弹出的"Import File"选项中选择此前在目标文件夹中生成的"pubmed_result.txt"文件；在"Import Option"选项中选择"PubMed（NLM）"（图7-110）；并根据个人数据库要求，选择格式的"Duplincates"及"Text Translation"选项（本文以"Duplincates"选项为"Import All"及"Text Translation"选项为"No Translation"为例；注：如在"Duplincates"中选择"Discard Duplicates"，则可剔除与Library中重复的记录）。

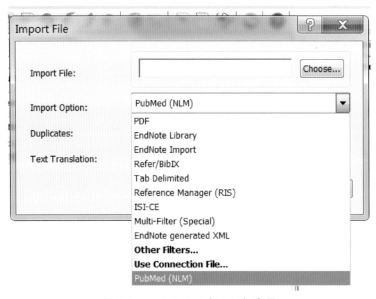

图7-110　PubMed（NLM）选项

（2）导入Ovid平台检索数据（本文演示的为通过学校图书馆代理连接的Ovid平台Online版）

方法一：

① 根据检索策略在Ovid平台上进行检索后，勾选需要导出的检索结果。点击搜索结果显示页面上的"Export"（图7-111），在弹出的"Export Citation List"对话框中"Export to"选项卡中选择".txt"（图7-112），并根据个人数据库要求选择"Selected Fields to Display"的格式及"Include"的内容后，点击"Export Citation（s）"按钮，即可在目标文件夹中生成一个 的".txt"文件。

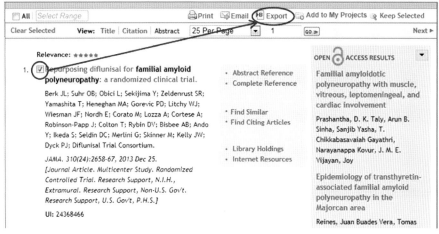

图7-111　Export对话框

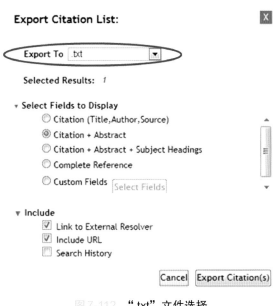

图7-112　".txt"文件选择

② 此后与PubMed检索数据导入步骤相似，但导入时，需注意在"Import Option"选项中选择"MEDLINE（OvidSP）"。

方法二：在Ovid平台上进行检索并勾选需要导出的检索结果后，点击搜索结果显示页面上的"Export"，在弹出的"Export Citation List"对话框中"Export to"选项卡中直接选择"EndNote"选项（图7-113），然后点击"Export Citation（s）"按钮，即可导入当前处于激活状态的".enl"文件中。

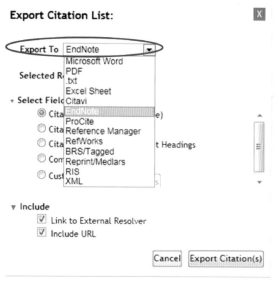

图7-113　EndNote选项对话框

（3）导入CNKI检索数据

① 根据检索策略在CNKI上检索后，勾选需要导出的检索结果（注意：一次最多只能导出500条记录）。见图7-114。

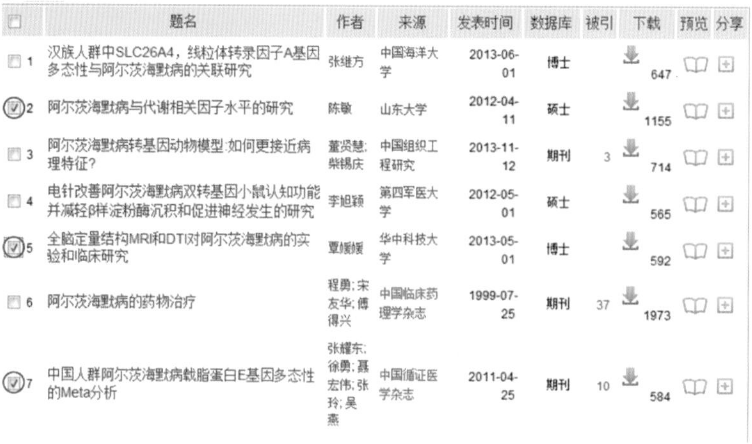

	题名	作者	来源	发表时间	数据库	被引	下载	预览	分享
□ 1	汉族人群中SLC26A4，线粒体转录因子A基因多态性与阿尔茨海默病的关联研究	张继方	中国海洋大学	2013-06-01	博士		647		+
☑ 2	阿尔茨海默病与代谢相关因子水平的研究	陈敏	山东大学	2012-04-11	硕士		1155		+
□ 3	阿尔茨海默病转基因动物模型:如何更接近病理特征?	董炎慧;柴锡庆	中国组织工程研究	2013-11-12	期刊	3	714		+
□ 4	电针改善阿尔茨海默病双转基因小鼠认知功能并减轻β样淀粉酶沉积和促进神经发生的研究	宇旭颖	第四军医大学	2012-05-01	硕士		565		+
☑ 5	全脑定量结构MRI和DTI对阿尔茨海默病的实验和临床研究	覃媛媛	华中科技大学	2013-05-01	博士		592		+
□ 6	阿尔茨海默病的药物治疗	程勇;宋友华;傅得兴	中国临床药理学杂志	1999-07-25	期刊	37	1973		+
☑ 7	中国人群阿尔茨海默病载脂蛋白E基因多态性的Meta分析	张耀东;徐勇;聂宏伟;张玲;吴燕	中国循证医学杂志	2011-04-25	期刊	10	584		+

图7-114　需要导出的CNKI检索结果

② 搜索结果显示页面左上角的"导出/参考文献"，在弹出的"文献管理中心_导出"页面中再次勾选出需要导出的检索结果后，单击"导出/参考文献"。见图7-115。

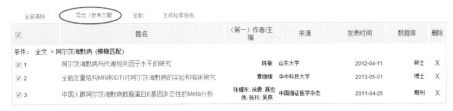

导出/参考文献

③ 点击"导出/参考文献"后可弹出一个新页面，即"文献管理中心-文献输出"页面，在左侧边栏中选择"EndNote"选项卡后，再选择导出，即可在目标文件夹中生成相应的".txt"文件。见图7-116。

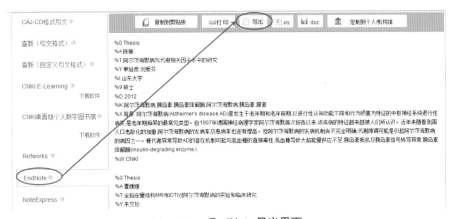

EndNote导出界面

④ 此后与PubMed检索数据导入步骤相似，但导入时，需注意在"Import Option"选项中选择"EndNote Import"。见图7-117。

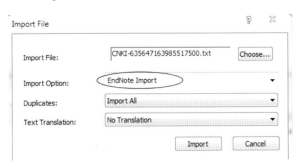

CNKI检索数据导入

6. EndNote在线检索

EndNote中提供的在线检索这一功能十分简便，但由于大多数数据库的账户/密码需有偿使用，所以一般只有PubMed等几个这样的免费数据库适合使用EndNote进行在线检索。

（1）点击快捷菜单中的"Online Search 🔍"按钮

在弹出的"Choose A Connection"对话框中选择"PubMed（NLM）"后，点击"Choose"按钮，即出现了EndNote在线检索界面。见图7-118。

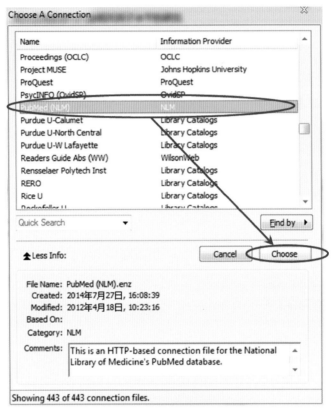

图7-118　调出EndNote在线检索

在EndNote在线检索界面中，按检索策略输入检索条件后进行检索即可。见图7-119、图7-120。

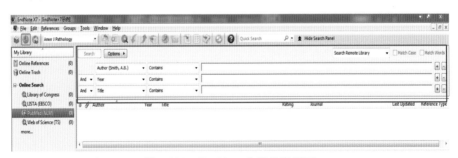

图7-119　EndNote在线检索界面

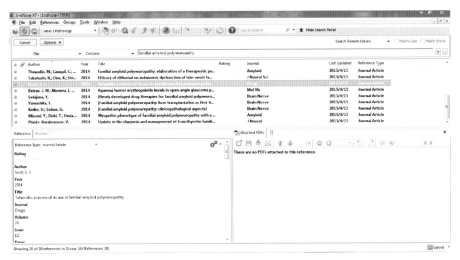

图 7-120　EndNote 在线检索结果

若须查看相应文献在 PubMed 上的网址，可在选择文献点击快捷菜单上"Open Link 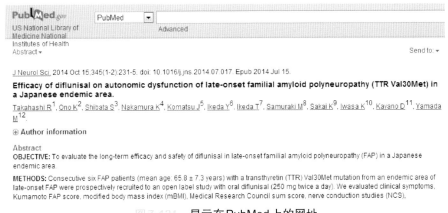"按钮即可。见图 7-121。

图 7-121　显示在 PubMed 上的网址

（2）在线文献引文格式的编辑：应用 EndNote 软件进行文献管理时，还可以实现对相关文献引文格式的修改。这一操作在快捷工具栏中格式转换栏中即可轻松完成。

① 当 显 示 格 式 为 "Neurology" 时， 在 "Preview" 选 项 卡 中， 可 以 看 见 以 "Neurology"期刊中参考文献标准格式显示的相应文献的引文格式。见图 7-122。

② 单击显示格式的下拉菜单，选择相应的格式，即可在 Preview 选项卡中看到相应的格式转换。见图 7-123。

7. 数据库记录导出

EndNote 软件可以将".enl"文件中的数据库记录导出为".txt、.rtf、.htm、.xml"这四种格式文档，操作步骤如下：打开"EndNote×7示例.enl"文件，点击快捷工具栏上的"Export ↗"按钮，后在弹出的"Export File Name"对话框中进行导出文档的名称、类型及输出格式编辑。见图7-124。

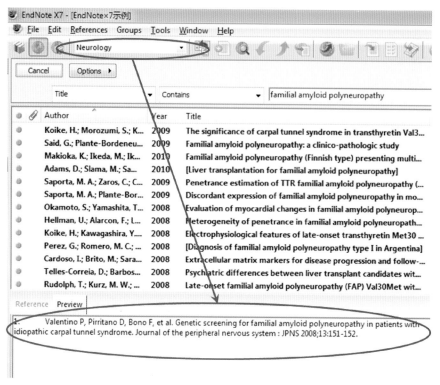

图 7-122　相应文献的引文格式

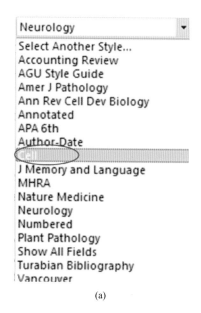

(a)

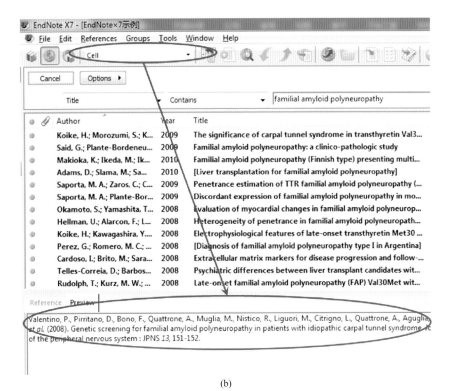

(b)

相应的格式转换

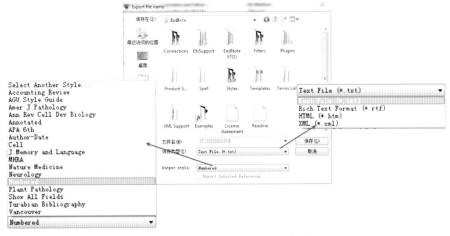

Export File Name对话框

8. EndNote数据库管理

EndNote软件在海量文献的搜集、整理和阅读方面具有强大功能，如在综述撰写及Mete分析的文献收集等，EndNote相较于其他文献管理软件就独具优势。

（1）文摘收集：上文已经介绍了文献的手动导入及批量导入的方法，这在应用

EndNote进行文摘收集的过程中至关重要。当然，准确而全面的文摘收集还必须依靠科学的检索策略才能完成。在此章中不做详细介绍。

（2）文摘筛选及分组：在进行文摘筛选时，我们建议采用"Annotated"模式对数据库的记录进行筛选，以便分组。下面介绍一些在文摘筛选及分组中常用的简单操作：

① 文献查重：在数据库中选定需要查重的文献后，在快捷工具栏中点击"References"选项卡中"Find Duplicates"即可。通过这样的方法可以去除在同一数据库中重复的文献，减少在文摘筛选过程中的工作量。见图7-125。

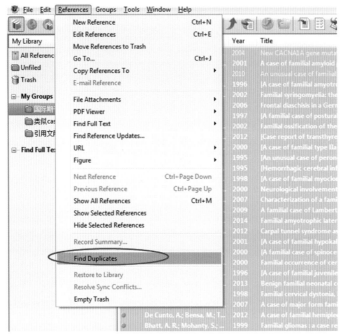

图7-125　Find Duplicates对话框

②"Quick Search"的使用：在EndNote的快捷工具栏上有一个"Quick Search"工具栏，它可以对数据库中的所有文献的各个字段进行相应关键词或词组的检索。

（3）文献的分组：在文摘筛选过程中，由于用户的目标不同，需要对数据库中的文献进行进一步的分类，这时候EndNote的分组功能就为这一需求提供了便利。图7-126。

① 首先，根据目标建立相应的分组，在"My Groups"处单击右键，在右键菜单中选择"Create Group"，即可在"My Groups"下建立一个分组（注：其关系如图7-127A组与A-1组），并进行重命名。

② 如果在"My Groups"处单击右键，在右键菜单中选择"Create Group Set"，则可建立一个与"A"组同级的"B"组。

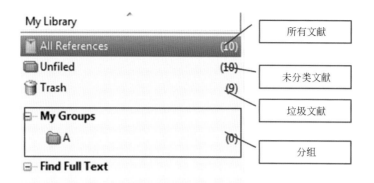

图 7-126　文献分组

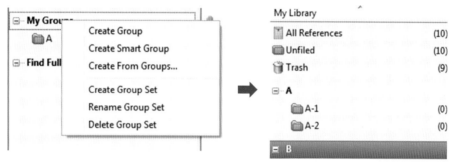

图 7-127　My Groups 下分组

9. Word 中的文献引用

随着 EndNote 软件应用日益广泛，目前许多办公软件如 Microsoft Word、WPS 软件已经可与 EndNote ×7 软件相衔接，这解决了在用 Word 文档撰写论文过程中的文献引用问题，下面以 Microsoft Word 2007 为例，简单介绍一下 EndNote 在 Word 中文献引用方面的操作：

（1）插入参考文献

① 新建一个 Word 文档后，即可在工具栏上看到"EndNote×7"标签（图7-128）。

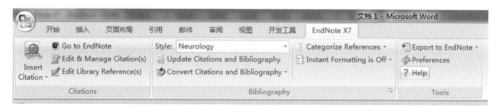

图 7-128　Word 文档中的"EndNote×7"标签

② 将光标放在正文需插入参考文献后，点击"Go to EndNote"选项，此时界面会跳转至处于激活状态的 EndNote 数据库；在数据库中选中需要引用的文献后，点击快捷工具栏上的"Insert Citation 📖"按钮，即可在 Word 文档中看到相应的引

用文献插入。见图7-129。

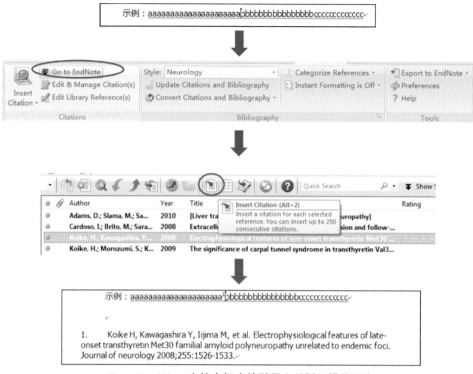

图7-129　Word文档中相应的引用文献插入操作顺序

（2）文献格式修改：在论文投稿的过程中常会遇到改投不同期刊问题，这时由于各期刊对于参考文献的格式要求不同，投稿者们往往要面对复杂的文献格式修改问题，而运用EndNote软件就可以很好地解决这个问题。与前文所提及的引文格式编辑步骤相类似，在Microsoft Word 2007的EndNote×7标签栏中"Style"选项中，用户可以根据期刊来进行文献格式的修改。见图7-130。

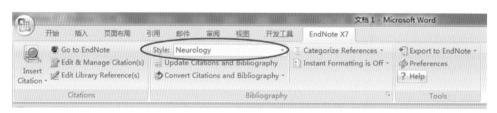

图7-130　文献格式修改

（何饶丽　潘晓东）